本教材第 4 版为"十四五"职业教育国家规划教材

国家卫生健康委员会"十四五"规划教材

全国高等职业教育专科教材

供护理、助产专业用

中医护理学

第 5 版

主　编　温茂兴　封银曼

副主编　王丽岩　秦博文

编　者　（以姓氏笔画为序）

王丽岩（大庆医学高等专科学校）

朱虹逸（贵州护理职业技术学院）

刘　佳（湖南中医药高等专科学校）

李丽娟（襄阳职业技术学院）（编写秘书）

武晓红（山西医科大学汾阳学院）

幸　欣（赣南卫生健康职业学院）

封银曼（郑州卫生健康职业学院）

秦博文（承德护理职业学院）

徐智广（沧州医学高等专科学校）

曹　娟（菏泽医学专科学校）

温茂兴（襄阳职业技术学院）

新形态教材

人民卫生出版社

·北 京·

图书在版编目（CIP）数据

中医护理学 / 温茂兴，封银曼主编. -- 5 版.
北京：人民卫生出版社，2024.10. --（高等职业教育
专科护理类专业教材）. -- ISBN 978-7-117-37095-0

Ⅰ. R248
中国国家版本馆 CIP 数据核字第 20244NX235 号

人卫智网	www.ipmph.com	医学教育、学术、考试、健康， 购书智慧智能综合服务平台
人卫官网	www.pmph.com	人卫官方资讯发布平台

中医护理学
Zhongyi Hulixue
第 5 版

主　　编：温茂兴　封银曼
出版发行：人民卫生出版社（中继线 010-59780011）
地　　址：北京市朝阳区潘家园南里 19 号
邮　　编：100021
E - mail：pmph @ pmph.com
购书热线：010-59787592　010-59787584　010-65264830
印　　刷：人卫印务（北京）有限公司
经　　销：新华书店
开　　本：850×1168　1/16　印张：11
字　　数：310 千字
版　　次：2000 年 10 月第 1 版　　2024 年 10 月第 5 版
印　　次：2024 年 12 月第 1 次印刷
标准书号：ISBN 978-7-117-37095-0
定　　价：46.00 元
打击盗版举报电话：010-59787491　E-mail：WQ @ pmph.com
质量问题联系电话：010-59787234　E-mail：zhiliang @ pmph.com
数字融合服务电话：4001118166　E-mail：zengzhi @ pmph.com

高等职业教育专科护理类专业教材是由原卫生部教材办公室依据原国家教育委员会"面向 21 世纪高等教育教学内容和课程体系改革"课题研究成果规划并组织全国高等医药院校专家编写的"面向 21 世纪课程教材"。本套教材是我国高等职业教育专科护理类专业的第一套规划教材,于 1999 年出版后,分别于 2005 年、2012 年和 2017 年进行了修订。

随着《国家职业教育改革实施方案》《关于深化现代职业教育体系建设改革的意见》《关于加快医学教育创新发展的指导意见》等文件的实施,我国卫生健康职业教育迈入高质量发展的新阶段。为更好地发挥教材作为新时代护理类专业技术技能人才培养的重要支撑作用,在全国卫生健康职业教育教学指导委员会指导下,经广泛调研启动了第五轮修订工作。

第五轮修订以习近平新时代中国特色社会主义思想为指导,全面落实党的二十大精神,紧紧围绕立德树人根本任务,以打造"培根铸魂、启智增慧"的精品教材为目标,满足服务健康中国和积极应对人口老龄化国家战略对高素质护理类专业技术技能人才的培养需求。本轮修订重点:

1. 强化全流程管理。履行"尺寸教材、国之大者"职责,成立由行业、院校等参与的第五届教材建设评审委员会,在加强顶层设计的同时,积极协同和发挥多方面力量。严格执行人民卫生出版社关于医学教材修订编写的系列管理规定,加强编写人员资质审核,强化编写人员培训和编写全流程管理。

2. 秉承三基五性。本轮修订秉承医学教材编写的优良传统,以专业教学标准等为依据,基于护理类专业学生需要掌握的基本理论、基本知识和基本技能精选素材,体现思想性、科学性、先进性、启发性和适用性,注重理论与实践相结合,适应"三教"改革的需要。各教材传承白求恩精神、红医精神、伟大抗疫精神等,弘扬"敬佑生命、救死扶伤、甘于奉献、大爱无疆"的崇高精神,契合以人的健康为中心的优质护理服务理念,强调团队合作和个性化服务,注重人文关怀。

3. 顺应数字化转型。进入数字时代,国家大力推进教育数字化转型,探索智慧教育。近年来,医学技术飞速发展,包括电子病历、远程监护、智能医疗设备等的普及,护理在技术、理念、模式等方面发生了显著的变化。本轮修订整合优质数字资源,形成更多可听、可视、可练、可互动的数字资源,通过教学课件、思维导图、线上练习等引导学生主动学习和思考,提升护理类专业师生的数字化技能和数字素养。

第五轮教材全部为新形态教材,探索开发了活页式教材《助产综合实训》,供高等职业教育专科护理类专业选用。

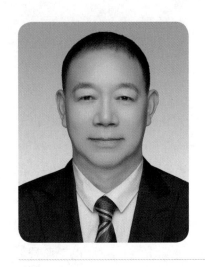

温茂兴

教授

———————————

　　襄阳职业技术学院医学院院长，长期从事中医学、中医护理学、中医适宜技术等课程教学工作，担任卓越医生教育培养计划项目负责人、全国卫生职业教育发展联盟副理事长等。参与编写教材 20 多部，其中主编的教材有 4 部为职业教育国家规划教材；发表专业及教学研究论文 40 余篇；主持制作省级职业教育在线精品课程中医常识；主持和参与科研课题 16 项，获得湖北省高等学校教学成果奖二等奖 1 项，襄阳市科学技术进步奖二等奖 1 项。

　　中医药学是中华民族的伟大创造，是打开中华文明宝库的钥匙，凝聚着深邃的哲学智慧和诊疗实践经验，我们有责任将其世代传承并发扬光大。希望同学们刻苦钻研、精勤不倦，掌握过硬的中医药知识和技能，弘扬中华优秀传统文化。

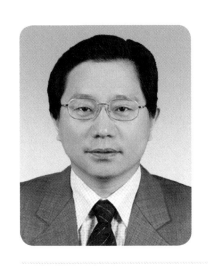

封银曼
中医学博士，教授

郑州卫生健康职业学院院长，硕士研究生导师，长期从事中医学、中医护理学等课程教学工作，被评为国家中医药管理局重点学科方剂学学科带头人、河南省杰出青年基金获得者、河南省职业教育教学专家等。主编教材6部，获得全国优秀教材二等奖1项；发表学术论文100余篇；主持科研项目20余项，获河南省科技进步奖二等奖2项。

在大健康时代，中医药作为中华优秀传统文化的瑰宝，为中华民族的健康保驾护航。希望同学们努力学习，掌握扎实的理论知识，练就精湛的护理技能，成为护理技能娴熟、充满人文情怀的白衣天使。

为认真落实党的二十大精神进教材相关要求，落实立德树人根本任务，适应护理专业教学改革的需要，我们对《中医护理学(第4版)》进行了修订。

此次修订对教材的理念、结构、内容进行了较大改动：一是注重培育学生敬佑生命、救死扶伤、甘于奉献、大爱无疆的精神，增强学生的文化自信；二是细化了目录层级，按照中医护理学发展概况、中医护理基础理论、诊法与辨证、养生原则与方法、用药护理、常用中医护理技术六大模块进行介绍，如将常用中药、方剂和常用腧穴用列表的形式编写，增加了体质调养的内容，并与中医养生合并作为一章；三是增加数字内容，认真打造新形态融合教材。

本教材具有以下特点：一是对接专业教学标准，教材内容对接护理专业教学标准，对接护士执业资格考试大纲，对接护理岗位能力需求；二是做好中高职衔接，针对学生的知识水平和专业基础确立教材内容的深浅难易程度，注重中高职衔接需要；三是适应岗位工作需求，从护理工作任职要求出发，介绍中医护理的基本理论、基本知识和基本技能，在介绍用药护理和中医护理技术时淡化

教学大纲
（参考）

治疗、强化护理；四是突出实践技能的培养，详细介绍了常用中医护理技术，使学生具备一技之长。本教材适合高职专科护理、助产专业学生使用，也可供临床医学、预防医学、口腔医学、老年保健与管理、康复治疗技术等相关专业普通及成人教育学生学习参考。

由于学识水平和编写经验有限，书中疏漏不足之处在所难免，诚望读者批评指正，以便我们修改完善。

温茂兴　封银曼

2024年11月

目 录

绪 论

教学课件

ER绪-1

学习目标

1. 掌握：四大经典著作的历史贡献；整体观念、辨证施护的内涵；同病异护、异病同护的内涵及实质。
2. 熟悉：金元四大家、温病四大家的学术思想。
3. 了解：不同历史时期有影响的医家和著作；病、证、症的区别与联系。
4. 能够运用整体观念分析人体生理病理现象。
5. 具有民族文化自信和传承中医药文化的责任感。

情景导入

小李同学入校时体质就不好，面色黝黑，身体消瘦，语声低弱，几乎每天早晨五六点钟就因为腹痛而久蹲厕所。从今年上半年开始，他频发左下腹疼痛，痛则必泻，泻后痛减，每天5次以上，大便不成形或水样便，偶带黏液脓血，遇寒冷、食辛辣后腹痛腹泻加重。昨天小李到消化内科求诊，王医生给他开了参苓白术散和理中丸两种中成药，嘱其服用1~2个月后复诊，不要再吃消炎药。小李同学疑惑地问王医生，说："每次服诺氟沙星后马上就见效，吃2个月中药不是要多花钱吗？西药治不好的病中成药能治好吗？"

请思考：

1. 王医生该如何回答小李同学的问题？
2. 小李同学属于哪种体质？

中医护理学是我国劳动人民在生产劳动实践中与疾病做斗争的经验积累和总结，是我国优秀民族文化遗产的重要组成部分，凝聚着深邃的哲学智慧和诊疗实践经验，为我国人民的健康事业和中华民族的繁衍昌盛作出了巨大贡献，至今仍然是我国人民防治疾病、维护健康的重要手段，并对世界医学的发展产生着深远的影响。

学习中医护理学，了解先辈们创造的优秀科学技术成果，借鉴他们探究世界、认识生命、解除病痛的思维和技艺，汲取他们与自然、社会、患者和谐共生的智慧，将使我们丰富阅历、启迪人生、树立科学和人文关怀精神、感受民族优秀文化、增强"四个"自信。

一、中医护理学发展简史

中国医药学历史悠久。距今3 200多年前商代的甲骨文中就有疾、医、疗、龋、浴、沫等文字，说明我们的祖先很早就开始了医疗卫生及护理实践。据《周礼·天官》记载，周代宫廷医生已经有食医（营养医生）、疾医（内科医生）、疡医（外科医生）、兽医之分，建立了一套医政组织和医疗考核制度，在医师（卫生行政官员）之

思维导图

ER绪-2

下设士、府、史、徒等专职人员，徒就有护理职能。《周礼》还提出疾医要"以五味、五谷、五药养其病"，疡医要"以五毒攻之，以五气养之，以五药疗之，以五味节之"，说明当时人们已重视调养身体和医治疾病。《周礼》还记载了灭鼠、除虫、改善环境卫生等防病调护活动。

战国时期医学理论和实践不断丰富和发展，中医药理论体系逐步形成。古代医家汲取不同哲学流派中唯物论和辩证法的精华，对上古以来的医疗实践进行了理论总结和概括，撰写出我国现存最早的医学经典著作《黄帝内经》。《黄帝内经》简称《内经》，包括《素问》《灵枢》两部分，共 18 卷 162 篇。《黄帝内经》对人体结构、病理以及疾病的诊断、治疗、预防、养生等问题做了系统阐述，内容十分丰富。例如，在生活起居方面，提出"顺四时而适寒暑"，应根据天时、地理、气候、环境等变化调节饮食、生活和作息规律；在饮食护理方面，提出"肾病毋多食咸"，对后世肾病饮食护理具有指导作用；在情志护理方面，指出"怒伤肝""喜伤心""忧伤肺""思伤脾""恐伤肾"，认为情志与疾病有直接关系，开创了心理护理的先河。《黄帝内经》在阐述医学理论的同时，还对当时哲学领域中的一系列重大问题，诸如阴阳、五行、气、天人相应、形神关系等进行了深入探讨，一方面以当时先进的哲学思想为指导推动医学科学的发展，同时又用医药学发展的成果丰富了哲学理论。《黄帝内经》奠定了中医学的理论基础。

两汉时期中医学快速发展。托名扁鹊所著的《难经》大约成书于西汉时期，它以解疑释难的方式阐述了脏腑、疾病、经络、针灸等内容，对脉诊和奇经的论述具有创见性，提出了脉诊"独取寸口"法，阐释了命门和三焦的新观点，补充了《内经》的不足。《神农本草经》是我国第一部药物学专著，总结了汉代以前的药物学知识，收载药物 365 种，其中植物药 252 种，动物药 67 种，矿物药 46 种；根据药物的药性和功效，分为上、中、下三品；其中麻黄定喘、黄连治痢、常山截疟、海藻治瘿瘤、水银疗疥疮等记载，不仅疗效确切，而且是世界药物史上最早的记录；阐述的药物四气、五味、七情配伍、君臣佐使组方等中药学理论一直传承至今，指导着后世的中药学实践。

东汉末年，杰出的医学家张仲景总结前人的经验，撰写出我国第一部临床医学专著《伤寒杂病论》。该书以六经论伤寒，以脏腑论杂病，确立了包括理、法、方、药在内的中医辨证论治理论体系，使中医学的基础理论与临证实践紧密结合起来。书中记载了许多疗效可靠的名方，至今仍为广大群众的医疗保健发挥着重要作用。在护理学方面，张仲景提出辨证施护的原则，书中不但有丸、散、膏、丹等内服药护理，还有洗、浴、熏、滴耳、吹鼻等外用药护理，以及汗、吐、下、和、温、清、消、补八法的护理。例如，在介绍抢救自缢、溺水者的时候实施体外心脏按压、人工呼吸，这是世界上开展急救复苏护理的最早典范；介绍了治疗大便秘结者用猪胆汁灌肠以排出宿粪的护理方法。该书对医学发展影响很大，被誉为"证治准绳""方书之祖"。《伤寒杂病论》成书后由于兵火战乱而散佚，后经晋代王叔和搜集整理编成《伤寒论》和《金匮要略》两部书。《伤寒杂病论》与《黄帝内经》《难经》《神农本草经》合称为中医四大经典著作。东汉末年的另一位名医华佗最先使用麻沸散进行全身麻醉，并能进行腹腔肿物摘除术和肠胃手术，可见其外科手术已达到很高水平，在全世界开创了全身麻醉状态下施行外科手术的先河，并且是世界上最早的外科手术记载。华佗还特别重视体育锻炼在防病治病中的作用，认为体育锻炼可以疏通气血，帮助消化，增强体质，防治疾病。华佗模仿虎、鹿、熊、猿、鹤五种动物的动作姿态，创编了一套名叫"五禽戏"的体操，开创了医疗体育的先河。三国时期的名医董奉不仅医术高超，而且其高尚的医德为后世留下了佳话。董奉为人治病不收财物，只要求病愈后在他居住的庐山脚下种植杏树，数年后杏树成林，他又把收获的杏子换成粮食去救济贫民，这就是"杏林春暖"典故的由来。

习近平总书记来到医圣祠

2021 年 5 月 12 日，习近平总书记在河南省南阳市考察调研。他首先来到东汉医学家张仲景的墓祠纪念地医圣祠，了解"医圣"张仲景生平及其对中医药发展作出的贡献，对中医药工作作出重要指示，为推动中医药传承创新发展指明前进方向。习总书记高度重视中医药事业发展，曾指出要遵循中医药发展规律，传承精华，守正创新，为建设健康中国、实现中华民族伟大复兴的中国梦贡献力量。习总书记曾说，文化自信，是更基础、更广泛、更深厚的自信。此次到访医圣祠，习总书记再次传递了弘扬中华优秀传统文化、增强民族自信和文化自信的鲜明信号。

晋至隋唐是我国医药学发展的辉煌时期。晋代王叔和著的《脉经》汇集了晋代以前脉学的成就，把脉象归纳为 24 种，改进了寸、关、尺的诊脉方法，是我国第一部脉学专著。皇甫谧著的《针灸甲乙经》是我国第一部针灸学专著。东晋葛洪著有《肘后备急方》（也称《肘后救卒方》），是我国第一部临床急救手册。《肘后备急方》总结和创新了许多有科学价值的内外治法，记述了推拿、捏脊、蜡疗、灸法等外治法，记载了口对口人工呼吸、清创、引流、导尿、灌肠等多种急诊治疗技术。他用狂犬的脑组织贴敷狂犬咬伤创口以治疗狂犬病，这是免疫疗法的先驱，也是后世人痘接种术的先声。他的炼丹专论记载有多种制药化学的实验，被公认是世界制药化学的先驱。

南北朝时期雷敩著的《雷公炮炙论》是我国最早的制药学专著。隋代巢元方等编著的《诸病源候论》是我国第一部病因病机学说和临床证候学专著，也是世界上第一部探讨病因病机的专著。唐代孙思邈是这一时期最负盛名的医药学家，被后世尊称为"药王"。他撰写的《备急千金要方》广采民间医疗经验，汇集唐以前大量医学文献资料，内容博大精深，是我国现存最早的医学类书。《备急千金要方》中对妇科、小儿科病证的护理论述详细；记载了井水消毒、空气消毒的方药，首载葱管导尿法，对消毒技术、疮疡切开引流术和换药术等护理操作均有详细记载。唐代王焘著的《外台秘要方》内容丰富，其中有关人工急救及疾病护理方法直到现今对临证依然有指导意义。唐代咎殷著的《经效产宝》是我国现存最早的妇产科专著。由唐朝政府组织苏敬等人编写的《新修本草》是世界上第一部由政府颁行的药典，载药 844 种。

宋代医学发展的重要标志是印刷技术革新后大批医药书籍得以刊印，临床医学逐步向专科发展。1057 年政府设立校正医书局，对历代重要的医籍如《素问》《伤寒论》《金匮要略》《脉经》《针灸甲乙经》《诸病源候论》等进行整理、考校、刊印。政府几度组织力量编撰了《太平圣惠方》《圣济总录》《太平惠民和剂局方》等大型医书。宋慈著的《洗冤录》是世界上最早的法医学专著，先后被译为多国文字，流传世界各地，为世界法医学的发展作出了重大贡献。王惟一著《铜人腧穴针灸图经》并铸造两座针灸铜人，这是世界上最早的立体针灸模型，开创了经穴模型直观教学之先河。陈自明著的《妇人大全良方》是杰出的妇科专著，至今还有很大的参考价值。钱乙是当时有名的儿科医师，从事儿科专业 40 余年，学术造诣很深，由他的弟子整理成《小儿药证直诀》，这是世界上较早的儿科学专著，其治疗发热小儿辅以"浴体法"，与现代护理学的温水擦浴法一脉相承。

金元时期出现了四大医学流派：以刘完素为代表的"寒凉派"，认为病因以火热为多，治法强调降火；以张子和为代表的"攻下派"，认为治病应着重祛邪，故主张汗、吐、下法；以李杲为代表的"补脾派"，认为"内伤脾胃，百病由生"，强调补益脾胃是治病之要；以朱震亨为代表的"滋阴派"，认为病理变化基本是"阳常有余，阴常不足"，故提倡治疗上着重养阴。他们之间的学术争鸣极大地促进了医学理论的发展。

明代编纂完成的几部方药书籍对后世医学的发展起到了推动作用。1578 年，明代伟大的医药学家李时珍耗费逾 30 年时间，参考 800 多种书籍，并亲自奔走各地虚心求教、实地调查，搜集各种药物标本，总结了 16 世纪以前的药物学成就，著成了《本草纲目》一书。《本草纲目》全书 190 多万字，分 52 卷，载药 1 892 种，绘图 1 160 幅，收集医方 11 096 个。《本草纲目》不仅丰富了我国医药学的内容，而且奠定了植物学的基础。该书在 17 世纪初就传到国外，广泛流传于后世，是一部具有世界性影响的典籍。

明末清初，温疫病连年猖獗流行，在与急性外感病作斗争的过程中逐渐形成了温病学派。明末吴有性著成《温疫论》一书，在当时没有显微镜的条件下提出传染病的病因是一种叫"戾气"的致病物质，传染途径是从口鼻而入。这一科学见解成为我国病因学说发展的里程碑。清代叶桂著的《温热论》，阐明温病发生、发展的规律性，创立卫气营血辨证及辨舌、验齿、辨斑疹等诊断和护理方法；薛雪著的《湿热病篇》简要阐述了湿热病的病因、证候、特点及诊治法则；吴瑭著的《温病条辨》首创三焦辨证论治的理论；王士雄著的《温热经纬》将温病分为新感与伏气两大类。叶桂、薛雪、吴瑭、王士雄被誉为清代"温病四大家"。

明清时期在医学文献的整理和研究方面做了大量工作。如张景岳所著《景岳全书》、王肯堂所著《证治准绳》汇集了各科医学理论，外科有陈实功的《外科正宗》和王洪绪的《外科证治全生集》，妇科有武之望的《济阴纲目》和傅山的《傅青主女科》，儿科有万全的《万密斋医学全书》和陈复正的《幼幼集成》，针灸科有杨继洲的《针灸大成》。这些医籍都是这一时期临床各科的代表性著作，对后世医学的发展有着深远影响。同时，中医护理的理论和方法在这一时期逐步建立。如《证治准绳·疡医》专门有一节论"将息"，《外科正宗》也有"调理须知"一节，清代袁开昌所著《养生三要》在"病家须知"中介绍了起居护理、饮食护理以及老年护理的方法。钱襄所著《侍疾要语》是古代中医文献中最早全面论述中医护理的专著。

中华人民共和国成立后，党和政府十分重视中医工作，制定了继承和发展中医学的政策，中医护理学的发展进入了一个崭新的历史时期。从 1950 年 8 月的第一届全国卫生工作会议开始，历次修订的党的卫生与健康工作方针，都将"预防为主，中西医并重"作为必须长期坚持的一以贯之的原则。新兴的中医学科相继问世，中医基础理论研究获得较大进展。中医学对疑难杂症的治疗展现了独特优势，中西医结合治疗常见病、多发病取得满意疗效。屠呦呦受《肘后备急方》中青蒿截疟及有效成分溶出方法的启发，对青蒿素治疗疟疾的药理及临床进行研究，获得重大研究成果，挽救了 2 000 多万名疟疾患者的生命，对世界医药学的发展作出了巨大贡献，因而荣获 2015 年诺贝尔生理学或医学奖。

《中医药发展战略规划纲要（2016—2030 年）》强调了中医药继承创新发展、统筹协调发展、生态绿色发展、包容开放发展和人民共享发展的责任和目标。2017 年 7 月 1 日《中华人民共和国中医药法》正式施行，是中医药事业发展中具有里程碑意义的一件大事，对于保护中医药继承，推进中医药创新，发挥好中医药特色和优势，推进中医药事业改革发展，促进中医药行业治理体系和治理能力现代化，进一步发挥好中医药的五种资源优势，促进医药卫生体制深化改革，构建中国特色基本医疗卫生制度，维护和促进人民群众健康具有重要的意义。

具有独特优势的中医药学越来越受到全世界的重视，将为全人类的健康福祉作出贡献。

二、中医护理学基本特点

中医护理的理论体系是在经过长期反复的临床实践，在唯物论和辩证法思想的指导下，逐步形成的。这一独特的理论体系有两个基本特点：一是整体观念，二是辨证施护。

（一）整体观念

整体，就是统一性和完整性。整体护理源于中医学的整体观念。中医学认为，

ER绪-3

思维导图

人体是一个有机整体,构成人体的各个部分之间在生理上是相互协调的,在病理上是相互影响的;同时,人体与环境之间也是一个密切相关的整体。这种机体自身的整体性和内外环境统一性的思想,称为整体观念。整体观念作为中医学的方法论和指导思想,贯穿于中医生理、病理、诊法、辨证、治疗等整个中医理论体系之中。

1. 人体是一个有机整体　人体组织结构科学、严密、合理,是千万年来进化的产物。人体是由心、肝、脾、肺、肾五脏,胆、小肠、胃、大肠、膀胱、三焦六腑,皮、脉、肉、筋、骨五体以及目、舌、口、鼻、耳、前后二阴诸窍组成的统一整体。每一个组成部分是一个独立的器官,都有其独立的功能,但是所有的器官都是通过经络彼此联系相互沟通的,任何细小的局部都是整体不可分割的一部分,不能离开整体而独立存在,离开整体则意味着功能的丧失。

中医学认为,人体整体的统一性是以五脏为中心,配合六腑、形体、官窍,即一脏、一腑、一体、一窍构成一个小系统,如心、小肠、脉、舌构成"心系统",肝、胆、筋、目构成"肝系统",以五脏为首形成的五小系统组成一个大(母)系统,从而构成了一个极其合理完善的有机整体。每个小系统都以五脏为首,故以五脏为中心。五脏之中又以心为最高统帅,心主宰人体所有生命活动。在这个有机整体内,五脏之间以相生相克关系维持动态平衡。人体通过精、气、血、津液输布、运行进行着滋养濡润,通过经络相互联系协调其运动,从而达到表里相合、上下沟通、紧密联系、协调统一。形神合一、以神统形是整体统一的核心和具体体现。人体的高度统一不仅体现在生理上的协调一致,也体现在病理上的互相影响。因为人体一旦发病,脏腑之间、脏腑与体表组织器官之间必然相互影响,所以通过诊察五官、形体、色脉等外在变化,可以了解内在脏腑的病变,从而作出正确的诊断。同样,某些体表的病变可以采取调整脏腑功能的治法,而脏腑的病变也可以采取外治的方法,针灸治疗就是一个典型的例子。

2. 人与环境密切相关

(1) 人与自然界息息相关:自然界存在着人类赖以生存的必要条件。人适应自然界的变化而生存,中医称为"人与天地相应"。《灵枢·岁露》称:"人与天地相参也,与日月相应也。"认为人体是一个小天地,是与自然界不可分割的相互协调的统一体。自然界不仅为人的生存提供必要的环境或条件,其时令交替、气象变迁、环境改变,均可以使人体产生一定的反应或适应。如自然界有春温、夏热、秋燥、冬寒等气候变迁,各种生物受其影响,有春生、夏长、秋收、冬藏的变化,为了与自然界相适应,人体也有类似变化。气候变化影响到人体气血运行,气血或流畅,或滞缓,所谓春夏脉多浮大、秋冬脉多沉小等。当春夏阳气发泄时,人体气血容易趋向于表,表现为皮肤松弛、多汗、少尿,当秋冬阳气收藏时,人体气血容易趋向于里,表现为皮肤致密、少汗、多尿。这种人体对自然界的适应还表现在对地理环境、居住条件等许多方面。自然界的变化如果超出人体的适应能力,或者由于人体的机能失常,不能对自然界的变化做出适应性调节,就会发生疾病。人体发病往往具有季节特点,如春季多温病,夏季多泻痢,秋季多燥证和疟疾,冬季多伤寒。又如我国南方多湿热,人体腠理比较疏松;西北多寒燥,腠理多致密。人们生活在这样的环境中,一旦易地而处,对气候、时差、水土不易适应,就有可能生病。

(2) 人与社会关系密切:人是社会的组成部分,人能影响社会,社会的变化对人也会产生影响,其中影响最明显的是社会的进步与落后、社会的治与乱以及人的社会地位变化。社会进步,经济发达,物资供应充足,医疗保健条件较好,人们的健康水平就较高。国泰民安,人们生活规律,抵抗力强,就不易得病;而社会大乱,人们生活不安宁,抵抗力就会降低,各种疾病就容易流行。社会地位的变化也会带来生活及心理的变化,对人体的健康也会产生影响。融洽的人际关系、良好的情绪可使人精神振奋,积极进取,身心健康,而不利的社会环境,如家庭纠纷、邻里不和、亲人亡故、同事关系紧张,都可影响到生理和心理的协调稳定,引发某些身心疾病,促使某些原发疾病如高血压、糖尿病、肿瘤等病情加重或恶化。因此,不论健康人群还是病人,都要注重情志调护。

（二）辨证施护

辨证施护是中医护理认识和护理疾病的基本法则，也是中医护理的基本特点之一。

"病""证""症"在中医护理中是三个不同的概念。病是人体邪正斗争而引起的机体阴阳失调、脏腑组织损伤、生理心理机能失常的完整过程，它有特定的病因、发病形式、病理规律、临床症状和体征，如感冒、中风、痢疾等。症是症状和体征的总称，是疾病所反映出来的孤立的现象，可以是病人异常的主观感觉或行为表现，如发热、咳嗽、头痛、腹泻、乏力等（称症状），也可以是医生检查病人时发现的异常征象，如苔黄、脉细数等（称体征）。症是诊断疾病的主要依据，但因为是疾病的个别现象，不能反映疾病和证候的本质，因为不同的疾病和证候完全可以出现相同的症状，所以症状不能作为治疗疾病的依据。证即证候，是机体在疾病发展过程中某一阶段或某一类型的病理概括，一般由一组相对固定的、有内在联系的、能揭示疾病某一阶段或某一类型病变本质的症状和体征构成。证候是病机的外在表现，综合了病位、病因、病性和邪正关系，因而比症状更全面、更深刻、更准确地揭示了病变的本质，也比"病"更具体、更准确地反映了病变的本质，如风寒感冒、湿热痢疾、气虚便秘等。有内在联系的症状和体征组合在一起即构成证候，反映疾病某一阶段或某一类型的病变本质；各阶段或类型的证候贯串叠合起来，就是疾病的全过程。

辨证，就是将望、闻、问、切所收集的症状与体征，通过分析、综合，辨清疾病的病因、性质、部位和邪正之间的关系，从而概括判断为某种证候。施护，就是根据辨证的结果，确定相应的护理原则和方法。辨证是决定施护的前提和依据，施护是辨证的目的和手段。辨证施护的过程就是认识疾病和护理疾病的过程。辨证与施护是诊治和护理疾病过程中相互联系、不可分割的两个方面，是理论和实践相结合的体现，是理、法、方、药在临床上的具体应用，是指导中医临床护理工作的基本法则。

辨证施护既不同于"对症施护"，也不同于现代医学的"辨病施护"。由于一个疾病的不同阶段可以出现不同的证候，而不同的疾病有时在发展过程中可以出现相同的证候。因此，同一个疾病由于证候不同，其护理原则和方法也不同；而不同的疾病只要是出现相同的证候，就可以采用相同的护理方法。这就是中医护理中"同病异护"和"异病同护"的道理所在。这种针对疾病发展过程中不同质的矛盾用不同的方法去解决的做法，反映了辨证施护的精神实质。

（温茂兴）

思考题

1. 简述中医四大经典著作及其历史贡献。
2. 简述金元四大家及其学术思想。
3. 应该从哪几个方面理解整体观念？
4. 如何区别病、证与症？什么是辨证施护？

练习题

教学微课

第一章 │ 阴阳五行学说

ER 1-1

教学课件

ER 1-2

思维导图

学习目标

1. 掌握：阴阳学说、五行学说的概念和基本内容。
2. 熟悉：事物属性的阴阳归类和五行归类。
3. 了解：阴阳学说、五行学说在中医护理学中的应用。
4. 能够运用中国古代哲学思想看待事物之间的联系和平衡。
5. 具有辩证唯物主义思维方式和中华优秀传统文化自信。

情景导入

王大伯向来脾气急躁，患高血压多年，用药时断时续，血压控制不好。昨天上午因琐事与邻居争吵，下午便感眩晕，头目胀痛，面红目赤，今天上午出现咳嗽、呃逆，中午开始咳血，血压 180/144mmHg，苔黄，舌边尖红，脉数。

请思考：

1. 王大伯的症状属阴还是属阳？
2. 如何用五行学说解释王大伯呃逆和咳血的症状？

　　阴阳五行学说是中国古代哲学的重要内容，是古代思想家在对自然现象及其相互关系的观察中总结出来的哲学理论，是古人认识世界和解释自然的理论工具，具有朴素的唯物论和自发的辩证法思想。我国古代医学家在长期医疗实践中积累了丰富的实践经验，在此基础上将阴阳五行学说运用于医学领域，用来阐释人体的生理功能和病理变化，指导疾病的诊断和治疗，使之成为中医学理论体系的重要组成部分。中医学理论体系的形成和完善是医疗实践经验与古代自然哲学相互结合、相互促进的结果。

　　通过学习阴阳五行学说，我们将进一步感受到中国古代哲学的思维逻辑，感受到中医药文化的博大精深，受到民族文化精粹的浸润，增强传承民族优秀文化的自觉。

第一节　阴阳学说

一、阴阳的基本概念

　　阴阳是宇宙中相互关联的事物或现象对立双方属性的概括，含有对立统一的概念。阴和阳既可以代表相互对立的两个事物，也可以代表同一事物内部所存在的相互对立的两个方面。阴阳的最初含义是很朴素的，是指日光的向背，朝向日光则为阳，背向日光则为阴。向阳的地方光明、温暖，背阳的地方黑暗、寒冷。古人根据这一特点，以光明、黑暗、温暖、寒冷分阴阳。先民们在长期的生活实践中不断地引申其义,将日月、昼夜、天地、上下、动静、升降、水火、内外、雌雄等相反的事物和现象都以阴阳加以概括。如昼为阳,夜为阴;晴天为阳,阴天为阴;上为阳,下为阴;火为阳,水为阴等(表1-1)。一般来说,凡是明亮的、温热的、外在的、运动的、兴奋的、上升的、功能亢进的、强大的、功能的,统属于阳的范畴;反之,晦暗的、寒冷的、内在的、静止的、抑制的、下降的、功能衰退的、弱小的、物质的,统属于阴的范畴。

表1-1　事物阴阳属性举例

阳	日	天	昼	火	上	左	温热	明亮	春夏	运动	向外	上升	兴奋	亢进	强大	功能
阴	月	地	夜	水	下	右	寒冷	晦暗	秋冬	静止	向内	下降	抑制	衰退	弱小	物质

事物的阴阳属性并不是绝对的,而是相对的。其相对性体现在两个方面,一是在一定条件下阴阳可以相互转化,阴可以转化为阳,阳也可以转化为阴。如寒属阴,热属阳,寒极可以转化为热,热极可以转化为寒。二是阴阳的无限可分性,即在阴阳之中可以再分阴阳,就是说阴中包含着阴阳,阳中也包含着阴阳。如昼为阳,夜为阴,而上午为阳中之阳,下午则为阳中之阴,前半夜为阴中之阴,后半夜为阴中之阳。由此可见,宇宙间的任何相互关联的事物都可以概括成阴和阳两类,任何一种事物内部又可以分为阴和阳两个方面,而每一事物内部阴或阳的任何一方还可以再分阴阳。这种既相互联系而又相互对立的现象,在自然界中是无穷无尽的。

二、阴阳学说的基本内容

(一)阴阳对立制约

阴阳学说认为,自然界的一切事物和现象都存在着相互对立的阴阳两个方面。阴阳的相互对立,是说阴阳性质的相反。阴阳相反导致阴阳相互制约。例如,温热可以驱散寒冷,冰冷可以降低高温,水可以灭火,火可以使水沸腾而化为蒸汽等。温热与火属阳,寒冷与水属阴,这就是阴阳之间的相互制约。阴阳双方制约的结果,使事物取得了动态平衡。就人体的正常生理功能而言,功能之亢奋为阳,抑制为阴,两者相互制约,从而维持人体功能的动态平衡,这就是人体的正常生理状态。

(二)阴阳互根互用

阴阳互根是指一切事物或现象中相互对立着的阴阳两个方面具有相互依存、互为根本的关系,即阴或阳任何一方都不能脱离另一方而单独存在,每一方都以相对的另一方的存在作为自己存在的前提和条件。如上为阳,下为阴,没有上也就无所谓下,没有下也就无所谓上;热为阳,寒为阴,没有热也就无所谓寒,没有寒也就无所谓热,等等。所以说阳依存于阴,阴依存于阳。中医学把这种相互依存关系称为互根。

阴阳的互用是指阴阳之间还存在着相互资生、相互促进和助长对方的关系。如气属阳,血属阴,血的循行要靠气的推动和统摄,气的运行要以血为载体。阳根于阴,阴根于阳,无阳则阴无以生,无阴则阳无以化。因此,中医学中有"善补阳者必于阴中求阳,善补阴者必于阳中求阴"的说法。

如果由于某种原因,使阴阳双方这种互根互用的关系遭到破坏,就会导致"孤阴不生,独阳不长"。就人体而言,机体物质与功能之间的互根互用关系失常,机体生生不息的功能也就遭到破坏,甚则"阴阳离决,精气乃绝"而死亡。

(三)阴阳消长平衡

阴阳消长是指相互对立又相互依存的阴阳双方不是处于静止不变的状态,而是始终处于不断的运动变化之中。阴阳消长的主要原因在于阴阳之间存在着对立制约和互根互用的关系。阴阳对立制约关系导致的消长变化主要表现为阴阳的互为消长,一方增长时会削弱对方的力量,导致对方相对不足，即"此长彼消"，或一方的不足导致对方的相对亢盛，即"此消彼长"。阴阳互根互用关系导致的消长变化主要表现为同消同长，即"此长彼亦长""此消彼亦消"。阴阳双方在这种消长变化的运动中维持着阴阳之间的相对平衡。所以说阴阳之间的平衡不是静止的和绝对的平衡，而是始终贯穿着阴阳双方的消长变化，是动态的、相对的平衡。这种平衡关系称为消长平衡，它也反映了辩证唯物主义关于物质的绝对运动和相对静止的观点。

事物阴阳的消长平衡是普遍存在的。如一年四季气候的变化，从冬经春至夏，气候由寒逐渐变热，是一个"阴消阳长"的过程；由夏经秋至冬，气候由热逐渐变寒，又是一个"阳消阴长"的过程。这种阴阳消长的过程维持了一年四季气候的正常交替，也使气候处于一种动态平衡之中。

（四）阴阳相互转化

阴阳对立的双方在一定的条件下可以各自向其相反的方向转化，阴可以转化为阳，阳也可以转化为阴，从而使事物的性质发生根本性的改变。阴阳的转化必须具备一定的条件，这种条件就是"重"或"极"，即所谓"物极必反"，就是对立双方的力量消长必须达到极限，才可发生根本变化，没有这一条件，阴阳的转化便不可实现。如某些急性温热病，体温逐渐升高，若不能及时控制，持续高热之后有可能突然出现体温下降、面色苍白、四肢厥冷、脉微欲绝等阳气暴脱的危象，这种病证变化过程即属于阳证转化为阴证。阴阳的转化过程是一个由量变到质变的过程，阴阳消长是量变，是阴阳转化的前提；阴阳转化是质变，是阴阳消长的结果。

知识链接

《易经》

《易经》本来指《连山》《归藏》《周易》三本易书，但因《连山》《归藏》早已失传，现在的《易经》即指《周易》。《易经》是一本博大精深的辩证法哲学典籍，记载的内容是中国古代哲学的起源。《易经》最早阐释了阴阳的概念、阴阳的对立统一、互相转化，论述了"阴阳精灵之气氤氲积聚而化为万物"，提出了精气学说的原形和阴阳交感而化物的概念。《黄帝内经》正是汲取了《易经》中的阴阳学说，来阐释人体的生命现象，其中的互制互依而取得消长平衡的整体观不仅是中医学的特点，也为现代医学建立整体医学观给予了启迪。

三、阴阳学说在中医护理学中的应用

阴阳学说渗透于中医护理学理论体系的各个方面，用以说明人体的组织结构、生理功能、病理变化，并有效指导着临床诊断、治疗、护理、预防和养生。

（一）说明人体的组织结构

人体是一个有机整体，其一切组织结构既是有机联系的，又可以划分为相互对立的阴阳两部分。就人体部位来说，上为阳，下为阴；背部为阳，腹部为阴；体表为阳，体内为阴。按照脏腑功能特点划分，心、肝、脾、肺、肾五脏相对实体，藏精气而不泻，故为阴；胆、胃、小肠、大肠、膀胱、三焦六腑相对中空，传化物而不藏，故为阳。五脏之中又各有阴阳所属，即心、肺居于上部（胸腔）属阳，肝、脾、肾位于下部（腹腔）属阴。若具体到每一脏腑，则又有阴阳之分，如心有心阴、心阳，肾有肾阴、肾阳。总之，人体组织结构的上下、内外、表里、前后各部分之间，以及内脏之间，无不包含着阴阳的对立统一，所以《素问·宝命全形论》说："人生有形，不离阴阳。"

（二）说明人体的生理活动

人体正常的生命活动，是阴阳两个方面保持着对立统一的协调关系，使其处于动态平衡状态的结果。凡组织结构和气血津液等物质均属于阴，这些物质所发挥的功能则属于阳。物质是功能的基础,功能是物质的反映,两者之间不仅互相对立,而且互相依存。各种功能活动(阳)的产生必然要消耗一定的营养物质(阴),而各种营养物质(阴)的新陈代谢又必定要消耗一定的能量(阳)。正常情况下,这种阴阳消长处于一种动态平衡之中,保证了脏腑功能的健全和正常的生理活动。人体与外在环境之间也应保持阴阳的动态平衡。天寒地冻之时,外在环境阴寒偏盛,人体须添衣加被提升阳气以抵御寒气;而暑热高温之季,外在环境阳热偏盛,人们进食凉爽的食物饮料以抵御暑热,这都是为了维持人体阴阳的动态平衡。

(三)说明人体的病理变化

人体疾病的发生均可用阴阳失调来概括说明。疾病的发生发展关系到正气和邪气两个方面。正气分阴阳,包括阴液和阳气两部分;邪气亦有阴邪和阳邪之分。疾病发生发展的过程就是邪正斗争的过程,无论其病理变化如何复杂,都不外乎阴阳的偏胜或偏衰。阴或阳任何一方高于正常水平,必然导致另一方的相对不足而发病,即"阳胜则阴病""阴胜则阳病""阳胜则热""阴胜则寒";反之,阴或阳任何一方的不足,必然导致另一方的相对亢盛而发病,即"阳虚则寒""阴虚则热"。此外,由于阴阳互根,当阴阳任何一方虚损到一定程度时也常可导致对方的不足,即所谓"阴损及阳""阳损及阴",甚则出现"阴阳俱虚"。因阴阳失调而出现的病理现象在一定的条件下可向各自相反的方向转化,即阴证可以转化为阳证,阳证可以转化为阴证。

(四)用于疾病的诊断

任何疾病,尽管其临床表现错综复杂、千变万化,但都可以概括为阴证与阳证两大类。临床上常用的八纲辨证,是各种辨证的纲领,而又以阴阳作为八纲的总纲,以统领表里、寒热、虚实,即表证、热证、实证属阳,里证、寒证、虚证属阴。正确的诊断首先要分清阴阳,才能抓住疾病的本质,做到执简驭繁。

(五)用于疾病的防治

中医学认为,疾病的本质就是阴阳失调。因此,中医学治疗疾病的根本原则就是调整阴阳,补偏救弊,使阴阳重新恢复相对平衡状态。针对疾病阴阳偏胜偏衰的状况,采取"实则泻之""虚则补之"的治疗原则,以达到恢复新的平衡的目的。

阴阳学说也可用来概括中药的性能。药物的气、味和升降浮沉,皆可用阴阳来归纳说明。药物有寒、热、温、凉四气,寒凉药属阴,温热药属阳。药物有辛、甘、酸、苦、咸五味,辛、甘属阳,酸、苦、咸属阴。药物有升降浮沉四种作用趋向,升浮药属阳,沉降药属阴。

阴阳学说还可用于指导疾病的预防。中医学认为,人以正气为本,"正气存内,邪不可干","邪之所凑,其气必虚",善于保养阴精阳气,则邪气不侵。而养护正气的根本法则就是要求人体内部的阴阳变化与天地自然之间的阴阳变化协调一致,也就是说善于调整阴阳是防病摄生的根本。

第二节　五行学说

一、五行的基本概念

五,指木、火、土、金、水五种物质;行,指它们的运动和变化。五行,就是指木、火、土、金、水五种物质及其运动变化。

五行学说认为,宇宙间的一切事物都是由木、火、土、金、水五种物质所构成,这五种物质各具特性,但都不是孤立存在的,而是紧密联系的,既相互资生,又相互制约,从而促进了自然界事物的发生和发展,维持着它们的协调和平衡。

二、五行学说的基本内容

（一）五行的特性

古人对五行特性的认识是通过长期的生活和生产实践体验并加以抽象归纳的结果。因此，五行的特性虽然来自木、火、土、金、水，但实际上又超越了这五种具体事物的本身，具有抽象的特征和更广泛的含义。

木的特性：古人称"木曰曲直"。曲，屈也；直，伸也。木具有能屈能伸、生长、升发、条达、舒畅的特性。

火的特性：古人称"火曰炎上"。炎，热也；上，向上。火具有温热、升腾、向上的特性。

土的特性：古人称"土爰稼穑"。稼穑，指农作物的播种和收获。土具有承载、生化、受纳的特性。

金的特性：古人称"金曰从革"。从，顺从；革，变革。金具有能柔能刚、变革、肃杀、下降的特性。

水的特性：古人称"水曰润下"。润，湿润；下，向下。水具有寒凉、滋润、向下、闭藏的特性。

（二）事物属性的五行归类

五行学说采用取象比类和推演络绎的方法，将事物的不同性质、作用和形态与五行的特性进行类比，从而分别归属于木、火、土、金、水五行之中。

五行学说对事物属性的归类推演法则是：以天人相应为指导思想，以五行为中心，以空间结构的五方、时间结构的五季、人体结构的五脏为基本框架，将自然界的各种事物和现象以及人体的生理病理现象按其属性进行归纳。归类的方法有两种，第一种是取象比类法，又称直接归类法。取象，即是从事物的形象（形态、作用、性质）中找出能反映本质的特有征象；比类，即是以五行各自的抽象属性（特性）为基准，与某种事物所特有的征象相比较，以确定其五行归属。凡具有生发、柔和、条达、舒畅等性质和作用者，统属于木；具有温热、炎上等性质和作用者，统属于火；具有承载、生化、长养等性质和作用者，统属于土；具有收敛、肃降、清洁等性质和作用者，统属于金；具有寒凉、滋润、向下等性质和作用者，统属于水。第二种是推演络绎法，又称间接归类法，即根据已知的某些事物的五行归属，推演归纳其他相关的事物，从而确定这些事物的五行归属。例如，已知肝属木（大前提），由于肝合胆、主筋、其华在爪、开窍于目（小前提），因此可推演络绎胆、筋、爪、目皆属于木。其他依此类推。通过这样归类，将人体的生命活动与自然界的事物和现象联系起来，形成了人体内外互相关联的五行结构系统，用以说明人体的生理病理现象及人与自然环境的统一性（表1-2）。

表1-2　事物属性的五行归类举例

自然界					五行	人体							
方位	气候	季节	五化	五色	五味		脏	腑	五官	形体	情志	五液	五华	五声
东	风	春	生	青	酸	木	肝	胆	目	筋	怒	泪	爪	呼
南	暑	夏	长	赤	苦	火	心	小肠	舌	脉	喜	汗	面	笑
中	湿	长夏	化	黄	甘	土	脾	胃	口	肉	思	涎	唇	歌
西	燥	秋	收	白	辛	金	肺	大肠	鼻	皮	悲	涕	毛	哭
北	寒	冬	藏	黑	咸	水	肾	膀胱	耳	骨	恐	唾	发	呻

（三）五行的相生、相克和制化

五行学说以五行的相生、相克说明事物之间的相互资生和相互制约关系。五行的相生、相克是事物运动变化的正常规律。

1. 五行相生　相生，是指一事物对另一事物具有促进、助长和资生的作用。五行相生的次序是：木生火，火生土，土生金，金生水，水生木，依次资生，循环无端。在五行相生的关系中，任何一行都有"生我"和"我生"两方面的关系。生我者为母，我生者为子，所以又称"母子关系"。以火为例，生我者为木，则木为火之母；我生者为土，则土为火之子。其他依此类推。

2. 五行相克　相克，是指一事物对另一事物具有抑制、制约、克服的作用。五行相克的次序是：木克土，土克水，水克火，火克金，金克木。在五行相克的关系中，任何一行都有"克我"和"我克"两方面的关系。克我者为所不胜，我克者为所胜，所以又称"所胜""所不胜"的关系。以土为例，克我者为木，则木为土之所不胜；我克者为水，则水为土之所胜。其他依此类推。

3. 五行制化　在五行的生克关系中，任何一行都有"生我"和"我生"，"克我"和"我克"四个方面的关系。以木为例，生我者为水，我生者为火，克我者为金，我克者为土。这就说明，在五行系统中各个部分不是孤立存在而是密切相关的，每一部分的变化必然影响其他部分的状态，而其本身又受到五行整体的统一制约。

五行的相生相克是不可分割的两个方面。没有生，就没有事物的运动和变化；没有克，就不能维持正常协调关系下的变化与发展。因此，必须生中有克，克中有生，相反相成，才能维持和促进事物相对的平衡协调和运动变化。五行之间这种生中有克、克中有生、相互生化、相互制约的关系，称为"制化"。如金可以克木，但木可以通过生火，使火来克金，以此来维持相互之间的平衡。其他依此类推。五行相生相克示意图见图1-1。

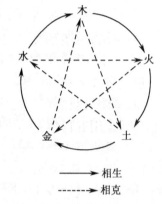

图1-1　五行相生相克示意图

（四）五行的相乘、相侮

相乘相侮是五行之间正常的生克制化现象遭到破坏以后出现的异常克制现象。

1. 五行相乘　乘，有乘虚侵袭之意。相乘，即相克太过，超过了正常的制约程度，使事物之间失去了正常的协调关系。相乘的次序与相克相同，即木乘土，土乘水，水乘火，火乘金，金乘木。五行之间发生相乘的原因有"太过"和"不及"两个方面。

太过所致的相乘是指五行中某一行过于亢盛，对其所胜一行进行超过正常限度的克制，引起其所胜一行的虚弱，从而导致五行之间生克制化的异常。以木克土为例，正常情况下，木克土，如木气过于亢盛，对土克制太过，土本无不足，但亦难以承受木的过度克制，导致土的不足。这种相乘现象称为"木乘土"。

不及所致的相乘是指五行中某一行过于虚弱，难以抵御其所不胜一行的正常限度的克制，使其本身更显虚弱。仍以木克土为例，正常情况下，木能克制土，若土过于不足，木虽然处于正常水平，土仍然难以承受木的克制，因而导致木克土的力量相对增强，使土更显不足。这种相乘现象称为"土虚木乘"。

"相乘"与"相克"尽管在次序上相同，但是两者之间是有区别的。相克是正常情况下五行之间递相制约的关系，相乘则是五行之间的异常制约现象，故不称"克"而谓之"乘"；在人体，前者为生理现象，后者为病理现象。

2. 五行相侮　侮，即欺侮，有恃强凌弱之意。相侮，是指五行之间的克制次序遭到破坏，出现逆向克制的异常现象，又称"反克"。因此，相侮的次序与相克的次序正好相反。五行之间发生相侮的原因同相乘一样，也有"太过"和"不及"两个方面。

太过所致的相侮是指五行中的某一行过于强盛，对原来"克我"的一行进行反克。例如，正常情况下，木应受到金的克制，若木气太盛，不仅不受金的克制，反而反克金，称为"木侮金"。

不及所致的相侮是指五行中的某一行过于虚弱，不仅不能克制应克的一行，反而受到被克一行的反克。例如，正常情况下，金应克木，若金气虚弱，不仅不能克木，反而受到木的反侮，称为"木侮金"，也称"金虚木侮"。

五行之间的相乘和相侮，均为五行之间生克制化关系遭到破坏后出现的异常克制现象，两者皆可由五行中任何一行的"太过"或"不及"引起。两者既有区别又有联系。两者主要区别是：相乘是按五行之间相克的次序出现的，相侮则是逆着五行相克的次序出现的。两者之间的联系是：在发生相乘时，也同时可以发生相侮；在发生相侮时，也可以同时发生相乘。如木气过强时，不仅会过度克制其所胜之土，而且可以恃己之强，反向克制己所不胜之金；反之，木气不足时，则不仅金来乘木，而且又可受到土的反侮。

三、五行学说在中医护理学中的应用

（一）说明五脏的生理功能与相互关系

1. 说明五脏的生理功能 五行学说将五脏归属于五行，以五行的特性说明五脏的生理功能特点。肝属木，肝主疏泄而恶抑郁；心属火，心阳主温煦；脾属土，脾化生气血而为后天之本；肺属金，肺气清肃下降；肾属水，肾藏精、主水。

2. 说明五脏之间的相互关系 五行学说用五行相生的关系说明五脏之间的相互资生、相互为用的关系，用五行相克的关系说明五脏之间的相互制约、相互克制的关系。五脏之间相互资生的关系是：肝藏血以济心；心阳温煦脾土，助脾运化；脾运化水谷精微以充肺；肺清肃下行、通调水道以助肾水；肾藏精以滋养肝血。五脏之间相互制约的关系是：肾克心，即水克火，肾水滋润上行以制约心火，防止其过亢；心克肺，即火克金，心火的温煦有助于肺气宣发，制约肺气的过于肃降；肺克肝，即金克木，肺气清肃下行可抑制肝气的过分升发；肝克脾，即木克土，肝木条达可以疏泄脾土之壅滞；脾克肾，即土克水，脾主运化水湿可防止肾水的泛滥。

（二）说明五脏病变的相互影响

五脏病变的相互影响称为传变。脏腑病变的传变可分为相生关系的传变和相克关系的传变。

1. 相生关系的传变 五脏病变按相生关系传变时，可分为"母病及子"和"子病及母"两个方面。如先有肾精不足，不能滋养肝阴，导致肝肾阴虚，又称"水不涵木"，即"母病及子"的表现；先有心血不足，累及肝脏，导致肝血不足而成心肝血虚，即"子病及母"，或称"子盗母气"。

2. 相克关系的传变 五脏病变按相克关系传变时，可出现"相乘"和"相侮"两种现象。

引起五脏相乘的原因有两种：一种是一脏过盛而致被克之脏受到过分克伐；另一种是一脏过弱，不能耐受"克我"之脏的克制，从而出现克伐太过。如肝旺，影响脾胃的运化功能而出现胸胁苦满、脘腹胀痛、泛酸、泄泻等表现时，称为"木旺乘土"；反之，先有脾胃虚弱，不能耐受肝的相乘而出现头晕乏力、纳呆嗳气、胸胁胀痛、腹痛泄泻等表现时，称为"土虚木乘"。

五脏相侮致病也分为两种情况，即"太过"相侮和"不及"相侮。如肺金本能克制肝木，若因暴怒而致肝火亢盛，肺金不仅无力制约肝木，反遭肝火之反向克制而出现急躁易怒、面红目赤，甚则咳逆上气、咳血等木侮金的症状，称为"木火刑金"。不及相侮是指由于一脏虚损，导致"我克"之脏的反向克制。如脾土虚衰，不能制约肾水而出现全身水肿，称为"土虚水侮"。

（三）用于疾病的诊断

人体是一个有机整体，内脏有病可以反映到相应的体表组织，出现色泽、声音、气味、形态、脉象等方面的异常变化。由于五脏与五色、五音、五味等都可以比照五行的特性进行分类归属，它们之间有着特定的联系，在诊断疾病时就可以用望、闻、问、切四诊所得的资料，根据五行的归属和生克乘侮规律，推断病情及发展演变。如面见青色、喜食酸味、脉见弦象，多为肝病；面见赤色、口苦、心烦、脉洪，多为心火亢盛；面见黄色，多为脾虚；面见白色，多为肺病；面见黑色，多为肾病。又如脾虚患者面见青色，为木乘土；心脏病患者面见黑色，为水乘火。

(四) 用于疾病的治疗

1. 指导脏腑用药 不同的药物有不同的颜色与气味。药物的五色、五味与五脏的关系是以天然色味为基础，以不同性能与归经为依据，按照五行归属确定的。青色、酸味入肝；赤色、苦味入心；黄色、甘味入脾；白色、辛味入肺；黑色、咸味入肾。例如，白芍、山茱萸味酸，入肝经以补肝；朱砂色赤，入心经以镇心安神；石膏色白味辛，入肺经以清肺热；黄连味苦，入心经以泻心火；白术色黄味甘，入脾经以补脾气；玄参、熟地黄色黑味咸，入肾经以滋养肾阴。

2. 控制疾病传变 一脏有病时往往波及他脏而致疾病发生传变。因此，在治疗时，除对所病本脏进行治疗外，还要考虑是否传变到他脏，主要是根据五行的生克乘侮规律，调整脏腑之气的太过和不及，以控制疾病的进一步传变。如肝脏疾病可以通过乘侮关系影响及心、脾、肺、肾，也可由心、脾、肺、肾的疾病影响及肝而得病。若肝气太过，木旺必乘土，此时应先补益脾气以防其传变，脾气健旺，则肝病不传于脾。

3. 确定治则治法 根据相生规律确立的治疗原则是补母和泻子。补母主要用于母子关系的虚证。如肝血不足，除须用补益肝血的方法外，还可以用补益肾精的方法，通过水生木的作用，促使肝血恢复。泻子主要用于母子关系的实证。中医学认为，一脏之气亢盛，往往"气舍于其所生"，治疗时除泻除母脏的亢盛之气外，还可以泻其子脏之气，以取得更好的疗效。如肝火旺盛，除清泻肝火外，还可清泻心火，此则利用了"肝气舍于心"的机制。根据相生规律确立的具体治疗方法有滋水涵木法、益火补土法、培土生金法、金水相生法。

根据相克规律确立的治疗原则是抑强和扶弱。抑强适用于相克太过引起的相乘和相侮。如肝气横逆，乘脾犯胃，出现肝脾不调、肝胃不和之证，称为"木旺乘土"，治宜疏肝平肝；脾胃壅滞，反侮肝木，使肝气不得疏泄，称为"土壅木郁"，治宜运脾除湿。扶弱适用于相克不及引起的相乘和相侮。如脾胃虚弱，肝气乘虚而入，导致肝脾不和之证，称为"土虚木乘"，治疗应以健脾益气为主；脾胃虚弱，不能制水，反遭肾水反克而出现水湿泛滥之证，称为"土虚水侮"，治疗也应以健脾益气为主。根据相克规律确立的具体治疗方法有抑木扶土法、培土制水法、佐金平木法、泻南补北法（泻火补水法）。

（温茂兴）

思考题

1. 何为阴阳？阴阳学说的基本内容有哪些？
2. 何为五行？事物属性是如何进行五行归类的？
3. 简述五行相生、相克、相乘、相侮的次序。
4. 利用五行学说确立的治则和治法有哪些？

练习题

教学微课

第二章 | 藏 象

教学课件　　　　思维导图

学习目标

1. 掌握：五脏和六腑的生理功能及病理表现；气血津液的功能和相互关系。
2. 熟悉：五脏的系统连属。
3. 了解：脏腑之间的关系；气血津液的生成和输布。
4. 能够运用藏象学说分析气血津液功能失调的机理；熟练应用藏象学说定位病理脏腑。
5. 具有勤于思考、刻苦钻研的精神和传承创新发展中医护理学的责任感。

情景导入

　　患者，女性，40 岁。自述经常头晕、心悸、气短、疲乏无力、纳呆、腹泻，反复发作 1 年余，自购生脉饮服用 6 个月余，头晕心悸时好时坏，近 10 天头晕明显加重，不能站立，动则加剧，伴有心烦、易怒、胸闷气短、失眠健忘、全身乏力、两目干涩、四肢麻木，舌淡苔白、脉细弱。

　　请思考：

　　1. 为什么说心为"君主之官"？

　　2. 如何用藏象理论分析该患者症状的发生机制？

　　"藏"通"脏"，是指隐藏于人体内的脏腑器官，即内脏。"象"，即征象，一指脏腑器官的形态结构，二指脏腑表现于外的生理功能和病理变化。藏象是藏于人体内脏腑的生理功能和病理变化表现于外的征象。

　　藏象学说是研究人体各个脏腑的生理功能、病理变化及其相互关系的学说，包括四个方面的内容：①脏腑的解剖、生理和病理，详于脏而略于腑，详于功能而略于解剖；②五脏与形体官窍之间的关系；③脏腑之间的相互关系；④脏腑与气血津液之间的关系。

第一节　脏　腑

　　脏腑是人体内脏的总称。按照脏腑的生理功能和结构特点的不同，可分为脏、腑以及奇恒之腑。脏包括肝、心、脾、肺、肾，合称五脏；腑包括胆、小肠、胃、大肠、膀胱和三焦，合称六腑；奇恒之腑包括脑、髓、骨、脉、胆、女子胞。其中，胆既属于六腑，又属于奇恒之腑。

　　五脏是相对实体的器官，共同生理特点是化生和贮藏精气，《素问·五藏别论》将其描述为"五藏者，藏精气而不泻也，故满而不能实"，是指五脏的精气宜保持充满，但必须流通布散而不应呆滞。六腑多为空腔性器官，共同生理特点是受盛和传化水谷，《素问·五藏别论》将其描述为"六腑者，传化物而不藏，故实而不能满也"，是指六腑内应有食物，但必须虚实更替而不能塞满。奇恒之腑形态上中空有腔与六腑相似，功能上贮藏精气与五脏相同，似脏非脏，似腑非腑，故名奇恒之腑。

奇,异也,恒,常也。

中医、西医之"脏"

在中医学中,"脏"通"藏"。中医学用整体观念和"以象测脏"的方法来认知脏,在"脏"的形态结构中赋予了功能学的成分,从而形成了形态与功能合一的结构。如心"似倒垂未开莲蕾"的形态及其"主血脉"的生理功能,是在解剖分析后发现的,然其"主神志"的生理功能是通过整体观察而后推理再赋予心的。因此,中医学中"藏"这个概念不仅是一个解剖学的概念,更是一个生理学和病理学的概念,以及一个功能单位的概念。西医学中的脏器是一个形态学的概念,主要指人体器官。

藏象学说中的一个脏器的功能可能包括西医学里几个脏器的功能;而西医学里一个脏器的功能,可能分散在藏象学说的几个脏器功能之中。

一、五脏

(一)心

心居胸腔中,两肺间,横膈上,形似倒垂未开莲蕾,心包护卫于外。心的生理功能是主血脉和藏神。心于五行属火,于阴阳属阳中之阳,主宰着人体生命活动,故有"君主之官"之称。心在窍为舌,在体合脉,其华在面,在液为汗,在志为喜。手少阴心经与手太阳小肠经在心与小肠络属,故两者相为表里。

1. 生理功能

(1)心主血脉:主要是指心气推动血液在脉管中运行,流注全身,对全身起到滋润和濡养作用,维持人体生命活动。血液在脉中正常运行的条件为血液充盈、脉管通畅、心气充沛,三个条件如缺失一个,均会发病。心在心、血、脉共同组成的全身循环系统中起主导作用。

心主血脉功能正常与否,可以从面色、舌色、脉象、胸部感觉等外在表现观察。心主血脉正常,则面色红润,有光泽,舌色淡红,脉和缓有力,律齐,胸部舒适。心主血脉异常,会有心火旺、心血虚、心血瘀三个方面:①心火旺,表现为面红赤,舌尖红起刺,脉数,心中烦热难入眠;②心血虚,表现为面色淡白而无光泽,舌色淡白无华,脉细弱,出现心慌;③心血瘀,表现为面色晦暗,舌色青紫或见瘀斑,脉象涩滞或为结代脉,胸部闷痛,或见大汗,胸部刺痛,可致死亡,此为危象。

(2)心藏神:亦称心主神志,是指心有主宰人体脏腑组织和形体官窍的所有生理活动和精神意识等心理活动的功能。《素问》有"心者,君主之官,神明出焉",即指心神主宰人体的生理活动。《灵枢》有"心者,五藏六腑之大主也,精神之所舍也",指心主宰人的心理活动。神有广义和狭义之说。广义上,神是指人体整个生命活动的外在表现,包括人的面色、神色、语言、动作、精神、姿态等。狭义上,神是指人的精神、意识、思维活动。心藏之神既有主宰着人体生命活动的广义之神,又有精神意识思维的狭义之神。

心主血脉和心藏神相互影响,心主血脉功能受到心神的主宰,心神亦须得到心血濡养才能正常工作。若心气旺盛,则血运充足,人的神志便清晰,精神安详,心情愉悦,思维敏捷;心气不足,则心神失养,可见精神虚弱,精力难以集中,失眠健忘,思维能力降低,反应迟缓等。

2. 心与形窍志液的关系

(1)在体合脉,其华在面:脉,指血脉。在体合脉,指心主人一身之血脉。华,指光彩。其华在面,指心的生理功能是否正常,可以从面部的色泽变化去观察。因头面部的血脉丰富,故全身气血皆可上注于面而走向全身，因此面部的色泽能反映心脏的功能情况。若心气充沛，心血充盈，则见面部红润有光泽；心血虚，则见面色淡白；心血瘀，则见面色青紫。

（2）开窍于舌：指舌的变化可以反映心的功能状态。舌为心之苗，舌的功能包括司味觉和辅助语言表达，因舌体血管丰富，故从舌质的色泽可以诊察气血的运行，推断心主血脉的生理功能正常与否。心血充足，舌体红润灵活，味觉敏锐，语言流利。若心血不足，则舌淡瘦薄；心阳不足，则舌淡白胖嫩；心阴不足，则舌红绛瘦瘪；心血瘀阻，则舌紫黯或有瘀斑；心火上炎，则舌红绛，舌尖红起刺；邪热扰心，可见舌强硬，语謇涩，甚至失语等。

（3）在志为喜：指心的生理功能与情志中的喜有关。喜一般是对外界刺激产生的良性反应。喜乐有度有益于气血通畅，过度则会耗伤心神，引起精神涣散，精力不集中，甚至精神失控。因此，适度的欢喜有益于心神，但喜乐过度会伤心神，故有"喜伤心"之说。

（4）在液为汗：指心与汗液关系密切，亦称汗为心之液。汗液的生成和排泄都与心血与心神密切相关。汗出过多致津液亏损，必会耗伤心精与心血。汗液的生成、排泄又会受到心神的主宰与调节。气候炎热、衣被过厚、运动等会出现散热性出汗；精神紧张、受到惊恐等会出现精神性出汗。因此，心在液为汗是以主血脉和主藏神的功能为基础的。

附：心包络

心包络简称心包，亦称膻中，是心外包裹着的一层包膜，具有保护心脏的作用。心居心包之中，心包在心之外围，故当外邪犯心时心包先受病，故有"代心受邪"之功。后世医家将热邪内陷出现的神昏谵语等症称为热入心包，将痰浊蒙蔽出现的神志模糊、精神呆滞等症称为痰浊蒙蔽心包。心包受邪出现的病证也为心的病证，两者在辨证论治上没有显著区别。

（二）肺

肺居于胸腔，左右各一，膈膜之上，上连气道，在人体五脏六腑中居最高位，故称之"华盖"。肺的生理功能是主气司呼吸、主宣发肃降、通调水道和朝百脉主治节。肺于五行属金，于阴阳属阳中之阴，肺在窍为鼻，在体合皮，其华在毛，在液为涕，在志为悲。手太阴肺经与手阳明大肠经在肺与大肠络属，故两者相为表里。

1.肺的生理功能

（1）**主气司呼吸**：肺主司人的呼吸运动，是人体内外气体交换的场所。肺是五脏中与气关系最密切的内脏，肺主气又包括主呼吸之气和主一身之气。

主呼吸之气，是指肺是气体交换的场所。人体的呼吸运动即是从自然界吸入清气，呼出体内浊气，进行体内外的气体交换，从而保证人体新陈代谢的进行。肺的呼吸功能均匀通畅则脏腑组织有清气滋养，才能维持人体的生命活动。如肺气失常，影响了肺的呼吸功能，则可出现胸闷、咳喘、呼吸不畅等症状。

主一身之气，是指肺对气的主宰功能，即肺有主持和调节全身各脏腑之气的功能。这一功能体现在气的生成和运行两个方面。肺主气的生成，是指肺主宗气的生成。宗气积于胸中，由肺吸入的自然界之清气与脾胃运化之水谷精气结合而成。宗气走息道出咽喉辅助完成肺的呼吸运动，贯心脉而行气血再布散全身，沿三焦到脐下以资先天之元气，通过心脉去调节全身组织器官。因此，肺的呼吸功能是否健全，决定了宗气生成是否充足，并影响全身之气的充盛。肺主气的运行，是指肺对全身气机的调节作用。肺有节律的呼吸可以保障全身脏腑经络的气机（气的升降出入运动）调畅。

肺主气的功能实际上基于肺的司呼吸功能。肺的呼吸是否调匀是气的生成和运行的基本条件。如果肺的呼吸功能失常，会导致一身之气不足，还会影响一身之气运行。肺气不足将影响宗气的生成与全身之气的升降出入的运动，表现为呼吸无力、少气、声低气怯、肢倦等症状。如果肺的呼吸功能消失，不能吸入清气、排出浊气，气的升降出入的运动停止，人的生命活动也将终止。因此，肺主一身之气取决于肺的司呼吸功能。

（2）**主宣发肃降**：宣发，指肺气向上向外的运动；肃降，指肺气向下向内的运动。

肺主宣发的生理功能体现在以下方面：一是呼出体内浊气；二是将脾转输至肺的水谷精微和津液向上向外布散于全身；三是宣发卫气，调节腠理开阖，并将津液的代谢产物化为汗液排出体外。肺的宣发功能异常，可见呼吸不调、胸闷喘咳、鼻塞和恶寒无汗等病证，甚至呼吸困难、咳喘不得以卧。

肺主肃降的生理功能体现在以下方面：一是吸入自然界清气；二是将津液向下向内布散，形成尿液；三是肃清呼吸道的异物。肺的肃降功能异常，可见咳逆、呼吸表浅、喘促、小便不利、水肿等。

肺的宣发与肃降相辅相成，生理上相互依存，病理上相互影响。宣发与肃降协调，才能呼吸调匀，水液输布代谢正常。宣发与肃降功能失调，即会呼吸异常见咳、喘等症，或水液代谢异常生痰饮甚则水肿等病变。

（3）**通调水道**：肺通过宣发和肃降完成水液的输布、运行和排泄，即为通调水道。通过肺气的宣发，向上向外布散水液、水谷精微，上至头面，外达皮毛；通过肺气的肃降，向内向下输送水液、水谷精微到其他脏腑，后将脏腑代谢产生的浊液下输于肾和膀胱，生成尿液。如果肺的宣发肃降功能失常，水液布散失常，即见无汗、尿少、水肿、喘咳痰多等病变。

（4）**朝百脉主治节**：全身的血液通过百脉会聚于肺，经肺的呼吸，进行清浊之气的交换，然后再将富含清气的血液通过百脉输送到全身。故肺朝百脉有助于心行血的功能。肺气虚则见胸闷、心悸等症。

主治节，指治理和调节。其作用主要有以下四个方面：一是肺调节人体有节律的呼吸；二是肺治理和调节全身的气机，维持着气的升降出入正常；三是辅助心脏推动和调节血液的运行；四是肺治理和调节全身水液的输布、运行与排泄。

2.肺与形窍志液的关系

（1）**在体合皮**：皮，即皮肤，具有防御外邪、调节体温的作用，并能辅助呼吸。肺与皮肤关系密切，《素问》中有"肺生皮毛"之说。肺对精气的输布可以充养皮肤，使皮肤致密、红润有泽；肺宣发卫气外达皮肤后能够防御外邪侵袭，故皮肤外感邪气后常常传肺，可见流涕、咳嗽等。

（2）**开窍于鼻**：肺与鼻关系密切，有"鼻为肺之窍"的说法。鼻主通气和嗅觉。肺气足，则呼吸平和，鼻窍通利，嗅觉正常；肺失宣降，则呼吸不利，鼻塞不通，嗅觉减退或消失等。

（3）**在志为悲**：肺在志为悲，悲属于非良性刺激产生的情绪，可影响肺中的精气与肺的宣发肃降，导致肺气耗伤。若肺气充足，轻度的悲对人体活动无明显不良的影响；若肺气不足，则易于被悲的情绪影响。悲伤过度易耗散肺气，见少气懒言、呼吸气短等。

（4）**在液为涕**：涕是鼻黏膜的分泌液，能润泽鼻窍。涕由肺津化生，肺气宣散至鼻窍，故肺在液为涕。肺气充足，鼻涕润泽鼻窍不会外流。若肺寒则鼻流清涕，肺热则鼻涕黄浊，肺燥则鼻干少涕。

知识链接

肺合皮毛的临床意义

肺与皮毛在生理上同源同功、互助互用，在病理上相互影响、共同为病，因此在治疗上可肺病治皮，亦可皮病治肺。不仅外感病、卫分证可从肺论治，而且有些皮肤病亦可从肺论治。如针刺耳部肺穴可治神经性皮炎，应用荆芥、防风、薄荷、蝉蜕、浮萍等疏风宣肺的中药治疗皮肤病，即是肺合皮毛理论的具体运用。

（三）脾

脾位于中焦，膈膜之下，与胃同膜而连。脾的生理功能是主运化，主升清和主统血。脾于五行属土,于阴阳属阴中之至阴。脾在窍为口,在体合肉,其华在唇,在液为涎,在志为思。足太阴脾经与足阳明胃经在脾与胃络属,故两者相为表里。

1. 脾的生理功能

(1) **主运化**:是指脾能把水谷化为精微,并将精微转输至全身。脾主运化包括运化水谷和运化水液两个方面。

运化水谷:是指脾对水谷(泛指一切食物)的消化和对精微物质的吸收、输布。饮食入胃,经脾的运化,胃的"腐熟"、小肠的"化物",分解成为精微和糟粕,再经脾的作用,将水谷精微上输至肺,经肺的宣降而布散全身,营养各脏腑组织,维持人的生理功能。脾气的运化功能正常,人的生理活动正常。若脾失健运,消化吸收食物的功能异常,可见腹胀、便溏、不思饮食、体倦懒言等症。故有"脾为后天之本""气血生化之源"之说。

运化水液:是指脾气对水液的吸收、输布,以及防止水液在体内停滞。脾气能够调节水液代谢,将胃、小肠和大肠吸收的水液输布于肺,再由肺输布于全身或下输于肾和膀胱。肺为水之上源,肾为水之下源,而脾为水液输布的枢纽。脾气在运化水液的过程中起到维持水液代谢平衡的作用,保证机体对水液的需要,防止水液输布异常。若脾运化水液功能失常,可见便溏、水肿等症。

(2) **主升清**:脾的运化特点是以上升为主,将胃肠道吸收的精微、水液上输于头目、心、肺,通过心肺的气化化生气血,滋润濡养全身。脾的升清是与胃的降浊相对而言的。脾升则健,胃降则和,两者共同完成对饮食物的消化、吸收和输布。脾的升清功能正常,人则体健无病。若脾气虚不能升清,水谷即运化失常,可见头晕目眩、神疲乏力、腹胀、便溏、泄泻。

此外,脾主升清还能维持体内脏腑位置相对恒定。若脾气虚,升举无力,气陷于下,可致某些内脏下垂,如胃下垂、子宫脱垂、脱肛等症。

(3) **主统血**:是指脾气能统摄和控制血液在脉内运行而不逸出脉外。脾统血实际上是气摄血的体现。脾气旺,则血液不会外溢;若脾气虚,运化无力,统摄失司,可见肌肤出血、尿血、便血、崩漏等,称为"脾不统血"。

2. 脾与形窍志液的关系

(1) **在体合肉**:脾运化的水谷精微营养全身的肌肉,营养和滋润人体的四肢,四肢能反映出肌肉是否丰满、壮实,躯体功能是否正常,故四肢为脾所主。脾的功能正常,则肌肉丰满健壮,四肢活动灵活;若脾的功能异常,则肌肉瘦削痿软,四肢倦怠,甚至痿软无力。

(2) **开窍于口**:口为脾之窍。脾气健运,则口唇红润,食欲旺盛,口味正常。若脾失健运,则口唇淡白无华,口淡无味,食欲不振,口甜、口腻等。

(3) **在志为思**:思,是指思考、思虑等精神意识思维活动。思为脾志,但与心主神明亦有关。正常的思考不会影响机体的生理活动;若出现思虑太过或所思不遂等情况,就会妨碍脾气的运化,见食欲不振、脘腹胀闷、眩晕健忘等症。

(4) **在液为涎**:涎,即口津,唾液中清稀的部分,具有滋润口腔的作用,进食时有助于食物的消化。脾气健运时,涎辅助脾胃消化,不会溢于口外。若脾胃不和,涎分泌急剧增多,可见口涎自出的现象。

(四) 肝

肝位于腹腔,右胁之内。肝的生理功能是主疏泄和主藏血。肝于五行属木,于阴阳属阴中之阳。肝在窍为目,在体合筋,其华在爪,在液为泪,在志为怒。足厥阴肝经与足少阳胆经在肝与胆络属,故两者相为表里。

1. 肝的生理功能

(1) **主疏泄**:疏,疏通。泄,发散。肝主疏泄指肝能保持全身气机畅达、散而不郁的作用,这是肝性主升、主动、主散作用的反映。肝主疏泄的功能主要表现在以下方面：

1）调畅气机：气机指气的升降出入运动。肝的疏泄能调畅各脏腑组织之气的升降出入运动，使脏腑经络之气通畅运行。肝的疏泄功能正常，人体气机调畅，则气血调和，经络通利，脏腑与形体官窍等的功能活动亦正常有序。若肝的疏泄功能异常，人体气机不调，则影响气血的正常运行。肝的疏泄功能异常表现为两个方面：一为肝气疏泄不及，气机郁结，可见少腹、胸胁或两乳胀痛，也可见胸闷、嗳气等症；二为肝气疏泄太过，肝气亢逆，可见吐血和咯血等症，若犯清窍，亦表现为失眠头痛，急躁易怒，面红目赤，甚则猝然晕厥，不省人事。

2）调畅情志：肝的疏泄能调畅气机，促进血液运行，气血的正常运行能主宰正常的情志活动。肝的疏泄正常，则气机调畅，气血运行和调，情志活动亦正常，人就会心情愉悦。肝的疏泄失常，气机不畅，情志就会出现异常活动。肝气郁结，可见抑郁寡欢，多愁善感，嗳气太息，沉默寡言；疏泄太过，郁久化火，大怒伤肝，出现肝气上逆，可见面红目赤、头胀头痛、亢奋激动、烦躁易怒等症。

3）促进消化：肝的疏泄对消化的影响是通过协调脾升胃降和影响胆汁分泌排泄的功能体现的。肝的疏泄功能可调畅全身的气机，在消化方面表现为促进脾气的上升和胃气的下降。肝的疏泄功能正常，脾升胃降即正常，则消化功能正常，水谷精微向上输布，代谢产物向下传导。肝的疏泄功能异常，则可影响脾的升清和胃的降浊，可见腹胀、肠鸣、泄泻，或呃逆、嗳气、脘腹胀痛等症。肝主疏泄还可以影响胆汁的分泌和排泄。肝的疏泄功能正常，胆汁才能在气机调畅的基础上正常分泌与排泄，能帮助脾胃对饮食物的消化吸收。肝气的疏泄功能异常，则胆汁的分泌、排泄出现障碍，可见胁下胀痛、食欲减退、口苦、厌食油腻甚至黄疸，亦可出现胆石症。

4）促进血、津液的运行与输布：肝的疏泄功能正常，气机调畅，则能正常推动血液的运行和津液的输布代谢。肝的疏泄功能异常，气机郁结，则会出现血运障碍，可见体内瘀血、肿块或癥积，女子可见行经不畅、痛经、闭经等症。若肝气上逆，血不循经，在上可见咯血、呕血，在下可见女子月经过多、崩漏等。肝的疏泄功能异常还可导致津液的输布、代谢障碍，见水肿、梅核气等症。

5）影响男子排精、女子月经：肝主疏泄功能正常，男子精液闭藏、排泄正常；女子月经周期正常、行经通畅。若肝失疏泄，男子可见排精不畅或阳痿、早泄，女子可见月经周期紊乱、经行不畅，甚或痛经。

（2）**主藏血**：肝主藏血指肝能贮藏血液、调节血量和防止出血。肝贮藏血液指肝能将一定量的血液贮存在肝内，以供机体活动时的需要，故有肝为"血之府库"之称。肝调节血量指肝能调节人体各部分血量的分配，尤其是对外周血量的调节。当人在平静状态下，机体外周对血液的需求量降低，血液可部分藏于肝脏；当人在剧烈活动或情绪激动的情况下，人体对血液的需求随之增加，这时肝脏贮藏的血液进入脉中，输布到机体需要的部位。肝贮藏血液充足，既可濡养自身，维持肝阴、肝阳平衡，又可防止出血。肝藏血功能异常有肝血不足和肝不藏血两个方面。若肝血不足，可见目涩昏花、夜盲症，肢体麻木，屈伸不利等症，妇女可见月经量少、经闭。若肝不藏血，可见各种出血，如咯血、吐血、月经过多、崩漏等。

2.肝与形窍志液的关系

（1）**在体合筋**：筋包括肌腱、韧带和筋膜，是连接关节和肌肉的一种组织。肝血的濡养决定筋的功能。肝血充盈，筋得到滋养，就能运动灵活而有力。肝血不足，筋失血养，筋的运动就会减退，可见肢体麻木、屈伸不利、手足震颤甚至抽搐等症。肝血的盛衰亦可影响到爪甲的荣枯。若肝血充足，则爪甲红润有泽、坚韧明亮。若肝血不足，则爪甲枯而色夭、质地软薄，甚至会变形脆裂。

（2）**开窍于目**：指目的视物功能有赖于肝血的濡养。《素问》有："肝受血而能视"，故肝的功能正常，眼睛则视觉正常。肝阴不足，可见两目干涩；肝血不足，可见视物不清或夜盲；肝经风热，可见目肿赤痛；肝火上炎，可见目红生翳；肝风内动，可见两目斜视等。

（3）**在志为怒**：怒是一种不良的精神刺激，是情绪激动时的一种情志。"怒则气上"，大怒易伤肝，可致肝气升发太过，可见出血或中风昏厥等血随气逆之症；郁怒可致肝气郁结，可见心情抑郁、闷闷不乐。

（4）**在液为泪**：泪自目出，肝开窍于目，故称"泪为肝之液"。正常情况下，泪液可濡润并保护眼睛。若肝血不足，可致泪液分泌减少，见两目干涩；若肝经湿热，可见迎风流泪、目眵增多等。

知识链接

筋与疲劳

有些人身体虚弱，不能耐受疲劳，在劳动或者运动后表现为筋脉抽搐、拘挛或者容易受伤，究其原因是肌肉和筋脉的运动强度过大或过度疲劳，导致血液不能正常运行和代偿、筋脉功能减退而造成损伤。因此，不能长时间或者高强度运动，否则极易引起损伤。临床上许多急、慢性劳损性疾病都与伤筋有关。

（五）肾

肾位于腰部，脊柱两侧，左右各一。《素问》有"腰者，肾之府"。肾的生理功能是主藏精、主水和主纳气。肾于五行属水，于阴阳属阴中之阴。肾在窍为耳和二阴，在体合骨，其华在发，在液为唾，在志为恐。足少阴肾经与足太阳膀胱经在肾与膀胱络属，故两者相为表里。

1. 肾的生理功能

（1）**主藏精**：藏，闭藏，指肾有贮藏精气的生理功能。《素问》有："肾者主水，受五藏六腑之精而藏之"。肾主藏精是指精气闭藏于肾，不断充盈，但不会从体内无故丢失。精是构成人体与维持人体生命活动的基本物质，有广义与狭义之分，又称为"先天之精"和"后天之精"。狭义的精是指生殖之精，与生俱来，是禀赋于父母而贮藏于肾中有生殖作用的精微物质，称为"先天之精"。因为肾中藏有的先天之精是脏腑活动的根本、生命之源，所以肾为先天之本。广义的精是指一切精微与作用十分重要的物质，如机体中的气血津液和从饮食物中摄取的营养物质，这些物质通过脾胃的运化生成水谷之精气，转化成脏腑之精，在完成其生理功能后，剩余的部分则会藏于肾中，贮存成为"后天之精"。在此需要强调的是，"先天之精"与"后天之精"不是独立存在的，而是相互依存、相互为用的。随着人体的生长发育，"先天之精"要靠"后天之精"的不断滋养，使其充盈，才能正常发挥其生理功能；而"后天之精"又依赖于"先天之精"的活力资助，才能源源不断地摄入和化生。两者在肾中密切结合后组成了肾中的精气，促进机体的生长、发育和生殖。

肾主藏精，精能化气，肾精所化之气称为肾气，能促进机体的生长、发育和生殖。人体的生、长、壮、老、已这个完整的生命过程，以及生殖功能，均取决于肾精与肾气的盛衰。《素问》中说："女子七岁，肾气盛，齿更发长；二七而天癸至，任脉通，太冲脉盛，月事以时下，故有子……七七，任脉虚，太冲脉衰少，天癸竭，地道不通，故形坏而无子也。丈夫八岁，肾气实，发长齿更；二八，肾气盛，天癸至，精气溢泻，阴阳和，故能有子……八八则齿发去。"描述了肾气由未盛到充盛，再到精气衰减、衰竭的过程，论述了人体生、长、壮、老、已这个完整的生命过程与肾中精气的盛衰密切相关。

肾所藏之精气按功能分为肾阴和肾阳，能促进、补充、资助全身脏腑的阴阳，又称"五脏阴阳之本"。肾阴又称"真阴""元阴"，是肾所藏之精气中具有抑制、宁静、凉润和制约阳热作用的部分，是人体阴液之根本，对各脏腑组织起到滋润和濡养的作用；肾阳又称"真阳""元阳"，是肾所藏之精气中具有兴奋、推动、温煦、化气等作用的部分，是人体阳气之根本，对各脏腑组织起到温煦和推动的作用。肾阴、肾阳之间相互制约、相互为用，共同维持肾脏本身与各脏阴阳之间的平衡。当这种平衡关系异常时，可形成肾阴虚或肾阳虚之证。肾阳虚可见形寒肢冷，倦怠乏力，腰膝冷痛，小便不利，遗尿，水肿，男子可见阳萎早泄，女子可见宫寒不孕。肾阴虚可见五心烦热，潮热盗汗，眩晕耳鸣，腰膝酸软，男子遗精，女子梦交。肾阴与肾阳均以肾中精气为物质基础，虚久可相互累及，最后导致阴阳两虚。

（2）**主水**：指肾有主持和调节人体全身水液代谢的功能。《素问》有："肾者水藏，主津液"，故有肾为"水脏"之说。人体的水液输布与排泄是一个十分复杂的过程，肾对水液代谢的主持和调节作用主要体现在以下两个方面：

一是肾气的作用能促进其他脏腑完成水液代谢。正常生理情况下，胃、小肠、大肠中的水液要经过脾气的转运作用，吸收后输送至肺，然后经肺气的宣发作用输布全身，发挥滋润、濡养的作用，再将宣发至肌腠皮毛的水液转化为汗液排出体外；脏腑、形体官窍代谢后产生的浊液经肺的肃降作用，输送至肾与膀胱，经过肾气的蒸化，吸收完可再利用的部分，最后将剩余的水液转化为尿液排出。由此可见，水液的代谢是在脾、肺、胃、小肠、大肠、肾、膀胱、三焦脏腑的共同参与下完成的。各脏腑之气须在阴阳平衡的情况下才能正常参与水液的代谢，肾气所分化的肾阴、肾阳即为各脏腑阴阳之根本。因此，肾气及肾阴、肾阳通过资助和促进各脏腑之气和阴阳，主持和调节机体水液代谢的每个环节。

二是肾本身也是尿液生成和排泄的重要器官。尿液的生成与排泄是水液代谢中的一个很重要的环节。水液代谢过程中产生的浊液通过三焦下输于肾和膀胱，在肾气的蒸腾气化作用下分为清、浊两部分。清者，二次吸收，通过脾的运化，经三焦水道上腾于肺，重新参与水液的代谢；浊者，转化为尿液，在肾和膀胱的推动作用下排出体外。因此，当肾阴肾阳平衡协调，肾气的蒸化、推动作用发挥正常时，输至肾和膀胱的水液就能升清降浊，化生成尿液后排出体外。

肾主水功能是否正常表现为小便的正常与否。肾主水功能正常，小便通畅，尿量正常；否则，会出现小便少，水肿，或小溲量多、夜尿清长等症。

（3）**主纳气**：纳，指受纳和摄纳。纳气，即吸气。肾主纳气指肾气能帮助肺保持吸气的深度，防止呼吸表浅。人体的呼吸功能为肺所主，但要保持一定的深度，还须依赖肾的纳气作用。肺吸入的清气须下归于肾，由肾气摄纳，才能呼吸调匀、通畅。正常的呼吸运动是肺、肾相互协调作用的结果。肾的纳气功能正常，可见呼吸均匀和调。若肾中精气虚衰，摄纳无权，或肺气虚久及肾，均会致肾气的纳气功能异常，可见呼吸表浅、呼多吸少、动辄气喘等症。

2. 肾与形窍志液的关系

（1）**在体合骨**：指肾与骨、髓关系密切。肾藏精，主骨生髓，髓在骨中能滋养骨骼，骨骼依赖于髓的滋养而坚固有力。肾精化生之髓可以分骨髓、脊髓和脑髓三部分。肾精充足时，髓海得到滋养，脑即发育健全，思维敏捷，精力充沛。肾中精气不足时，骨髓空虚，不能滋养骨，骨会柔软无力，小儿见囟门迟闭，老人见骨质脆弱、易于折断等。若肾精不足，致髓海空虚，脑失所养，可见头晕耳鸣、头部空痛、目无所见、懈怠安卧。齿与骨同出一源，均由肾精所养，故有"齿为骨之余"之说。如肾中精气充沛，则牙齿坚固，不易脱落；如肾中精气亏虚，小儿则见牙齿生长缓慢，成人则见牙齿松动或过早脱落。

（2）**其华在发**：发为肾之外候，发的生长与脱落、润泽与枯槁是肾中精气盛衰的反映。"发为血之余"，发的生长赖血以养，而精与血是相互资生的，肾精足则血旺，血旺就能使毛发得到充分的润养。因此，发的营养虽来源于血，但其生机则根于肾。肾精充足，精血旺盛，则头发浓密色黑而有光泽。肾中精气衰退，则头发变白、枯槁而易脱落。

（3）**开窍于耳及二阴**：指肾与耳及二阴密切相关。耳的听觉是否灵敏与肾精和肾气的盛衰有关。耳的听觉灵敏是靠脑髓的充养，而脑髓是肾中精气化生。肾精充盈，则髓海得养，听觉便会灵敏。肾精虚衰，则髓海失养，听力便会减退，可见耳鸣、耳聋。

二阴指前阴和后阴。前阴指尿道与外生殖器，是排出尿液和生殖的器官；后阴指肛门，是排泄粪便的器官。尿液的贮藏和排泄是在膀胱进行的，但要依赖肾的气化；粪便的排泄也要依赖肾的气化。肾气的蒸化与固摄作用异常，可见尿少、尿闭、尿频、遗尿，大便秘结或大便失禁、久泄滑脱等症。

（4）在志为恐：恐是人们对事物恐惧、害怕的一种精神状态，与肾关系密切。肾精充足时，可耐受一定的惊恐等外界刺激，但过度的惊恐会损伤精气，导致气机下走，称恐则气下，可见遗尿、遗精、大小便失禁，甚至智力障碍、痴呆等症，所以说"恐伤肾"。

（5）在液为唾：唾是口水中较稠厚的部分，能润泽口腔、滋润食物、滋养肾精。《素问》有："五脏化液……肾为唾"。一般认为，唾为肾精所化生。古代医家向来主张以"吞唾"来养肾精，以舌抵上腭，待口中津液溢出满口时咽下，能回滋肾精；但多唾久唾则会耗伤肾精。

附：命门

纵观历代医家对命门的认识，争论颇多，对命门的形态、部位以及功能均有不同见解。形态上，释为有形与无形；部位上，释为两肾、右肾与两肾之间；功能上，释为主火与非火。在诸多见解中没有分歧的是命门的生理功能与肾息息相通。一般来说，肾阳为命门之火，肾阴为命门之水。古代医家称之为命门，强调的是肾中阴阳的重要性。除此之外，若单提到命门时一般多指肾阳。

二、六腑

六腑是胆、胃、小肠、大肠、膀胱、三焦的总称，它们的共同生理功能是受盛和传化水谷，生理特点是"泻而不藏"，"实而不能满"。六腑中每一腑都要适时排空其内容物并向下传导，才能保证六腑功能协调，所以"六腑以通为用，以降为顺"，病理上"腑病多实"，治疗上"六腑宜泻"。

（一）胆

胆位于右胁下，其形呈囊状，附于肝之短叶间。胆居六腑之首，又因其贮藏精汁，又为"奇恒之腑"之一。胆与肝由足少阳胆经与足厥阴肝经相互属络，构成表里关系。胆的生理功能是贮藏和排泄胆汁、主决断。

1. 贮藏和排泄胆汁　胆汁味苦，色黄绿，由肝血化生，或由肝之余气化生而成，又称"精汁""清汁"。胆汁生成后贮藏于胆，在肝的疏泄作用下排入小肠，从而促进食物的消化与吸收。若肝胆机能失常，胆汁分泌与排泄不利，就会影响脾胃的运化功能，出现厌食、腹胀、腹泻等症状；若湿热蕴结肝胆，导致肝失疏泄，胆汁外溢，则发为黄疸，出现目黄、身黄、小便黄等症状；若胆气上逆，可出现口苦、吐黄绿苦水等症状。

2. 主决断　胆主决断是指胆具有判断事物、作出决定的作用。胆的这一功能可以防御、消除某些精神刺激对人体产生的不良影响，从而维持气血津液的正常运行与代谢，保证各脏腑功能协调。胆气虚之人受到不良精神刺激后，可见胆怯、易惊、善恐、失眠、多梦等精神情志病变。

（二）胃

胃又称胃脘，位于腹腔上部，分上、中、下三部：胃的上部即贲门称为上脘，下部即幽门称为下脘，中部即胃体称为中脘。胃与脾由足阳明胃经与足太阴脾经相互属络，构成表里关系。胃的生理功能是受纳、腐熟水谷。

1. 主受纳水谷　胃主受纳水谷指饮食物入口后经食管入胃，由胃接受和容纳，并暂存其中。故胃有"太仓""水谷之海"之称。胃受纳水谷是其腐熟的基础，也是食物消化吸收的基础。胃的受纳功能强弱反映在食欲的好坏和饮食的多少上。

2. 主腐熟水谷　胃主腐熟水谷指胃具有将受纳的水谷进行初步消化并形成食糜的作用。饮食物经过胃的初步消化，其精微物质经脾的转输而营养全身，未被消化的食糜则下传于小肠进一步消化。若胃的这一生理功能异常，可见纳呆、胃脘胀痛、嗳腐吞酸等症。

胃受纳和腐熟水谷的功能需要脾的运化功能配合，才能将水谷转化为精微，再化生成气血津液，供养全身。

胃气

胃的受纳、腐熟水谷以及脾的运化功能合称之为"胃气"。中医上有"人以胃气为本，有胃气则生，无胃气则死"之说。胃气，有三方面的含义：一指胃的生理功能和生理特性。胃有受纳、腐熟水谷的功能，为水谷之海，又有以降为顺和以通为用的特性。胃气可以影响到整个消化系统的功能，甚至关系到整个人体的营养来源。胃气的盛衰在人体生命活动中有着很重要的意义。所以，临床治疗疾病时，要时刻注意保护胃气。二指脾胃功能在脉象上的反映。因为脾胃有消化饮食物和摄取水谷精微的作用，水谷精微是通过血脉而输送到全身，所以胃气的盛衰，可以从脉象之中表现出来。有胃气之脉是"和缓有力，不快不慢"的。三指人体的精气。在《脾胃论》中有"胃气者，谷气也，荣气也，运气也，生气也，清气也，卫气也，阳气也"的论述。

（三）小肠

小肠位于腹中，上口与胃在幽门相连，下口与大肠在阑门相连。小肠与心由手太阳小肠经与手少阴心经相互属络，构成表里关系。小肠的主要功能是受盛化物和泌别清浊。

1. 受盛化物　受盛，是接受、以器盛物的意思。化物，是变化、消化、化生的意思。小肠的受盛化物，一是指小肠接受从胃下传的食糜，即"受盛"；二是指食糜在小肠内必须停留一定时间，在脾气与小肠共同作用下，对这些食物再进一步消化和吸收后，化为精微和糟粕两部分，即"化物"。若小肠受盛化物功能失常，可见腹胀、腹痛、腹泻、便溏等症。

2. 泌别清浊　泌，分泌；别，分别；清，指各种精微物质；浊，指食物消化后剩余的残渣和浊液，即糟粕。分清是指小肠将饮食物中的水谷精微和津液进行吸收，然后通过脾的升清作用输布于全身，以供给营养。别浊，一是指将饮食物消化后的糟粕，通过阑门传送至大肠，形成粪便后经肛门排出体外；二是指将浊液经肾脏的气化渗入到膀胱，形成尿液后经尿道排出体外。由于小肠参与了人体水液代谢，又有"小肠主液"之说。小肠的泌别清浊功能正常，则大小便正常。小肠的泌别清浊功能失常，可见便溏、泄泻、小便短少等症，临床上可以采用"利小便以实大便"的方法进行治疗。

（四）大肠

大肠包括结肠与直肠，位于腹中，上口在阑门处与小肠相接，下端是肛门。大肠与肺由手阳明大肠经与手太阴肺经相互属络，构成表里关系。大肠的生理功能是传化糟粕和主津。

1. 传化糟粕　传化，指传导、变化。传化糟粕指大肠接受由小肠下传的食物残渣，吸收其中多余的水分，形成粪便。大肠通过运动将粪便传送到大肠的末端，最后由肛门排出体外，所以大肠又被称作"传导之官"。大肠传导功能失常，则可见排便异常，多见大便秘结或泄泻等症。若湿热蕴结大肠，大肠传导失司，可见腹痛、里急后重、下痢脓血等症。

2. 主津　主津指大肠能吸取小肠下传的食物残渣中的大量水液，使粪便成形。大肠吸收水液，参与了体内的水液代谢，所以说"大肠主津"。大肠主津功能失常，大肠中水液不得吸收，水与糟粕俱下，可出现肠鸣、泄泻等症；若大肠实热或大肠津亏，则会导致大便秘结不通。

（五）膀胱

膀胱位于小腹部，上通过输尿管与肾脏相通，下与尿道相连，开口于前阴。膀胱与肾由足太阳膀胱经与足少阴肾经相互属络，构成表里关系。膀胱的生理功能是贮存尿液和排泄尿液。

1. 贮存尿液　人体的津液通过肺、脾、肾等脏的作用布散全身，达到滋润、濡养人体的作用。代谢后的浊液则下传至肾或膀胱，经过肾的气化作用升清降浊后，清者回流于体内，重新参与人体水液代谢，浊者下输至膀胱变成尿液，在膀胱贮存。

2. 排泄尿液 膀胱中的尿液能够自主及时地排出体外,有赖于肾气与膀胱之气的激发和固摄作用,两者作用协调,则膀胱开合有度,尿液能够正常排出体外。若作用失常,可见尿急、尿频、遗尿、小便失禁,亦可见小便不利或癃闭。

(六) 三焦

三焦是上焦、中焦、下焦的合称。三焦作为六腑之一,指分布于胸腹腔之间的一个最大的腑,即各脏腑之间和脏腑内部的间隙互相沟通形成的通道,有"孤府"之称;三焦作为部位的概念,膈以上的部位为上焦,膈以下脐以上的部位为中焦,脐以下的部位为下焦。

作为六腑之一时,三焦与心包由手少阳三焦经与手厥阴心包经相互属络,构成表里关系。三焦的生理功能是通行元气和运行水液。

1. 通行元气 元气,是指人体中最根本的气,根源于肾。三焦是元气运行的通道,即由肾精所化的元气通过三焦输布至五脏六腑,充沛全身,用以激发和推动各个脏腑组织的生理功能。

2. 运行水液 三焦是全身水液上下输布的通道。全身水液的输布和排泄由肺、脾、肾等脏腑协同作用而完成,但必须以三焦为通道,水液才能正常运行。

三焦的运行水液与通行元气的功能是相互联系的,因为水液的运行要依靠气的推动作用,而气的运行又依附于血与津液。因此,气的升降出入的通道是津液的通路,津液升降出入的通路亦是气的通道。

作为部位时,三焦的生理功能如下:

(1)**上焦**:指膈以上的部位,包括心、肺两脏以及头面部。上焦的主要功能是主气的宣发与升散,即宣发卫气,布散水谷精微以滋润和营养周身。《灵枢·营卫生会》中将上焦的生理特点概括为"上焦如雾",形容心肺输布气血的作用,治疗疾病时用药须质地轻清。

(2)**中焦**:指膈以下、脐以上的上腹部,包括脾胃、肝胆等脏腑。中焦的主要生理功能是消化、吸收和输布水谷精微与化生血液。《灵枢·营卫生会》中将中焦的生理特点概括为"中焦如沤",形容脾胃肝胆等脏腑消化饮食物的生理过程,治疗疾病时用药须不升不降。

(3)**下焦**:指脐以下的部位,包括小肠、大肠、肾、膀胱、女子胞等脏腑。下焦的主要生理功能是排泄糟粕与尿液。《灵枢·营卫生会》中将下焦的生理特点概括为"下焦如渎",形容小肠、大肠、肾、膀胱生成和排泄二便的功能,治疗疾病时用药须质地沉重。

附: 奇恒之腑

奇恒之腑包括脑、髓、骨、脉、胆、女子胞。它们形态似腑,为中空管腔或者囊性器官,但功能似脏,藏精气而不泻,故被称为奇恒之腑。其中胆既属六腑,又属奇恒之腑,本节只介绍脑与女子胞。

(一) 脑

脑居于颅内,由髓汇聚形成,又称"髓海",主要生理功能是主宰生命活动、主司精神意识与感觉运动。

1. 主宰生命活动 《本草纲目》中提到"脑为元神之府"。脑是生命的枢机,主宰着人体的生命活动。元神来自先天,由先天之精化生,藏于脑中,为生命的主宰。元神存则生命存,元神败则生命去。得神即生,失神即死。

2. 主司精神活动 人的精神活动,包括思维、意识和情志活动等,都是外界客观事物反应于脑的结果。脑是精神意识思维活动的枢机,脑主司精神活动的功能正常,可见精神饱满、意识清楚、思维灵敏、语言清晰、记忆力强、情志正常,否则就可能出现意识、思维及情志方面的异常。

3. 主司感觉运动 眼、耳、口、鼻、舌等五官外窍均位于头面部,与脑相通,因此人的视、听、言、动等皆与脑有密切关系。髓海充盈,主司感觉运动的功能正常,可见感觉无碍、轻劲有力、运动如常、视物精明、嗅觉灵敏、听力正常;髓海不足,主司感觉运动的功能失常,可见感觉障碍、懈怠安卧、运动不能、视物不明、嗅觉不灵、听觉失聪等症。

（二）女子胞

女子胞又称胞宫、子宫，位于小腹部，有主持月经与孕育胎儿的功能。

1. 主持月经 月经指女子生殖器官发育成熟后子宫周期性出血的生理状况。健康女性14岁左右，肾中精气充盛，天癸至，生殖器官发育成熟，子宫发生周期性变化，约1个月（28天）左右出现一次周期性排血，称为月经来潮。至49岁左右，肾中精气衰退，天癸竭，月经闭止。由此可见，月经的产生是脏腑气血及天癸在胞宫发生作用的结果，而胞宫的形态及功能是否正常则会直接影响月经的来潮，故胞宫有主持月经的功能。

2. 孕育胎儿 胞宫是女性孕育胎儿的器官。当女子发育成熟时，月经应时而来，经后便出现排卵，因而有受孕生殖的能力。受孕以后，月经来潮停止，脏腑的经络血气全下注至冲任，汇于胞宫以养胎，培育胎儿直至成熟而后分娩。

三、脏腑之间的关系

人体是一个以五脏为中心，联络六腑、经络、形体、官窍等组织器官，并以精气血津液为物质基础的有机整体。脏腑之间相互联系、互相依存、互相协同与相互制约。其关系具体表现在脏与脏、脏与腑、腑与腑之间。

（一）脏与脏之间的关系

1. 心与肺 心、肺均居于上焦，心主血而肺主气，心主行血而肺主呼吸。心与肺的关系主要表现为血液运行与呼吸吐纳之间的协同调节关系。

心与肺的功能正常，心肺相互配合保证了人体各脏腑、组织的气血运行正常。当心气充沛时，血液推动有力，循环正常，就能保证肺主气的功能正常；当呼吸协调时，宗气充足，又可贯心脉而助心行血。积于胸中的宗气既司呼吸，又行气血，加强了血液运行与呼吸吐纳之间的协调平衡，是连结心之搏动和肺之呼吸的中心环节。若肺气虚，生成宗气不足，则影响心的行血功能，血运不畅，易致心血瘀阻，出现胸痛、心悸、气短、唇舌青紫等；若心气虚，心阳不振，血运不畅，也会影响到肺的呼吸功能，出现胸闷、咳喘等。

2. 心与脾 心主血而脾生血，心主行血而脾主统血。心与脾的关系主要体现在血液的生成与运行两个方面。

在血液生成方面，心血供养至脾来维持脾的运化功能；脾气健旺，血液生化有源，以保证心血充盈。血液运行既有赖于心气推动以维持通畅而不迟缓，又有赖于脾气固摄以使血行脉中而不逸出，血液正常运行全赖心主行血与脾主统血的协调。病理上心脾两者可互相影响。若脾气虚，运化功能失职，或统血无权，慢性失血，均可出现血虚而心失所养。若思虑过度，则耗伤心血，同时又损耗脾气，最终心脾两虚，临床上常出现眩晕、心悸、失眠、多梦、食少、腹胀、体倦与面色无华等。若心气不足，行血无力，或脾虚统摄无权，可导致血行失常的病理状态，出现气虚血瘀，或者气虚失摄的出血。

3. 心与肝 心主行血而肝主藏血，心藏神而肝主疏泄、调畅情志。心与肝的关系主要体现在血液运行与精神调节两个方面。

（1）血液运行：心气能推动血液的运行。当心血充盈，心气旺盛，血液运行正常，肝则有所藏；肝藏血充足，疏泄有度，随人体生理需求进行血量调节，有利于心行血机能的正常进行。心血，指运行于心和血脉中的血液；肝血，指贮藏在肝脏内的血液。心血与肝血概括了全身的血液，因而心肝血虚常常同时出现，可互相影响，临床上可见心悸与失眠等心血不足之证，以及两目昏花与月经量少等肝血不足之证。除此之外，心血瘀阻能累及到肝，肝血瘀阻亦可累及到心，最终出现心肝血瘀的病理变化。

（2）精神调节：心主藏神，主宰着精神、意识、思维活动。肝主疏泄，能调畅气机，调节着人的精神与情志活动。心与肝两脏配合，维持正常的精神活动。病理上，心神不安与肝气郁结并存或相互影响，可出现以情绪低落、精神萎靡、抑郁忧伤为主症的心肝气郁之证；心火亢盛与肝火亢逆并存或相互影响，可出现以心烦失眠、急躁易怒为主症的心肝火旺之证。

4. 心与肾 心与肾的关系主要体现在心肾相交及精血互生、精神互用三个方面。

(1)**心肾相交**：心居上焦，属阳，五行属火；肾居下焦，属阴，五行属水。心与肾之间的关系主要表现为"心肾相交"，或称"水火既济"，即心火须下降于肾，才能使肾水不寒；肾水须上济于心，才能使心火不亢。居于上者以降为顺，居于下者以升为和，在生理状态下，升降、阴阳、水火保持着动态平衡。若心火不能下降于肾而独亢于上，或者肾水不能上济于心而凝结于下，即出现心肾之间的生理功能失调，称为"心肾不交"，或称"水火不济"。具体表现有心悸失眠、多梦健忘、头晕耳鸣、腰膝酸软，或见男子梦遗、女子梦交等。若心阳不振，不能下温于肾，而出现水寒不化，上凌于心，称为"水气凌心"，可见心悸、小便不利、水肿等。

(2)**精血互生**：心主血，肾藏精，精血之间互相资生。肾精充足则能生髓化血，使心血充盈。病理上，肾精亏损与心血不足可以互为因果。

(3)**精神互用**：心藏神，肾藏精。精能化气生神，神能统精驭气，精是神的物质基础，神是精的外在表现。只有肾精充足，脑髓充盈，才能使心神正常。若肾精亏虚，心神失养，可见虚烦、少寐、健忘等。

5. 肺与脾 肺与脾的关系主要体现在气的生成与水液代谢两个方面。

(1)**气的生成**：肺主气、司呼吸，从自然界吸入清气；脾主运化，化生水谷精气。清气与水谷之精气合为宗气，能补充元气，从而使一身之气生成更加充足。气的盛衰与否与肺的呼吸功能、脾的运化功能密切相关。经脾运化的水谷精微要依赖肺气的宣降运动才能输布到全身；同时，肺的主气、司呼吸的生理活动所需要的精微物质也要依赖于脾的运化作用才可以生成。因此，肺气虚累及脾，脾气虚累及肺，最终导致肺脾两虚，可见咳嗽、气短、食少、倦怠、腹胀、便溏等。

(2)**水液代谢**：肺气的宣发肃降、通调水道能使水液正常输布和排泄，脾运化水液，散精于肺，可以使水液生成与输布正常。肺与脾互相配合，保证了津液能正常生成、输布和排泄。若脾失健运致水液停聚，聚湿生痰，影响到肺的宣降，可见咳喘痰多等；若肺失宣降，水道不畅，水湿困脾，亦可形成痰饮、水肿等。

6. 肺与肝 肝主疏泄，调畅气机，肝气以升发为宜；肺主气，调节气机，肺气以降为顺。肺与肝的关系主要体现在对人体气机升降的调节作用方面。

肝升肺降，协调互用，这样人体气机就能正常升降运行。当肺气充足时，肃降功能正常，就能促进肝气的升发；肝气疏泄正常，升发条达，也可以促进肺气的肃降。病理上，肝郁化火或肝升发太过，而肺降不及，可导致气火上逆，可见咳逆上气、胸痛甚至咯血的症状，称为肝火犯肺；肺失清肃，燥热内盛伤及肝阴，可导致肝阳亢逆，可见咳嗽气短，并兼见头晕头痛、面红目赤、急躁易怒、胸胁胀痛等肺病及肝之候。

7. 肺与肾 肺与肾的关系体现在水液代谢、呼吸运动、阴阳互资三个方面。

(1)**水液代谢**：肺为"水之上源"，主宣发和肃降，通调水道；肾为主水之脏，主水液的代谢。肺的宣降、通调水道的功能有赖于肾气的促进。肾气所蒸化及升降的水液依靠肺的肃降运动，使之下归于肾或膀胱。肺肾的密切协作保证了体内水液的输布与排泄正常运行。如果肺肾功能失职，即造成水液代谢出现障碍。肺失宣降，通调失职，则会累及肾，导致尿少甚至水肿；肾阳不足，不能化水，致水泛为肿，必会影响到肺气的肃降，从而出现咳喘、咳逆倚息而不得平卧。

(2)**呼吸运动**：肺主气、司呼吸，肾藏精、主纳气。人的呼吸运动是由肺所主，而要靠肾的纳气功能才能维持其深度。肾精充足，肺吸入之气能充足地下纳于肾，维持呼吸的深度。病理上，肺病久虚，久病及肾，或肾气不足，摄纳无权，气浮于上，可出现"肾不纳气"，可见呼吸表浅、呼多吸少、动辄气喘等。

（3）**阴阳互资**：肺阴充足，下输于肾，使肾阴充盈；肾阴为诸阴之本，肾阴充盛，上滋于肺，使肺阴充足。肺阴不足与肾阴不足既可同时并见，又可互为因果，导致肺肾阴虚，出现两颧发红、骨蒸潮热、盗汗、干咳音哑、腰膝酸软、梦遗等。肾阳为诸阳之根，能资助肺阳，共同温暖肺阴和肺津，推动津液输布，使痰饮不生，咳喘不作。若肾阳不足累及于肺，导致肺肾阳虚，可出现慢性咳喘痰饮症状。

8. 肝与脾 肝主藏血，调节血量，主疏泄；脾主统血，主运化，化生气血，为气血生化之源。肝与脾的关系主要体现在消化与血液运行方面。

（1）**消化**：肝的主疏泄、调畅气机功能正常，可协调脾胃升降以及胆汁的分泌与排泄，有助于饮食物的消化。当脾主运化功能正常时，有足够的水谷精微，血液化源就充足，肝体得以充分濡养，则有利于疏泄功能的正常发挥。病理上，肝与脾的病变互相影响。若肝失疏泄，可影响到脾的运化，引起"肝脾不和"，可见胸闷太息、精神抑郁、胸胁胀满、食欲不振、腹胀腹痛、肠鸣泄泻等。若脾失健运，也可影响肝的疏泄功能，导致"土壅木郁"之证，症见纳呆便溏，胸胁胀满，或脾虚生湿化热，湿热郁蒸肝胆，胆汁外溢则表现为黄疸。

（2）**血液运行**：肝主藏血，调节血量；脾主生血，主统血。脾气健旺，生血有源，统血有权，肝才能有所藏；肝血充足，藏泄有度，人体血量得到正常调节，气血才能运行无阻。肝脾协调，共同维持血液的正常运行。若脾气虚弱，血液生化无源而血虚，或统摄失司而出血，均可导致肝血不足，形成肝脾两虚之证，出现头晕目眩、面色淡白、食欲不振、腹胀便溏、妇女月经量少色淡等。

9. 肝与肾 肝与肾之间的关系十分密切，主要体现在精血同源、藏泄互用与阴阳互资互制三个方面。

（1）**精血同源**：肝主藏血，肾主藏精。精、血均是由水谷精微所化生和充养，而且能相互资生。若肾精充足则肝血可得到滋养，而肝血充盈亦可补充肾精，故有"肝肾同源"的说法。病理上，肾精与肝血可相互影响。肾精亏损，可导致肝血不足，可见头痛、眩晕与急躁易怒等；肝血不足，亦可引起肾精的亏损，可见盗汗、烦热、男子遗精以及女子月经不调等。

（2）**藏泄互用**：肝主疏泄与肾主封藏，两者之间存在相互为用和相互制衡的联系。两者共同调节着女子月经和排卵以及男子排精，维持正常疏泄与闭藏。若肝肾藏泄功能异常，可见女子月经周期紊乱，经量增多或者闭经，以及排卵障碍；男子可见遗精、阳痿、滑泄或者阳强不泄等。

（3）**阴阳互资互制**：肝气由肝精肝血所化，可分为肝阴、肝阳；肾气由肾精所化，可分为肾阴、肾阳。肝血与肾精之间存在着同源互化的关系，同时肝肾的阴阳也存在互制互用的联系。肾阴和肾阳为五脏阴阳之根本，肾阴滋养肝阴，两者共同制约肝阳，使肝阳不偏亢；肾阳资助肝阳，两者共同温煦肝脉，可防肝脉寒凝。若肾阴不足，可累及肝阴，肝肾阴虚，阴不制阳，可致肝阳上亢，表现为眩晕、中风等；肾阳虚衰，可累及肝阳，肝肾阳虚，阳不制阴，阴寒内盛，表现为少腹冷痛、阳痿精冷、宫寒不孕等。

10. 脾与肾 脾为后天之本，肾为先天之本，两者之间为先后天相互资助关系；脾主运化水液，肾主水，两者同时参与水液的代谢。

（1）**先后天相资**：脾主运化，为后天之本，能把水谷精微化生为气血，为人体生命活动提供必需的精微物质，其余部分贮存于肾；肾主藏精，为先天之本，是生命之源，化生的肾阴肾阳是脏腑阴阳的根本，为人体的元阴元阳。脾主运化的功能有赖肾阳的温煦，肾所藏之精有赖脾所运化的水谷精微的培育和充养。脾与肾之间存在着"先天温养后天，后天滋养先天"的关系。若脾阳久虚，伤及肾阳，或者肾阳不足，不能温煦脾阳，可形成脾肾阳虚之证，可见腰膝酸冷、腹部冷痛、完谷不化、下利清谷或者五更泄泻等。

（2）**水液代谢**：脾主运化水液的功能要依赖肾气的温煦、蒸腾与气化；肾主水液的代谢输布，司开合，又须赖脾气和脾阳的协助，即"土能制水"。脾、肾二脏的相互协作，共同完成水液代谢的协调与平衡。脾虚，运化水液功能失常，致水湿内生，可以发展为肾虚水泛；而肾阳虚蒸化失职，致水湿内蕴，亦可妨碍脾的运化，可见腹胀便溏、畏寒肢冷、尿少浮肿等。

（二）五脏与六腑之间的关系

脏与腑之间的关系体现为脏腑阴阳表里配合的关系。脏属阴，腑属阳，脏是里，腑是表，脏腑之间组成了心与小肠、肺与大肠、脾与胃、肝与胆、肾与膀胱的表里互相配合关系。

1. 心与小肠 手少阴经在脏腑上属心络小肠，手太阳经则属小肠络心，两者通过经脉相互络属构成了表里关系。心阳的温煦、心血的濡养能帮助小肠的化物功能。小肠的泌别清浊功能可以将清者吸收，然后经脾的升清而上输于心肺，化成血液以养心脉。两者在生理上相互为用，在病理上相互影响。若心火过亢下移至小肠，则可引起尿赤、尿少、排尿灼热涩痛或尿血等小肠实热之症；反之，若小肠有热，亦可上熏至心，可见面红、心烦、舌赤糜烂等。此外，小肠虚寒，化物功能失职，水谷精微不生，日久可出现心血不足之病证。

2. 肺与大肠 手太阴经在脏腑上属肺络大肠，手阳明经则属大肠络肺，两者通过经脉相互络属构成了表里关系。肺与大肠在生理上相互协助。肺气的清肃下降有助于大肠的传导功能，有利于排出糟粕；大肠的传导通畅也可助肺气的清肃通利，能促进肺对一身之气的调节。肺与大肠在病理上也互相影响。肺失肃降，气不能下行，则津不能下达，即可引起腑气之不通，排便困难；若大肠壅滞，腑气不通，亦能影响肺之肃降，导致气机上逆引起咳喘、胸满等。

3. 脾与胃 足太阴经在脏腑上属脾络胃，足阳明经则属胃络脾，脾与胃同居于中焦，所以脾和胃的相互络属构成了表里配合关系。脾与胃的关系可表现在以下三个方面。

（1）**纳运相得**：胃主受纳，能腐熟水谷，这是脾主运化的前提；脾主运化，消化水谷，传输精微，这些精微物质为胃的继续摄纳提供了能量。脾与胃共同完成对饮食物的消化、吸收与精微的输送，共同被称为"气血生化之源""后天之本"。脾失健运，可致胃纳不振；而胃气失和，亦可导致脾运失常，最终出现脘痞不舒、食少不化、腹胀泄泻等。

（2）**升降相因**：胃气主降，将初步消化后的食糜下传于小肠，进行消化吸收，脾气才可将水谷精气上输心肺。脾气升清，能将水谷精微上输于心肺，化生气血后濡养全身，为胃的受纳、腐熟提供能量。当胃不降浊、脾不升清时，可出现脘腹胀满、恶心、呕吐、倦怠、眩晕等。

（3）**燥湿相济**：脾喜燥恶湿，而胃喜润恶燥。脾阳健，则运化升清正常，胃阴足，能受纳、腐熟，脾胃之间阴阳相合、燥湿相济，共同完成对饮食物的消化。若脾为湿困，运化失司，会影响到胃的受纳与和降，可见脘腹胀满、食少、恶心、呕吐等；若胃燥伤阴，浊气不降，食滞胃脘，也可影响到脾的运化与升清，可出现头晕乏力、脘腹痞胀、排便异常等。

4. 肝与胆 足厥阴经在脏腑上属肝络胆，足少阳经则属胆络肝，两者构成了脏腑表里关系。肝与胆同居于右胁下，胆附肝下。肝主疏泄功能，能分泌胆汁与促进胆汁排泄；胆主贮藏、排泄胆汁。肝与胆互相配合，胆汁才能排到肠道，帮助饮食物的消化吸收。肝主疏泄的功能正常，胆贮藏与排泄胆汁的功能正常；胆汁排泄正常，又能促使肝气的正常疏泄。若肝气郁滞，则能影响到胆汁的分泌和排泄；而胆汁排泄不畅，亦能影响到肝的疏泄，从而形成肝胆同病。

5. 肾与膀胱 足少阴经在脏腑上属肾络膀胱，足太阳经则属膀胱络肾，两者构成了表里关系。肾主水，肾阳的蒸腾和气化，可使化生的尿液贮存于膀胱，膀胱的开阖之功能亦取决于肾气的盛衰。肾气充足时，蒸腾与固摄作用正常，尿液便能正常生成，贮存于膀胱并有度地排出。肾与膀胱共同维持了水液的正常代谢。若肾气不足，气化不利，可导致膀胱的失常，可见小便不利、癃闭之症；固摄无权，则可见尿频、小便失禁等。膀胱湿热或者膀胱失约，亦能影响到肾主水的生理功能，出现小便色、量、质的异常或排泄异常。

（三）腑与腑之间的关系

六腑共同的生理功能是受盛和传化水谷，六腑之间的相互关系主要体现在对饮食物的消化、吸收和排泄等方面。

饮食物入胃，经过胃的腐熟，成为食糜，下传于小肠，小肠受盛了由胃下传的食糜，进一步消化并泌别清浊。其清者为水谷精微与津液，经过脾的运化、转输而营养全身；其浊者为剩余的水液与食物残渣。水液经过肾的蒸腾气化，可渗入至膀胱形成尿液，再经过肾与膀胱的气化作用排出体外。食物残渣下传于大肠，大肠吸收一部分水液之后继续向下传导，形成粪便，再经肛门排出体外。饮食物的整个消化、吸收和排泄过程还要依赖于胆汁排泄以促进消化，以及三焦的疏通水道以推动津液的运行。因此，人体对饮食物的消化、吸收和排泄是六腑共同完成的。

病理上，六腑可互相影响。如胃有实热，消灼津液，可致大肠传导不利，出现脘腹胀痛、大便燥结等；肠燥便秘，腑气不通，亦可影响到胃的和降，致胃气上逆，出现嗳气、呕吐等；胆火炽盛，每可犯胃，可出现呕吐苦水等胃失和降之证；而脾胃湿热，郁蒸肝胆，胆汁外溢，可出现口苦、黄疸等。

第二节　气、血、津液

气、血、津液是构成人体与维持人体生命活动的基本物质。《灵枢》说："人之血气精神者，所以奉生而周于性命者也。"中医学有关气、血、津液的理论最早在《内经》中就有较系统和全面的论述。这一理论的形成与发展不仅受到了古代哲学思想的影响，还与藏象学说的形成和发展有着较为密切的联系。

气、血、津液是人体的脏腑经络与形体官窍生理活动的物质基础。气、血、津液学说是研究人体基本生命物质的生成、输布及其生理功能的学说。这些基本物质的生成与代谢都依赖于脏腑经络、形体官窍的正常生理活动。因此，不管是在生理还是病理状况下，这些物质与脏腑经络、形体官窍之间都存在着相互依赖和相互影响的密切关系。

一、气

气是构成万物的基本物质，气的运动变化决定着宇宙间的所有事物的发展与变化。中医学引入气这个概念，用来说明人体，可概括为两个方面。一为气是构成人体的最基本物质。《素问》有："天地合气，命之曰人"，"人以天地之气生，四时之法成"，强调了人是"天地之气"的产物。因为气是构成万物的基本物质，所以人也以气为物质基础。二为气是维持人体生命活动的最基本物质。《素问》有："天食人以五气，地食人以五味。五气入鼻，藏于心肺，上使五色修明，音声能彰；五味入口，藏于肠胃，味有所藏，以养五气，气和而生，津液相成，神乃自生。"概括了气是维持人体生命活动的物质。

综上所述，气是人体内活力很强、运行不息的极精微物质，是构成人体和维持人体生命活动的最基本物质之一。

(一) 气的生成与运动

人体之气来源于先天之精所化生的先天之气（即元气）、水谷之精所化生的水谷之气和肺吸入的自然界清气，后两者又合称为后天之气（即宗气），三者结合成为一身之气，《内经》中称"人气"。

气的运动称为气机。气的运动形式可以概括为升、降、出、入四种。升指气自下而上的运行，降指气自上而下的运行，出指气由内向外的运行，入指气自外向内的运行。例如，呼吸之中吸入清气为入，呼出浊气为出。呼气是气由肺经喉与鼻排出体外，既是出，也是升；吸气是气经鼻与喉而入肺，既是入，也是降。气的升降出入的运动对于人体的生命活动来说是至关重要的，亦是生命的根本。生命只要不息，气的运动将不会停止。气的升降出入运动一旦停止，也就意味着人的生命活动终止。

气的升降出入运动协调平衡称为气机调畅，能保证机体的生命活动正常进行。若气的升降出入运动失去平衡，则称为气机失调。气的运行受阻，运动不利，称为气机不畅；受阻较甚，局部发生淤滞不通，称为气滞；气的上升太过或下降不及，称为气逆；气的下降太过或上升不及，称为气陷；气的外出太过而不能内守，称为气脱；气的不能外达而结聚于内，称为气闭。

（二）气的功能

1. 推动作用　气的推动作用指气的激发、兴奋和促进作用。气是活力强的精微物质，气的推动作用保证了人体的基本生命活动，体现在以下四个方面：一是激发和促进人体的生长发育和生殖；二是激发与推动人体所有的脏腑经络组织，使之进行正常的生理活动；三是气通过自身的运动，推动精、血与津液等物质的代谢；四是激发和兴奋精神活动。气的推动作用减弱，可以影响到人体的生长、发育与生殖，或者出现早衰现象，也可能使脏腑与经络等组织器官的生理活动出现减退现象，引起血与津液的生成不足、运化迟缓、输布和排泄障碍等病理变化；亦可见精神萎靡等症状。

2. 温煦作用　气的温煦作用指阳气温煦人体的作用。人的体温要靠阳气的温煦作用维持恒定，脏腑与经络等组织器官要在阳气的温煦作用下进行生理活动，血与津液等物质要靠阳气的温煦作用维持正常运行、输布和排泄。当机体的阳气不足时，温煦作用失司，临床可见体温低下、畏寒、脏腑功能减退、血与津液的运行缓慢等寒性病理变化。

3. 防御作用　气的防御作用指气有护卫肌肤、抗御邪气的作用。气的防御作用主要体现在抵御外邪入侵与驱邪外出两个方面。如果气的防御功能正常，邪气则不易侵入，或者即使有外邪侵入，也不易发病，若发病，也易于治愈。但当气的防御功能减弱时，机体抵御外邪能力就会下降，出现易于患病或者患病难愈的现象。

4. 固摄作用　气的固摄作用指气对体内的液态物质的固护、统摄与控制，使其不会无故丢失的作用。气的固摄作用体现在三个方面：一是固摄血液，使血液在脉中能正常运行，防止血液溢出脉外；二是固摄唾液、胃液、肠液、汗液、尿液等，控制其分泌量与排泄量，防止过多的排出或者无故的流失；三是固摄精液，防止妄泄。气的固摄作用减弱，将导致体内的液态物质大量丢失。气不摄血，可导致各种出血之证；气不摄津，可导致自汗与多尿之症；气不固精，可出现遗精与早泄之症。

5. 气化作用　气的气化作用是指气的运动产生的各种变化，即人体内的气、血、津液等各自的新陈代谢及其相互转化。例如，饮食物转化为水谷精微，水谷精微化生为气、血、津液，津液转化为汗液与尿液，食物糟粕转化后成为粪便等，都是气化作用的表现。如果气化失常，将会影响整个物质代谢过程，从而出现各种代谢异常的病证。

6. 营养作用　气的营养作用指脾胃运化食物化生成水谷精气的作用。水谷之气与津液结合后成为血液，然后运送至全身，发挥营养作用。

（三）气的分类

根据气的组成成分、分布部位和功能特点的不同，可以把气分为元气、宗气、营气、卫气等。

1. 元气　元气又称原气，是人体中最基本、最重要的气，是人体生命活动的原动力。

（1）**生成**：元气根于肾，由肾中精气所化生。它是禀受于父母的先天之精气，经过肾的化生与水谷精微的滋养而形成，所以说元气是来源于先天，而滋养于后天的。因此，元气充盛与否，不仅与先天之精有关，还和脾胃的运化功能、饮食营养等是否充盛有关。

（2）**分布**：元气发于肾，以三焦为通道，循行周身，内至五脏六腑，外达肌肤腠理，作用于全身各个部分。

（3）**生理功能**：一是元气能推动人体的生长、发育和生殖，二是激发调节脏腑经络、形体官窍的生理功能。元气充沛，脏腑强盛，身体就会健康。若元气不足，则会成为疾病发生的条件。

2. 宗气　宗气由脾胃化生的水谷精气与肺吸入的自然界之清气结合而成，聚于胸中。宗气在胸中所聚之处称为气海，又名膻中。

（1）**生成**：宗气由脾胃运化的水谷精气和肺从自然界吸入的清气结合而成，所以脾胃和肺在宗气的形成中有很重要的作用，肺的呼吸功能与脾胃的运化功能直接影响了宗气的盛衰。

（2）**分布**：宗气积聚胸中，其分布途径有三。一是向上出于肺，循喉而走息道，推动呼吸运动；二是贯注心脉，推动血行；三是向下运行至脐下丹田（下气海），再向下注入气街（相当于腹股沟位置），而后下行于足。

（3）**生理功能**：宗气的生理功能主要有三个方面。一是走息道而司呼吸。宗气上出肺后循喉走息道，推动肺的呼吸运动，所以呼吸、语声、语言的情况均与宗气的盛衰有关。二是贯心脉而行气血。宗气贯注心脉，促进心脏推动血液运行，所以气血的运行与宗气的盛衰有关。三是资先天之元气。元气是自下而上运行的，以三焦作为通道，散布胸中后助宗气；而宗气是自上而下分布的，蓄积于脐下气海以资元气。

3. **营气**　营气指行于脉中、具有营养作用的气。因为营气行于脉中，能化生为血液，故又称营血。营气是与卫气相对而言的，因其在内属于阴，故亦称营阴。

（1）**生成**：营气由脾胃运化的水谷精气中的富有营养的部分所化生。故《素问》说："荣者，水谷之精气也"。

（2）**分布**：营气行于脉中，循行全身，贯五脏络六腑，达四肢通百骸，终而复始，营周不休。

（3）**生理功能**：一是化生血液。营气注于脉中，化为血液组成成分之一，《灵枢》有："营气者，泌其津液，注之于脉，化以为血。"二是营养全身。营气循血脉流注全身，为脏腑经络的生理活动提供营养物质，从而滋养五脏六腑与四肢百骸。

4. **卫气**　卫，指卫护、保卫。卫气，指行于脉外能护卫机体的气。卫气是相对于营气而言的，属阳，故称卫阳。

（1）**生成**：卫气由脾胃运化的水谷精微中最具有活力的部分所化生。《素问》有"卫者，水谷之悍气也"之说。

（2）**分布**：卫气活动力强，流动速度较快，不受脉管约束，运行于脉外，循行于皮肤之中，分肉之间，内至胸腹部，外至皮肤的肌腠，布散于全身。

（3）**生理功能**：卫气的生理功能主要是防御、温养与调节。一是护卫肌表，以防御外邪的入侵。二是温养脏腑、肌肉，润泽皮毛。三是司汗孔之开合，调节汗液的排泄，维持体温的相对恒定，维持机体内外环境的阴阳平衡。

营气与卫气均来源于水谷之精，由脾胃所化生。两者虽来源相同，但性质不同，营气精纯且富有营养，卫气慓疾滑利而易于流行。营气、卫气之间可以相互资助、相互化生。营气要行于脉中，若游出脉外则会转化为卫气；卫气要行于脉外，若进入脉中则会转化为营气。营卫二气之间需协调，才能维持汗液的正常分泌和体温的正常，人体才会有很强的抗邪能力，维持脏腑的正常生理活动。若营卫失和，可出现恶寒、发热、无汗或多汗，以及抗邪能力降低而易于感冒等。

二、血

（一）血的生成

血是运行于脉中，循环流注全身，富有营养的红色液体，是构成人体与维持人体生命活动的基本物质之一。

血主要由营气和津液组成，水谷精微和肾精都可以化生为血液。水谷精微可以化生血，《灵枢》中指出："中焦受气取汁，变化而赤，是谓血。"中焦的脾胃受纳、运化饮食和水谷，吸收其中的精微物质——"汁"，包含着化为营气的精微物质和津液进入到脉中，在心肺的作用下变化成红色的血液。若脾胃运化功能失常，可直接影响到血液的化生，导致血液生成不足，形成血虚的病理变化。肾精可以化生血，《诸病源候论》说："肾藏精。精者，血之所成也。"肾所藏的精是化生血液的原始物质。肾精化生血液，主要通过骨髓和肝脏的作用。肾藏精，精生髓，髓充于骨，可化成血。肾精输于肝，在肝的作用下可化为血，即《张氏医通·诸血门》中提到的"精不泄，归精于肝而化清血。"

（二）血的运行

血液沿着脉管流布全身，运行不息，环周不休。心、肺、脾、肝四脏对于维持血液的正常运行起到重要作用。血液的正常运行要靠心气的推动；肺朝百脉而主一身之气，生成的宗气贯心脉行气血；脾主统血，能固摄血液而不溢出脉外；肝的疏泄能调畅气机，对血液运行的通畅性起着作用；肝主藏血，能贮藏血液和调节血量。以上这些脏腑共同构成血液循行的推动力。除此之外，脉道的通利与否也是影响血液能否正常运行的因素。

（三）血的功能

血的功能主要可以概括为濡养和化神。一是濡养作用。血在脉中运行，如环无端，运行不息，内至五脏与六腑，外达皮肉与筋骨，不断地对全身脏腑组织和器官起到濡养和滋润的作用，从而维持脏腑组织和器官的正常生理功能，保证人体生命活动能够正常进行。血的濡养作用在面色、肌肉、皮肤、毛发、感觉及运动等方面有较明显的反映。血量充足，濡养功能正常，则面色红润，肌肉壮实，皮肤及毛发有光泽，感觉灵敏，活动自如。如血量不足，濡养作用减弱，则可出现面色萎黄，肌肉瘦削，毛发干枯，肢体麻木及活动不利等。二是化神作用。血为神志活动的物质基础。当气血充盛、血脉调和时，精神充沛，神志清晰，感觉灵敏，思维敏捷。任何原因形成的血虚或者血行失常，均可出现神志方面的症状，如血虚可见失眠、多梦、惊悸等，失血过多可见烦躁、神志恍惚甚至昏迷等症。

三、津液

津液是机体内一切正常水液的总称，包括各脏腑形体官窍的内在液体及正常的分泌物，如肠液、胃液、泪、涕等。与气血一样，津液也是构成人体、维持人体生命活动的基本物质之一。

津与液同属机体的正常水液，为脾胃运化的水谷精微所化生，但在性状、功能与分布部位等方面又有着一定的区别。一般来讲，质地相对清稀，流动性相对大，主要分布在体表的皮肤、肌肉与孔窍等部位，且能渗入血脉，起到滋润作用者，称之为津；质地相对稠厚，流动性相对小，主要灌注在脏腑、骨节、脑、髓等组织，起到濡养作用者，称之为液。津、液同属于一类物质，在代谢过程中可以互相转化、互相补充，所以常并称为"津液"，不用严格区分。在病变过程中，津和液可以互相影响，伤津即会耗液，脱液亦会伤津。

（一）津液的生成

津液来源于饮食水谷。胃受纳腐熟水谷，脾运化水液至全身；小肠主液，吸收饮食物中大部分营养物质与水分；大肠主津，吸收部分水液。通过以上环节进行代谢，胃、小肠、大肠所吸收的水谷精微及水液均上输至脾，通过脾气转输作用布散全身。《素问》说："饮入于胃，游溢精气，上输于脾，脾气散精，上归于肺，通调水道，下输膀胱，水精四布，五经并行。"

（二）津液的输布与排泄

津液的输布主要通过脾、肺、肾、肝和三焦等脏腑生理功能的协调作用而完成。脾主运化水谷精微，通过其转输作用，一方面将津液上输于肺，由肺宣发肃降，使津液输布于全身，灌溉脏腑、形体和诸窍，另一方面直接向四周布散至全身。肺主行水，通调水道，为水之上源。肺接受从脾转输来的津液后，通过宣发作用，将津液向上向外宣发至人体上部和形体肌表；通过肃降作用，把津液向下向内输布至人体下部、肾和膀胱等。肾主水，肾对津液输布起着主宰作用。首先，肾中精气的蒸腾气化作用是脾的散精、胃的游溢精气、肺的通调水道以及小肠的分清泌浊等作用的动力；此外，由肺下输至肾的水液，经肾的气化作用后，清者蒸腾，经三焦上输于肺而布散于全身，浊者化为尿液注入膀胱。肝主疏泄，调畅气机，气行则水行，推动津液的输布环流。三焦为决渎之官，是津液在体内输布的通道。

津液通过肺宣发至皮毛，经阳气蒸腾气化而成汗液排出体外；肺在呼气时带走部分水液；通过肾的蒸腾气化，将代谢后的津液化为尿液，下注于膀胱而排出体外；此外，粪便经大肠排出时带走一些残余水分。

总之，津液的生成、输布与排泄是一个复杂的生理过程，是许多脏器相互协调配合的结果，其中以肺、脾、肾三脏尤为重要。

（三）津液的功能

1. 滋润和濡养　津液既有滋润作用，又有濡养作用。一般认为，津的质地相对清稀，滋润作用比较明显，而液的质地相对浓稠，故濡养作用更加明显。当津液布散于体表时，则滋润肌肤与毛发；注于脏腑时，则滋养内脏；渗入血脉时，则充养血液；渗入骨和脑时，则充养骨髓、脊髓和脑髓；流注于关节时，则润滑骨关节。

2. 化生血液　津液渗入血脉中，又成为组成血液的基本物质之一，起到滋养和滑利血脉的作用，《灵枢》中有"中焦出气如露，上注溪谷，而渗孙脉，津液和调，变化而赤为血"之说。津液和血液都来源于水谷之精气，两者相互滋生、相互转化，故有"津血同源"之说。

3. 运载全身之气　津液是气的载体之一，气要依附于津液，运动变化于津液中。因此，津液的丢失必然会导致气的脱失。

4. 排泄代谢产物　津液在代谢过程中能够把机体内的代谢产物通过汗、尿等形式排出体外，维持脏腑的气化活动。如果这个作用异常，则会使代谢产物在体内潴留，产生多种病变。

5. 调节阴阳平衡　人体津液的代谢对于调节机体的阴阳平衡起到重要的作用。《灵枢》说："水谷入于口，输于肠胃，其液别为五，天寒衣薄则为溺与气，天热衣厚则为汗。"说明津液的代谢随着机体的状况与外界的情况而变化，然后通过这种变化调节人体阴阳的平衡。

四、气、血、津液的相互关系

气、血、津液虽然有各自的功能与特点，但都是构成人体与维持人体生命活动的基本物质，它们之间互相渗透、互相促进、互相转化，同时存在着互相依存、互相制约与互相为用的关系。

（一）气与血的关系

气属阳，主动与温煦，血属阴，主静与濡养，两者均来源于脾胃运化的水谷精微和肾中的精气。气与血关系密切、不可分离，它们的关系可概括为"气为血之帅"和"血为气之母"。

1. 气为血之帅

（1）**气能生血**：一是指气是血液化生的动力。通过气的激发和推动，将饮食物转化成水谷精微，水谷精微转化成为营气与津液，营气与津液转化为血液。二是指营气是化生血液的原料。故气旺则血充，气虚则血少。

（2）**气能行血**：指气的推动能促进血液的运行。气行则血行，气的正常运动保证了血液的正常运行。气虚则无力推动血行，气机郁滞不通亦不能推动血行，均能产生血瘀的病变。

（3）**气能摄血**：指气能固摄血液在脉内循行而不逸出脉外。气摄血的功能体现在脾统血的功能中。脾气充足，其统摄作用使血行脉中而不会逸出脉外，保证血液的正常运行以及濡养功能的正常发挥。若脾气虚，血不循常道而溢出脉外，表现为各种出血之证，称为"气不摄血""脾不统血"。

2. 血为气之母

（1）**血能载气**：气在生成与运行之中离不开血。血是气的载体，气要依附于血才可以运行至全身。血盛气则旺，血衰气则少。若气失去了依附，将会易于流散，发生气脱。

（2）**血能养气**：血不断地为气的生成与功能活动提供营养成分，使气得到补充，从而正常发挥其功能。人体的脏腑等组织一旦失去血的滋养，即可出现气虚或气的功能衰减、丧失。临床上血虚的病人往往兼有气虚的表现，道理即在于此。

（二）气与津液的关系

1. 气对津液的影响

(1) 气能生津：气是津液生成的动力。津液来源于饮食物，饮食物通过脾胃的运化、小肠的泌别清浊、大肠主津等一系列过程后，精微的液体部分被吸收，化生成津液输布全身。在津液生成的过程中，脾胃之气起到了至关重要的作用。若脾胃等脏腑之气充盛，气化功能正常，则化生津液的力量强，人体津液充足；反之，气化异常，津液则亏少。

(2) 气能行津：气的运动是津液输布和排泄的动力。津液的输布、排泄依赖气的推动与激发，通过脾、肺、肾和三焦等脏腑的气化作用，使津液输布至全身，亦使津液的代谢产物汗、尿等排出体外，从而维持代谢的平衡。气的升降出入异常或气虚时，津液的输布和排泄则出现异常，形成痰、饮、水、湿等病理产物，称为"气不行水"。

(3) 气能摄津：气的固摄作用能控制和调节津液的排泄。肺、肾之气对汗和尿液的调控能维持体内津液的相对协调和平衡。如果气的固摄作用减弱，体内津液失去平衡而过多外流，则会出现多汗、多尿等病理现象。

2. 津液对气的影响　津能载气，津液对气有运载的作用。津能化气，津液通过脾的运化布散全身，能在各脏腑阳气蒸腾温化下化为气，在脏腑经络中发挥滋润、濡养作用。若汗出过多，除可见口渴喜饮，亦可见少气懒言、肢倦乏力等气虚之证。

（三）血与津液的关系

血与津液均由饮食物转化的水谷精微所化生，有滋润和濡养的作用，两者互相资生、互相转化，可谓"津血同源"。

1. 津液对血的影响　津液是血液的组成部分，水谷所化生的津液在心和肺的作用下进入到脉中，变化为血。当津液大量丢失，不仅渗入脉中的津液不足，甚至脉中的津液亦可渗出脉外，以补充体内津液之亏损，形成血脉空虚，称为"津枯血燥"。

2. 血对津液的影响　血行于脉中，如渗出脉外则化为津液，能起到濡润脏腑组织和官窍的作用。因津液可化为汗液排出体外，故亦有"血汗同源"之说。如失血过多，脉外的津液可渗入脉内，以补充脉内血之不足，因脉外的津液大量渗入脉内，故可导致津液的不足，临床可见口渴、尿少及皮肤干燥等，称为"耗血伤津"。

正是因为耗血可伤津，津枯而血燥，所以临床上失血的患者不宜采用汗法，多汗夺津或津液大量丢失的患者亦不可轻易使用破血、逐瘀等动血耗血之法。《灵枢·营卫生会》说："夺血者无汗，夺汗者无血"。张仲景也告诫"衄家不可发汗"，"亡血家不可发汗"。

（王丽岩　李丽娟）

思考题

1. 简述肺与肾在生理病理上的相互关系。
2. 简述脾在水液代谢中的作用。
3. 肝的疏泄功能体现在哪些方面？
4. 小肠泌别清浊的功能是如何实现的？
5. 简述气与血的关系。

练习题

教学微课

第三章 | 经 络

ER 3-1
教学课件

ER 3-2
思维导图

学习目标

1. 掌握：经络的概念和经络系统的组成；十二经脉的命名、走向、交接规律、分布规律、表里络属关系。
2. 熟悉：经络的流注次序和生理功能。
3. 了解：经络学说在疾病预防、诊断、治疗等方面的应用。
4. 能够借助针灸腧穴模型或在真人身上描画十二经脉的循行路线。
5. 具有探索精神，增强中医传统文化自信。

情景导入

针灸科今天来了一位患者——孙大娘，上午弯腰抱小孙子时突感腰部疼痛难忍，并伴有左下肢后侧放射痛，行走时疼痛加重，由两人搀扶前来就诊。

查体：腰阳关穴左侧靠近大肠俞穴处压痛明显，环跳穴处有深压痛，直腿抬高试验(＋)，舌苔薄白，脉沉紧。

诊断：腰疼（坐骨神经痛）。

请思考：

1. 孙大娘病变所涉及的经脉名称是什么？
2. 该经脉在体表的分布特点是什么？

经络学说是研究人体经络系统的组成、循环分布、生理功能、病理变化及与脏腑、气血等相互关系的中医学理论，是中医学理论体系的重要组成部分。长期以来，它一直指导着中医各科的临床实践，对诊断疾病、拟定治法、处方遣药，特别是针灸、推拿、气功等方面，具有重要的指导作用。

经络，是经脉和络脉的总称。经，有路径之意，是经络系统中的主干，大多纵行于人体的深部；络，有网络之意，是经脉别出的分支，较经脉细小，纵横交错遍布全身，无处不至。经络"内属于脏腑，外络于肢节"，沟通周身表里、贯通人体上下内外、运行气血、调节阴阳、濡养全身，将人体的五脏六腑、五官九窍、四肢百骸、皮肉筋脉等紧密地联结成为一个有机整体。

第一节　经络系统的组成

经络系统由经脉和络脉组成。经脉包括十二经脉、奇经八脉、十二经别、十二经筋、十二皮部。十二经别是十二经脉在胸、腹肌、头部的重要分支，能沟通脏腑，加强表里经的联系。经络的外部、筋肉也受经络支配分为十二经筋；皮肤也按经络的分布分为十二皮部。络脉有别络、浮络、孙络之分。别络是较大的和主要的络脉，共十五条，其中十二经脉与任、督二脉各有一支，加上脾之大络，合为"十五别络"。别络的主要功能是加强相为表里的阴阳两经的联系。浮络是浮行于体表的络脉，孙络是最细小的络脉，两者分布全身，难以计数。（图 3-1）

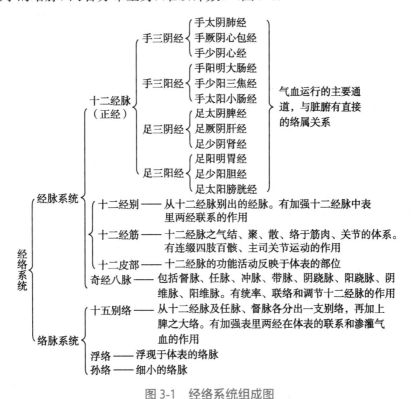

图 3-1　经络系统组成图

第二节　十二经脉

一、名称及分类

（一）名称

十二经脉又称十二正经，是经络系统的主体。十二经脉的命名是结合阴阳、脏腑、手足三个方面确定的。分布于肢体内侧面的经脉为阴经（太阴、厥阴、少阴），分布于肢体外侧面的经脉为阳经（阳明、少阳、太阳）。循行于上肢的经脉称手经，循行于下肢的经脉称足经。阴经属于脏，阳经属于腑，三阴、三阳的对应关系与脏腑的表里关系相一致，构成阴与阳、脏与腑之间的表里结合关系。

（二）分类

十二经脉根据各经所联系的脏腑、阴阳属性以及在肢体循行部位的不同，分为手三阴经、手三阳经、足三阴经、足三阳经。（表 3-1）

表 3-1　十二经脉名称分类表

	阴经（属脏）	阳经（属腑）	主要循行部位（阴经行于内侧，阳经行于外侧）	
手	太阴肺经	阳明大肠经		前缘
	厥阴心包经	少阳三焦经	上肢	中线
	少阴心经	太阳小肠经		后缘
足	太阴脾经	阳明胃经		前缘
	厥阴肝经	少阳胆经	下肢	中线
	少阴肾经	太阳膀胱经		后缘

二、分布循行规律

（一）走向和交接规律

十二经脉的循行走向与人体的气血运行方向是一致的，即《灵枢·逆顺肥瘦》所说："手之三阴，从藏走手；手之三阳，从手走头；足之三阳，从头走足；足之三阴，从足走腹。"十二经脉循行走向有顺有逆，这样就构成《灵枢·营卫生会》中"阴阳相贯，如环无端"的循行路径。

十二经脉按照一定的循行走向、相互联系所体现的交接规律为：相为表里的阴经与阳经在四肢末端交接，同名的手、足阳经在头面部交接，手、足阴经在胸腹部交接（图3-2）。

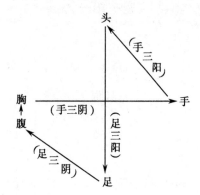

图 3-2　十二经脉走向交接规律示意图

（二）分布规律

阴经分布于四肢内侧，其排列次序为：太阴经在前，厥阴经居中，少阴经在后。但在内踝上8寸以下则是厥阴经在前，太阴经在中，少阴经在后。阳经分布于四肢外侧，其排列次序为：阳明经在前，少阳经居中，太阳经在后。

（三）表里络属关系

由于十二经脉内属于脏腑，而脏与腑有表里相合的关系，所以阴经与阳经也有表里属络关系，即内侧前、中、后线的经脉与外侧前、中、后线的经脉相为表里，如手太阴肺经与手阳明大肠经相为表里。

（四）流注次序

气血在十二经脉中运行，周流不息，始于肺经，依次逐经传注到肝经，再由肝经从足走胸传注到肺经，首尾相贯，如环无端。其流注次序如图3-3所示。

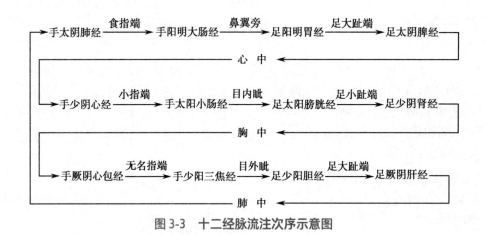

图 3-3　十二经脉流注次序示意图

第三节　奇经八脉

奇经八脉即督脉、任脉、冲脉、带脉、阴跷脉、阳跷脉、阴维脉、阳维脉。因它们与脏腑没有直接联系，也没有表里配属关系，又不同于十二正经，故称为奇经。奇经八脉交叉贯穿于十二经脉之间，加强了经脉联系，对十二经脉的气血起着蓄积和渗灌的调节作用。以下主要介绍督脉、任脉、冲脉、带脉。

一、督脉

督脉起于胞宫，下出于会阴，向后进入骶部，沿脊柱正中线上行，至颈部后入颅内，络脑，并由项沿脑部正中线，经头顶、额部、鼻部、上唇，到上唇部系带处。督脉有总督一身阳经的作用。十二经脉中的手、足三阳经均会于督脉，故称为"阳脉之海"。

二、任脉

任脉起于胞宫，下出于会阴，向前进入阴毛处，沿胸腹、颈部的正中线上行到下唇，环绕口唇，经面颊，分行至目眶下。任脉有总任一身阴经的作用，故称"阴脉之海"。任，还有妊养的意思，其脉起于胞中，在女子具有妊养胎儿的作用，故又有"任主胞胎"之说。

三、冲脉

冲脉起于胞宫，下出于会阴，在少腹部与足少阴肾经相并，沿腹部两侧上行，散布于胸中，再上行达咽喉，环绕口唇，至目眶下，并通过其分支行脊柱、通督脉，上至头，下至足，贯穿全身。冲脉为十二经脉之要冲，有总管全身气血的作用，故称为"血海""十二经脉之海"。

四、带脉

带脉起于胁下，围绕腰间一周，状如束带。带脉有总束阴阳经脉的功能，故有"诸经皆属于带"之说。

第四节　经络的生理功能及应用

一、经络的生理功能

（一）联系脏腑，沟通内外
人体的五脏六腑、四肢百骸、五官九窍、皮肉筋骨等组织器官之所以能保持协调统一、完成正常的生理活动，主要是依靠经络系统联络沟通作用实现的。

（二）运行气血，营养周身
气血是人体生命活动的物质基础，而经络是人体气血运行的通道，将营养物质输布到全身各脏腑组织器官，使脏腑组织得以营养，筋骨得以濡润，关节得以通利，从而完成正常的生理活动。正如《灵枢·本藏》所说："经脉者，所以行血气而营阴阳，濡筋骨，利关节者也"。

（三）抗御病邪，保卫机体
经脉能"行血气而营阴阳"，营气行于脉中，卫气行于脉外。营卫之气密布周身，在内和调脏腑，在外抗御病邪。

（四）感应刺激，传导信息
当人体某一部位受到刺激时，可沿经脉传入体内的有关脏腑，使之发生相应的生理、病理变化，达到疏通气血、调理脏腑功能的目的。而脏腑功能活动的变化又可通过经络反映于体表。针刺中的得气，就是经络感应、传导功能的具体体现。

（五）调节功能，平衡阴阳
经络能通过协调阴阳，使人体的功能活动保持相对平衡。当人体发生疾病，出现气血不和及阴阳偏胜、偏衰的证候时，可运用针灸等治法激发经络的调节作用，从而使脏腑恢复正常的生理功能，达到阴阳平衡。正如《灵枢·刺节真邪》所说："泻其有余，补其不足，阴阳平复。"

二、经络学说的应用

（一）阐释病理变化

经络有运行气血、感应传导的作用，在疾病发生时可以反映出病变传递、发展的途径。外邪侵犯人体肌表，病邪可通过经络由表及里。内脏的病变也可通过经络的传导反映于外，表现于某些特定的部位或与其相应的官窍。如肝火上炎可见目赤，胃火炽盛可见牙龈肿痛等。

（二）指导疾病诊断

由于经络有一定的循行路线和脏腑络属，可以反映所属经络脏腑的病证，因而在临床上可以将疾病所出现的证候与经络循行的部位及所属的脏腑结合，作为诊断疾病的依据。如头痛，可根据经脉在头部的循行分布而辨别，其痛在前额者多与阳明经有关，痛在两侧者多与少阳经有关，痛在颈项者多与太阳经有关，痛在巅顶者多与督脉、厥阴经有关。又如两胁疼痛，多为肝胆疾病。

（三）用于疾病治疗

经络学说被广泛应用于指导临床各科的治疗。针灸中的循经取穴法就是经络学说的具体应用，如肝气郁结循经取太冲穴，胃病取足三里穴等。药物对某些脏腑经络的特殊治疗作用称为药物归经，如白芷、柴胡、羌活、藁本都能治头痛，但白芷善治阳明经头痛，柴胡善治少阳经头痛，羌活善治太阳经头痛，藁本善治厥阴经头痛。此外，经络学说在临床上还用于针刺麻醉、耳针、电针、穴位埋线等治疗。

（四）用于疾病预防

刺激经络上的有效穴位和经脉循行路线，可激发人体经气，提高机体自身防御能力和功能，达到防患于未然的目的。如春天敲打胆经可以调理肝胆气机，防止因肝胆气机不畅而引发的疾病；敲打足三里穴可强健脾胃功能，预防胃肠病变的发生等。此外，平时的刮痧、拔罐、灸法等行为也可起到很好的预防疾病的作用。这些方法充分体现出中医"治未病"的医学思想。

（武晓红）

思考题

....

1. 简述经络系统的组成。
2. 简述十二经脉的名称及其表里关系。
3. 简述十二经脉循行走向与交接规律。
4. 简述十二经脉的分布规律。
5. 简述十二经脉的流注次序。

练习题　　教学微课

第四章 | 病因病机

ER 4-1

教学课件

学习目标

1. 掌握：六淫的性质与致病特点。
2. 熟悉：七情内伤、疠气、痰饮及瘀血的致病特点。
3. 了解：病因的分类以及邪正盛衰、阴阳失调的病机。
4. 能够运用病因病机理论知识解释疾病的发生、发展基本规律。
5. 具有刻苦学习、勇于探索的精神和传承创新中医药文化的责任感。

情景导入

王某，女性，40岁。半年前家庭出现变故，之后一直郁郁寡欢，近来渐感胸胁胀闷，嗳气泛酸，时有呃逆，头晕头痛，失眠，纳差，脘腹胀满，神疲乏力，渐消瘦。查体血压升高，舌淡苔薄黄，脉弦数。

请思考：
1. 该患者出现这些症状，其病因是什么？
2. 试用五行学说解释其病机。

第一节 病 因

凡是能破坏人体自身及其与外界环境之间的相对平衡状态而引发疾病的原因都称为病因，即致病因素，又称病邪。根据疾病的发病途径及形成过程，通常将病因分为外感致病因素（如六淫、疠气等）、内伤致病因素（如七情内伤、饮食失宜、劳逸失度）、病理产物致病因素（如痰饮、瘀血、结石等）和其他致病因素（如外伤、烧烫伤、虫兽伤等）。中医认识病因，主要根据疾病反映出来的临床表现，通过分析疾病的症状、体征推求病因，从而为临床治疗和护理提供依据，这种探求病因的方法称为辨证求因，又称审证求因。

ER 4-2

思维导图

一、外感致病因素

外感致病因素一般是指来自自然界的致病因素，多从肌表、口鼻侵入人体而发病，包括六淫和疠气。由外感致病因素导致的疾病称为外感病。

（一）六淫

六淫，即风、寒、暑、湿、燥、火六种外感病邪的统称。风、寒、暑、湿、燥、火是自然界六种不同的气候，在正常情况下称为六气。六气是人类乃至万物生长的必要条件，对人体是无害的。当气候变化异常,六气发生太过或不及,如气候变化过于急骤(如暴寒暴暖等)或非其时而有其气(如春天当温而反寒等),以及当人体的正气不足、抵抗力下降时,六气才会成为致病因素,导致疾病的发生,这种情况下的六气便称为六淫。淫,有太过、浸淫之意。六淫致病一般具有如下的共同特点:

(1)**外感性**:六淫之邪多由肌表或口鼻而入,侵犯人体而发病,故又有外感六淫之称。六淫致病初期具有恶寒发热、脉浮等表证的一般症状。

(2)**季节性**:六淫致病多有明显的季节性,如春季多风病,夏季多暑病,长夏多湿病,秋季多燥病,冬季多寒病等。

(3)**地域性**:六淫致病多与工作或居住环境失宜有关。如东南沿海地区常见湿病、温病;西北高原地区常见寒病、燥病;久居潮湿环境常有湿邪为病,高温环境作业多有燥热、暑邪或火邪为病等。

(4)**相兼性**:六淫邪气既可单独致病,亦可两种以上同时侵犯人体而相兼为害,如风寒感冒或湿热泄泻等。

(5)**转化性**:六淫致病在一定条件下可以相互转化,其病理性质可向不同于病因性质的方向转化,如寒邪可郁而化热,暑湿日久又可以化燥伤阴等。这种转化一般与体质有关,病邪侵入人体,多从其脏气进行转化,如阴虚体质最易化燥,阳虚体质最易化湿。

此外,在临床证候中,有许多因脏腑阴阳气血失调而导致的病变,出现类似风、寒、湿、燥、火致病的证候,为了与外感六淫区别,称为内风、内寒、内湿、内燥、内火。其临床表现虽与六淫致病特点及其病理反应相似,但疾病的本质不同,故以内、外加以区别,称为内生五邪。

1. 风邪 风为春季的主气,但四季皆有。风邪为外感病的重要致病因素。

风邪的性质和致病特点如下:

(1)**风为阳邪,其性开泄,易袭阳位**:风性具有向上、向外、轻扬、升发的特点,故属阳邪。因此,风邪致病容易侵犯人体的头面和肌表等阳位。风邪上扰头面,则出现头晕头痛、颈项强痛、面肌麻痹、口眼㖞斜等症状。风邪其性开泄,使肌腠疏松,汗孔开张,则出现汗出、恶风等症状。即所谓"伤于风者,上先受之"。

(2)**风性善行而数变**:善行,是指风邪致病具有病位游移、行无定处的特性。如偏于风盛的痹证,常见关节疼痛呈游走性,痛无定处;数变,是指风邪致病具有变幻无常和发病迅速的特性。如瘾疹之此起彼伏,时隐时现;癫痫、中风之猝然昏倒,不省人事等。

(3)**风性主动**:风邪致病具有动摇不定的特点。常表现为眩晕、震颤、四肢抽搐、角弓反张、颈项强直、目睛上视等症状,故称风胜则动。如外感热病中的热极生风和内伤病中的肝阳化风、血虚生风等,均可出现上述表现。

(4)**风为百病之长**:风邪为六淫邪气的主要致病因素。寒、湿、燥、热等邪多依附于风邪而侵犯人体,如风寒、风热、风湿等。因此,临床上风邪为患较多,又易与其他邪气相兼致病,故称风为百病之长、六淫之首。

2. 寒邪 寒为冬季的主气,故冬季多寒病,但亦可见于其他季节。寒邪致病有外寒、内寒之别。外寒是指外感寒邪。寒邪伤于肌表者,称为伤寒;寒邪直中脏腑者,称为中寒。内寒是人体功能衰退、阳气虚衰所致。

寒邪的性质和致病特点如下:

(1)**寒为阴邪,易伤阳气**:寒为阴气盛的表现,故属阴邪。阴阳相互制约,阴寒偏盛,则阳气不足,"阴盛则寒","阴盛则阳病",所以寒邪最易损伤人体的阳气,影响阳气的温煦气化作用。寒邪袭表,卫阳受损,则出现恶寒、发热、无汗、头身疼痛等伤寒症状。若寒邪直中,侵犯脾胃,则中阳受损,或伤及肾阳,可出现畏寒肢冷、腹中冷痛、肠鸣腹泻、小便清长等症状,称为中寒。

(2)**寒性凝滞,主痛**:凝滞,即凝结、阻滞不通之意。人体气血津液的运行有赖于阳气的温煦推动才能畅通无阻。寒邪侵袭，或阴寒内盛，皆可导致阳气不振，使气血凝结，涩滞不通，不通则痛。因此，疼痛是寒邪致病的重要特征。因寒而痛，其痛得温而减，遇寒则重。如寒客肌表，凝滞经脉，则头身肢节疼痛；若寒邪直中肠胃，气机阻滞，则脘腹冷痛或绞痛。

(3)**寒性收引**：收引，即收缩拘引之意。寒性收引是指寒邪侵袭人体，可使气机收敛，腠理闭塞，经络筋脉收缩而挛急。寒邪侵犯肌表，可致腠理闭塞，汗孔闭合，可见恶寒、发热、无汗、脉紧等。寒客经络关节，则可出现筋脉拘急、关节挛急疼痛、屈伸不利或冷厥不仁等。

3.湿邪 湿为长夏的主气。长夏时值夏秋之交，雨量较多，湿热熏蒸，水气上腾，湿气最盛，故一年之中长夏多湿病。湿邪有外湿、内湿之分。外湿多因气候潮湿、冒雨涉水或久居潮湿之地所致。内湿是病理变化的产物，多由过食生冷或嗜酒成癖，以致脾阳失运，湿自内生。

湿邪的性质和致病特点如下：

(1)**湿为阴邪，易阻气机，损伤阳气**：湿邪与水同类，故为阴邪。湿邪侵及人体，留滞于脏腑经络，最易阻滞气机，使气机升降失常。胸胁为气机升降之道路，湿阻胸膈，气机不畅则胸闷。脾主运化水湿，且为阴土，喜燥而恶湿，对湿邪有特殊的易感性。因此，湿邪侵犯人体，常先困脾，使脾胃纳运失职，升降失常，故出现不思饮食、脘痞腹胀、便溏不爽、水肿、小便短涩等。由于湿为阴邪，阴盛则阳病，故湿邪为害，易伤阳气，致脾阳不振，运化无权，发为泄泻、水肿、痰饮等。

(2)**湿性重浊**：重，即沉重、重着之意。湿邪致病，临床可见沉重的特性，如头身困重、四肢酸楚沉重等。若湿困肌表，清阳不能伸展，则头昏沉重，状如裹束；若湿滞经络关节，则见肌肤不仁、关节疼痛重着、活动不利等。浊，即秽浊之意，多指分泌物、排泄物秽浊不清。如湿浊在上，则面垢、眵多；湿滞大肠，则大便溏泻、下痢脓血黏液；湿气下注，则小便混浊、妇女带下过多；湿邪浸淫肌肤，则疮疡、湿疹、脓水秽浊等。

(3)**湿性黏滞**：黏，即黏腻；滞，即停滞。湿性黏滞主要表现在两个方面：一是症状的黏滞性，如小便涩滞不畅，大便黏腻不爽，以及分泌物黏浊和舌苔黏腻等。二是病程的缠绵性，湿邪致病常迁延时日，缠绵难愈，病程较长或反复发作，如湿痹、湿疹、湿温病等。

(4)**湿性趋下，易袭阴位**：湿邪有下趋之势，易伤及人体下部。如水肿多以下肢较为明显；小便混浊、泄泻、下痢、妇女带下过多等，多由湿邪下注所致，即"伤于湿者，下先受之"。但湿邪浸淫，上下内外无处不到，非独侵袭人体下部。

4.燥邪 燥为秋季的主气。秋季气候干燥，水分匮乏，故多燥病。燥邪致病，有温燥、凉燥之分。初秋有夏热之余气，燥与温热结合而侵犯人体，则为温燥。深秋又有近冬之寒气，燥与寒邪结合而侵犯人体，则为凉燥。

燥邪的性质和致病特点如下：

(1)**燥性干涩，易伤津液**：燥与湿相对，其性干涩枯涸，故曰"燥胜则干"。燥邪致病，最易耗伤人体的津液，造成阴津亏虚的病变，表现出各种干涩的病证，如口鼻干燥、咽干唇裂、皮肤干燥甚则皲裂、毛发干枯不荣、小便短少、大便干结等。

(2)**燥易伤肺**：肺为娇脏，喜润而恶燥。肺主气司呼吸，与外界大气相通，外合皮毛，开窍于鼻，燥邪多从口鼻而入。燥为秋令主气，与肺相应，故燥邪最易伤肺。燥邪犯肺，使肺津受损，宣降失职，从而出现干咳无痰或少痰，或痰黏难咳，或痰中带血，以及喘息胸痛等。

5.火（热）邪 火（热）具有炎热特性，旺于夏季。火邪多由热生，两者性质相同，故常火热互称。火邪并不像暑邪具有明显的季节性，也不受季节气候的限制。火邪有外火、内火之分。六淫中的火是指外火，一是直接感受温热之邪而致，二是在一定条件下的五气化火。内火是疾病变化的产物，多由脏腑功能失调或情志过激而致。如肝气郁结，郁而化火；肾水不足，心火上炎等。

火邪的性质和致病特点如下：

(1)**火为阳邪，其性炎上**：火为阳热之邪，具有升腾向上的特性。故火邪致病多表现于人体的上部,尤以头面部多见,如目赤肿痛,咽喉肿痛,舌尖红赤、口舌糜烂,牙龈肿痛、齿衄等。

(2)**伤津耗气**:火热之邪蒸腾于内,最易迫津外泄,消灼阴液,使人体津液耗伤。故火邪致病常见口渴喜冷饮、咽干口燥、小便短赤、大便秘结等。此外,火迫津泄,气随津脱,可导致气虚,见少气懒言、肢体倦怠乏力等表现。

(3)**生风动血**:火热之邪侵犯人体,劫耗阴液,使筋脉失于濡养,而致肝风内动,称为热极生风。风火相煽,症状急迫,出现高热、神昏谵语、四肢抽搐、颈项强直、角弓反张、目睛上视等。火热之邪易灼伤脉络,迫血妄行,从而导致各种出血证,如吐血、衄血、尿血、便血,妇女月经过多、崩漏等。

(4)**易致肿疡**:火热之邪入于血分,可聚于局部,腐蚀血肉,则发为痈肿疮疡,故有"痈疽是火毒生"之说。临床表现以疮疡局部红肿热痛为特征。

(5)**易扰心神**:火与心气相应。心主血脉而藏神,故火邪伤及人体,最易扰乱心神,从而出现心烦失眠,狂躁妄动,甚至神昏谵语等。

6.暑邪 暑为夏季的主气,是火热之气所化。暑病有明显的季节性,主要发生在夏至以后、立秋以前。暑邪独见于夏令,故有"暑属外邪,并无内暑"之说。

暑邪的性质和致病特点如下:

(1)**暑为阳邪,其性炎热**:暑为盛夏火热之气所化,其性炎热,故为阳邪。暑邪致病多见高热、汗出、烦渴、面赤、肌肤灼热、脉洪大等一系列阳热症状。

(2)**暑性升散,易伤津耗气**:升散,即上升、发散。暑邪伤人,阳性升发,可致腠理开泄而大汗出。大量汗出必致津液亏损,出现口渴喜饮、唇干舌燥、小便短赤等。汗出过多的同时,往往气随津泄而致气虚,又可见气短乏力、脉虚,甚则突然昏倒、不省人事等。

(3)**暑多夹湿**:夏日炎暑,人多贪凉饮冷,加之暑季不仅气候炎热,且雨湿偏多,热蒸湿动,故暑邪常夹湿邪侵犯人体。因此,暑邪临床表现除发热、烦渴等暑热症状外,常兼见四肢困倦、胸闷呕恶、大便溏泄不爽等湿阻之症。

(二)疠气

疠气,即疫疠之气,是一类具有强烈传染性的外感邪气。在中医文献中还有瘟疫、戾气、疫毒等名称。疠气所致之病称为疫、疫病、瘟疫(或温疫)等。疠气与六淫不同,并非是由气候变化所形成的致病因素,而是人们感官所不能直接观察到的微小的致病物质。疠气的发现是中医病因学的重大发现,也是对世界医学的重大贡献。

1.疠气的致病特点

(1)**发病急骤,病情严重**:疫疠之气,其性急速、燔灼,且热毒炽盛。故其致病具有发病急骤、来势凶猛、病情险恶、变化多端、传变快的特点,且易伤津、扰神、动血、生风。疠气为害颇似火热致病,具有一派热盛之象,但毒热较火热更甚,且常夹有湿毒、瘴气、毒雾等秽浊之气,故其致病作用更为剧烈险恶,病死率也较高。

(2)**传染性强,易于流行**:疠气具有强烈的传染性和流行性,可通过口鼻等多种途径在人群中传播,既可散在发生,也可大面积流行。如大头瘟、虾蟆瘟、疫痢、白喉、烂喉丹痧、天花、霍乱等。

(3)**一气一病,症状相似**:疠气种类有别,所致之病各异,每种疠气所致之病均有各自的临床特点和传变规律。同一种疠气侵犯人体,无论男女老幼,均可出现相同或相似的临床表现。

2.疠气形成和流行的原因

(1)**气候因素**:自然界气候反常变化,如久旱、酷热、湿雾瘴气等。

(2)**环境和饮食**:如空气、水源、食物的污染。

(3)**预防措施不当**:没有及时做好预防与隔离工作。

(4)**社会因素影响**:疠气的流行与社会经济、文化状况有关。一般来说,经济、文化较为落后的国家和地区,疠气较易流行;经济、文化发达的国家和地区,疠气相对较少流行。

二、内伤致病因素

（一）七情内伤

七情，即喜、怒、忧、思、悲、恐、惊七种情志变化，是机体的精神状态，是人体对客观事物的不同反应。中医学认为，七情由脏腑而发，分属五脏，以怒、喜、思、悲、恐为代表，简称五志。在正常情况下，一般不会使人致病。只有在突然、强烈或持久性的精神刺激下，超过了人体的正常生理调节范围，使人体气机紊乱，脏腑气血失调，才会导致疾病的发生。这时的七情就成为致病因素，而且是导致内伤疾病的主要因素之一，故称为内伤七情。

1. 七情与脏腑气血的关系　中医学认为，人的情志活动与体内脏腑密切相关，《素问·阴阳应象大论》说："人有五藏化五气，以生喜怒悲忧恐。"可见情志活动必须以五脏精气作为物质基础。心主喜，过喜则伤心；肝主怒，过怒则伤肝；脾主思，过思则伤脾；肺主悲、忧，过度悲忧则伤肺；肾主惊、恐，过惊过恐则伤肾。不同的情志变化对各脏腑有不同的影响，而脏腑气血的变化也会导致情志的变化。《素问·调经论》说："血有余则怒，不足则恐。"《灵枢·本神》又说："肝气虚则恐，实则怒……心气虚则悲，实则笑不休。"故七情与脏腑气血关系极为密切。

2. 七情的致病特点

(1) 直接伤及内脏：七情过激可直接影响相应内脏，使脏腑气血失调，气机逆乱，产生各种病理变化，如"大怒伤肝""暴喜伤心""思虑伤脾""忧悲伤肺""惊恐伤肾"，其中与心肝脾的关系最为密切。过喜损伤心脏，可导致心神不安而心悸、失眠、烦躁、惊慌不安、神志恍惚，甚至精神失常，出现哭笑无常、言语不休、狂躁妄动等。郁怒不解则伤肝，可出现胁肋胀痛、性情急躁、善太息，或咽中似有物梗阻，或致妇女月经不调、痛经、闭经、癥瘕等。或因暴怒导致肝气上逆，损及血脉，血随气逆，发生大呕血或晕厥。过度思虑，损伤于脾，使脾失健运，出现食欲不振、脘腹胀满等。

(2) 影响脏腑气机：七情致病，使脏腑气机升降失常，气血功能紊乱。不同的情志变化，其气机逆乱的表现也不尽相同。

1) 怒则气上：气上，即气机上逆之意。怒为肝之志。过度愤怒可使肝气上逆，血随气升，可见面红目赤、头痛头晕、耳鸣目眩，甚则呕血或猝然昏倒等。肝气横逆，亦可犯脾而致飧泄、腹胀，若克胃则可出现呃逆、呕吐等。由于肝肾同源，怒不仅可伤肝，还可伤肾，出现恐惧、健忘、腰膝酸软等。

2) 喜则气缓：气缓，即心气弛缓之意。喜为心之志。正常情况下，喜能缓和紧张情绪，使心情舒畅，气血和缓。过喜可使心气涣散，神不守舍，从而出现乏力、懈怠、注意力不能集中，甚则失神狂乱等。

3) 悲则气消：气消，即肺气消耗之意。悲忧为肺之志。过度悲伤可使肺气耗伤，意志消沉，出现胸闷气短、精神萎靡、倦怠乏力等。

4) 恐则气下：气下，即精气下陷之意。恐为肾之志。恐是一种胆怯、惧怕的心理作用。长期或突然的过度恐惧，可使肾气不固，气陷于下，而致二便失禁、遗精滑泄等。恐惧伤肾，精气不能上奉，则心肺失其濡养，水火升降不交，可见胸满腹胀、心神不安、夜不能寐等。

5) 惊则气乱：气乱，指心气紊乱。心主藏神，若突然受到惊恐，则心气紊乱，气血失调，以致心无所倚，神无所归，虑无所定，惊慌失措等。

6) 思则气结：气结，即脾气郁结之意。思虑过度不但耗伤心神，也会影响脾气，故有"思虑伤心脾"之说，可出现脘腹胀满、纳呆、便溏，甚至消瘦，或心悸健忘、失眠多梦等。

(3) 影响病情变化：通常来说，良性的或积极的情志变化有利于疾病的恢复，恶性的或消极的情志变化可使病情加重或迅速恶化，甚至猝然死亡。如有高血压病史者，若恼怒过度而致肝阳暴涨，血气并走于上，发生眩晕，甚至突然昏厥或昏仆不语、半身不遂、口眼㖞斜等。

（二）饮食失宜

饮食是人类赖以生存和保持健康的必要条件。但饮食要有一定的节制，否则也会影响人体脏腑的生理功能，降低机体的抗病能力，从而成为致病因素。饮食失宜主要包括饮食不节、饮食不洁、饮食偏嗜。

1. 饮食不节

(1) 饥饱失常：饮食应以适量为宜，过饥过饱均可导致疾病的发生。

过饥则摄食不足，化源缺乏，久之则气衰血少，机体抗病能力降低，易于变生各种疾病；饮食过饱或暴饮暴食，超过了脾胃的运化能力，易致食物阻滞，使脾胃受损，出现脘腹胀痛、厌食、嗳腐吞酸、泻下臭秽等食伤脾胃的病证。饥饱失常，在小儿尤为多见，因其脾胃功能较成人弱，食滞日久可以郁而化热，伤于生冷寒凉又可聚湿、生痰。婴幼儿食滞日久还可以出现手足心热、心烦易哭、脘腹胀满、面黄肌瘦等，称为疳积。成人如果久食过量，可阻滞肠胃经脉，气血运行不畅，发生下利、便血、痔疮等。过食肥甘厚味，易于化生内热，引起痈疽疮毒等。

此外，在疾病过程中，饮食不节还能改变病情，故有"食复"之说。如在热性病中，疾病初愈，脾胃尚虚，饮食过量或摄入不易消化的食物，常常导致食滞化热，与余热相合，使热邪久羁而引起疾病复发或迁延时日。

(2) 饮食无时：按固定时间有规律地进食，可以保证消化、吸收功能有节奏地进行，脾胃则可协调配合，有张有弛，水谷精微化生有序，并有条不紊地输布全身。自古以来就有一日三餐"早饭宜好，午饭宜饱，晚饭宜少"之说。若饮食无时，亦可损伤脾胃而变生他病。

2. 饮食不洁 进食不清洁或陈腐变质的食物，可引起胃肠疾病和肠道寄生虫病，出现腹痛、吐泻、下痢脓血等。肠道寄生虫病可导致腹痛、嗜食异物、面黄肌瘦、肛门瘙痒等。若误食腐败变质或有毒食物，可致食物中毒，引起剧烈腹痛、吐泻等，甚至出现昏迷或死亡。

3. 饮食偏嗜 饮食结构合理，五味调和，寒热适中，无所偏嗜，可使人体获得各种所需的营养。若饮食偏嗜，或膳食结构失宜，或饮食过寒过热，可导致阴阳失调、气血异常或某些营养缺乏而发生疾病。

(1) 种类偏嗜：饮食种类合理搭配，膳食结构合理，才能获得充足的营养，以满足生命活动的需要。若结构不当，调配不宜，有所偏嗜，则味有所偏，脏有偏胜，从而导致脏腑功能紊乱。如过嗜醇酿之品，则导致水饮积聚；过嗜瓜果乳酥，则水湿内生，发为肿满泻利。

(2) 寒热偏嗜：饮食宜寒温适中。若偏食生冷寒凉，可损伤脾胃阳气，寒湿内生，导致腹痛、泄泻等。若偏食辛温燥热，可使胃肠积热，出现口渴、腹满胀痛、便秘，甚至痔疮。

(3) 五味偏嗜：五味与五脏，各有其亲和性，如酸味入肝，苦味入心，甘味入脾，辛味入肺，咸味入肾。如果长期嗜好某种口味，就会使其对应的脏腑机能偏盛偏衰，久之可以按五脏之间相克关系传变，损伤他脏而发生疾病。如多食咸味食物，会使血脉凝滞，面色失去光泽；过食苦味食物，会使皮肤干燥而毫毛脱落；多食辛味食物，会使筋脉拘急而爪甲枯槁；过食酸味食物，会使皮肉坚厚皱缩，口唇干薄而掀起；多食甘味食物，则骨骼疼痛而头发脱落。故"谨和五味"才能"长有天命"。

（三）劳逸失度

劳逸失度包括过度劳累和过度安逸两个方面。正常的劳动和体育锻炼有助于气血流通，增强体质。必要的休息可以消除疲劳，恢复体力和脑力，不易致病。只有较长时间的过度劳累，包括劳力过度、劳神过度及房劳过度，或过度安逸，如完全不劳动、不运动，方可成为致病因素。

1. 过劳 过劳是指过度劳累，包括劳力过度、劳神过度和房劳过度3个方面。

(1) 劳力过度：指较长时期从事过度的体力劳动，疲劳太过而又得不到相应的恢复，积劳成疾，致脏腑功能损伤，使脏腑功能不足，精、血、津液耗伤，可出现气短乏力、倦怠懒言、精神疲惫、形体消瘦等。

（2）**劳神过度**：指思虑过度，可耗伤心血，损伤脾气，出现心悸、失眠、多梦、健忘等心神失养及食欲不振、腹胀、纳呆、便溏等脾气损伤之证。

（3）**房劳过度**：指性生活不加节制，房事过度。肾藏精，主封藏，肾精不宜过度耗泄。若房事过频则肾精耗伤，临床常表现为腰膝酸软疼痛、神疲乏力、眩晕耳鸣、精神萎靡，或遗精、早泄，甚至阳痿等。

2. **过逸**　过逸包括体力过逸和脑力过逸。体力过逸可致人体气血运行不畅，脾胃功能减弱，出现食少乏力、肢体软弱、精神不振，或肥胖臃肿，动辄气喘、心悸、汗出等，或继发他病。脑力过逸可使人体脏腑经络功能失调，精气神衰弱，常见精神萎靡、表情淡漠、失眠健忘、反应迟钝等。

三、病理产物致病因素

病理产物致病因素是继发于其他病理过程而产生的致病因素，故又称继发性病因。在疾病的发生发展过程中，外感、内伤、其他致病因素作用于人体，引起气血津液代谢失调等病理变化，并产生痰饮、瘀血、结石等病理产物。这些病理产物一经产生，又可在一定条件下作为一种新的致病因素，直接或间接作用于人体某些脏腑组织器官，引发机体更为复杂的病理变化，形成各种新的复杂的病证。由此可见，病理产物致病因素既是病理产物，又是致病因素。

（一）痰饮

1. **痰饮的基本概念**　痰和饮是机体水液代谢障碍所形成的病理产物。一般质地稠厚者称为痰，质地清稀者称为饮，合称痰饮。

痰作为致病因素，分为有形之痰和无形之痰两类。

（1）**有形之痰**：是指视之可见、触之可及、闻之有声的痰，如咳出的痰液、瘰疬痰核、喘息的痰鸣音等。

（2）**无形之痰**：是指津液凝聚之痰留于体内，唯见其症，不见其形，看不到实质性的痰，因无形可征，故称无形之痰。这些病证多以眩晕、呕恶、苔腻和脉滑为主要特征。虽不能发现实质性的痰液，但临床上按痰辨证论治，却往往能收到较为满意的疗效。

饮是指流动性较大、可停留于人体局部的清稀水液，因其停积部位和症状不同，《金匮要略》将其分为"痰饮""悬饮""溢饮""支饮"四种。

2. **痰饮的形成**　痰饮的形成多由外感六淫、饮食失宜、七情内伤等，使肺、脾、肾及三焦等脏腑气化功能失调，水液代谢障碍，以致水液停滞而成。痰饮形成后，饮多积留于肠胃、胸胁及肌肤，而痰则随气机升降流行，内而脏腑，外至筋肉皮骨，形成多种病证。既可因痰生病，又可因病生痰，互为因果，为害甚广，从而形成各种复杂的病理变化。

3. **痰饮的致病特点**

（1）**阻碍经脉气血运行**：痰饮随气流行，机体内外无所不至。若痰饮留滞经络，易使经络阻滞，气血运行不畅，出现肢体麻木、屈伸不利，甚至半身不遂等。若结聚于局部，则形成瘰疬、痰核，或形成阴疽、流注等。

（2）**阻滞气机升降出入**：痰饮为水湿所聚，停滞于中，易于阻遏气机，使脏腑气机升降失常。肺以清肃下降为顺，痰饮停肺，使肺失宣肃，可出现胸闷、咳嗽、喘促等。胃气以降则和，痰饮停留于胃，使胃失和降，则出现恶心、呕吐等。

（3）**影响水液代谢**：痰饮本为水液代谢失常的病理产物，一旦形成，便作为一种致病因素反过来作用于机体，进一步影响肺、脾、肾的水液代谢功能。痰饮阻肺，肺失宣降，肺不能通调水道，则水液不能正常输布。痰湿困脾，脾失健运，聚湿生痰，则水湿不能正常运化。痰饮停滞下焦，可影响肾和膀胱的气化功能，水液停聚，加重水液代谢障碍，可见浮肿和尿少。

（4）**易于蒙蔽神明**：痰浊上扰，蒙蔽清阳，则会出现头昏目眩，精神不振，痰迷心窍，或痰火扰心，心神被蒙，则可导致胸闷心悸、神昏谵妄，或引起癫痫等疾病。

（5）**症状复杂，变幻多端**：从发病部位而言，痰之为病，全身各处均可出现，与五脏之病均有关系，其临床表现也十分复杂。饮邪为病，多见于胸腹四肢，与脾胃关系较为密切。一般说来，痰病多表现为胸部痞闷、咳嗽、痰多、恶心、呕吐、腹泻、心悸、眩晕、癫狂、皮肤麻木、关节疼痛或肿胀、皮下肿块，或溃破流脓，久而不愈。饮之为害多表现为咳喘、水肿、疼痛、泄泻等。总之，痰饮症状复杂，变化多端，以咳、喘、悸、眩、呕、满、肿、痛八大症状为其临床表现。故有"百病多由痰作祟"之说。

（二）瘀血

1. 瘀血的基本概念 凡血液运行不畅，或局部血液停滞，以及积存于体内没有消散的离经之血，都称为瘀血。瘀血既是疾病过程中形成的病理产物，又是某些疾病的致病因素。

2. 瘀血的形成

（1）**外伤**：各种外伤，如跌打损伤、负重过度等，使血离经脉，停留体内，不能及时消散或排出体外，血液运行不畅，从而形成瘀血。

（2）**出血**：因出血之后，离经之血未能排出体外而为瘀，所谓"离经之血为瘀血"。或因出血之后，过用寒凉，使离经之血凝聚，瘀滞不畅而形成瘀血。

（3）**气虚**：气为血之帅，血为气之母，气行则血行，气虚则运血无力，血行迟滞致瘀。或气虚不能统摄血液，血溢脉外而为瘀。

（4）**气滞**：气能行血，气行则血行，气滞则血瘀。

（5）**血寒**：血得温则行，得寒则凝。感受外寒，或阴寒内盛，使血液凝涩，运行不畅，发为瘀血。

（6）**血热**：热入营血，血热互结，或使血液黏滞而运行不畅，或热灼脉络，血溢于脏腑组织之间，亦可导致瘀血。

（7）**情绪和生活失宜**：情志内伤多因气郁而致血瘀。饮食起居失宜也可导致血瘀而变生百病。

综上所述，瘀血的形成主要有以下两个原因：一是由于气虚、气滞、血热、血寒等内伤因素，使血液运行不畅而凝滞；二是因外伤及其他原因造成的出血不能及时消散或排出而成。

3. 瘀血的致病特点 由于瘀阻部位及形成原因的不同，瘀血引起的病证异常繁多。如瘀阻于心，可见胸闷、心痛、口唇青紫、脉多结代；瘀阻于肺，可见胸痛、咳血；瘀阻于肝，可见胁痛痞块；瘀阻胃肠，可见呕血、便血；瘀阻胞宫，可见小腹疼痛、月经不调、痛经、经色紫黯有血块或崩漏；瘀阻于肢体，可见局部的肿痛或青紫等。虽然瘀血所致的病证各异，但临床表现多有如下共同特点：

（1）**疼痛**：多为刺痛，痛处固定不移且拒按，夜间痛甚，病程较长。

（2）**肿块**：为固定不移的肿块，在体表多见青紫肿胀；若瘀积于体内，久聚不散，则可形成癥积，按之有肿块。

（3）**出血**：血色多紫黯，或夹有瘀血块。

（4）**发绀**：面色黧黑，口唇、爪甲青紫。

（5）**舌色**：舌色紫黯，或舌上有瘀点、瘀斑。

（6）**脉象**：可见沉涩、细涩、弦涩脉，或结脉、代脉。

（三）结石

结石是指停滞于脏腑管腔的坚硬如石的病理产物。结石多由饮食不当、情志内伤、服药不当、外感六淫等形成，形态各异，大小不一，停滞体内，又可成为继发的致病因素。结石的特点：多发于胆、胃、肝、肾、膀胱等脏腑；病程较长，轻重不一；阻滞气机，发为疼痛等。

四、其他病因

除上述外感致病因素、内伤致病因素、病理产物致病因素之外的致病因素，可统称为其他病因，主要有外伤、虫兽伤、寄生虫等。

（一）外伤

外伤指外力或外在因素所致的机体损伤，如跌仆、金刃、棍棒、枪弹、坠落、撞击、挤压、闪挫、烧烫伤、冻伤、虫兽咬伤、电击伤等。外伤致病一般都有明确的外伤史。轻者，皮肉损伤，血行不畅，出现疼痛、出血、瘀斑、血肿等；重者，伤筋动骨，损伤内脏，出现关节脱臼、骨折、内出血、虚脱、死亡等。

（二）虫兽伤

虫兽伤指毒蛇、狂犬、猛兽等动物咬伤或蜂、蝎、虫蜇伤等。轻则引起局部损伤，出现肿痛、出血等，重则可见全身中毒症状，如高热、神昏、抽搐，甚至死亡。

1. 毒蛇咬伤　毒蛇咬伤后根据临床表现不同，分为风毒、火毒和风火毒三类。

（1）**风毒（神经毒）**：常见银环蛇、金环蛇和海蛇咬伤，伤口表现以麻木为主，无明显红肿热痛。全身症状，轻者头晕、头痛、出汗、胸闷、四肢无力，重者昏迷、瞳孔散大、视物模糊、语言不清、流涎、牙关紧闭、吞咽困难、呼吸减弱或停止。

（2）**火毒（血循毒）**：常见蝰蛇、尖吻蝮蛇、青竹蛇和烙铁头蛇咬伤。伤口红肿灼热疼痛，起水疱，甚至发黑，日久形成疮。全身症状见寒战发热，全身肌肉酸痛，皮下或内脏出血、尿血、便血、吐血、衄血，继则出现黄疸和贫血等，严重者中毒死亡。

（3）**风火毒（混合毒）**：如眼镜蛇、大眼镜蛇咬伤，临床表现有风毒和火毒的症状。

2. 狂犬咬伤　狂犬咬伤初起仅局部疼痛、出血，伤口愈合且经一段潜伏期后出现烦躁、惶恐不安、牙关紧闭、抽搐、恐水、恐风等。

（三）寄生虫

这种致病因素主要通过进食含有虫卵的饮食物、接触虫体以及虫卵污染的水土等途径感染。人体常见的寄生虫有蛔虫、蛲虫、绦虫、钩虫、血吸虫等。寄生虫寄居于人体内，不仅消耗气血津液等营养物质，而且损伤脏腑经络组织的功能。各种寄生虫感染的临床表现不同，预后也不尽相同。对于寄生虫感染，要贯彻预防为主的方针，注重饮食卫生和环境卫生。

第二节　病　机

> **情景导入**
>
> 王某，男性，40 岁。体形偏胖，近 1 个月来感觉食欲减退，胃口不好，胸闷，腹胀，时常恶心想吐，大便稀溏，舌苔厚腻。
>
> 请思考：
> 1. 其病因是什么？
> 2. 如何用邪正盛衰解释其病机？

ER 4-3

思维导图

病机是指疾病发生、发展与变化的机理，它揭示了疾病发生、发展与变化、转归的本质特点及其基本规律。

由于素体不同、病邪各异，因此会引起多种多样的病理变化。尽管疾病的种类繁多，临床征象错综复杂，千变万化，每个疾病、每个症状都有其各自的病机，但总的来说，外感病的病机变化规律主要是邪正斗争，内伤杂病的病机变化规律主要是阴阳失调、气血失调、升降失常等。其中邪正斗争、阴阳失调是诸病机中最基本的病机。

一、邪正盛衰

邪正盛衰，是指在疾病过程中致病邪气与机体正气之间的盛衰变化。邪正盛衰不仅决定着病机的虚或实，并且直接影响着疾病的发展变化及其转归。

疾病的发生主要关系到正、邪两个方面。正，又称正气，指人体的功能活动（包括脏腑、经络、气血等功能）和抗病、康复能力。邪，又称邪气，指各种致病因素。其中正气在发病中起着主要作用。一般情况下，正气旺盛，邪气就不易侵犯人体，或虽有邪气侵袭，也不会发生疾病；只有在正气不足、抗病能力低下的时候，邪气才乘虚侵犯人体，使脏腑功能失调而导致疾病发生。因此，中医学有"正气存内，邪不可干"和"邪之所凑，其气必虚"的论述。

（一）邪正盛衰与虚实变化

在疾病发展变化过程中，正气和邪气之间不断地进行斗争，导致正邪双方力量的消长盛衰变化。一般情况下，正气增长而旺盛，则必然促使邪气消退；反之，邪气增长而亢盛，则必然会耗伤正气。随着体内邪正的消长盛衰，形成了病证的虚实变化。故《素问·通评虚实论》说："邪气盛则实，精气夺则虚。"

1."实"的病机 所谓实，主要是由于邪气亢盛，正气尚未虚衰，邪正之间剧烈抗争而导致一系列病理性反应比较剧烈的、有余的证候。实证多见于外感病的初期和中期，病程一般较短。外感病实证常见壮热、狂躁、声高气粗、腹痛拒按、二便不通、脉实有力、舌苔厚腻等。内伤性实证则表现为食积不化、痰涎壅盛、水湿泛滥、瘀血内阻等。

2."虚"的病机 所谓虚，主要是由于正气不足，机体的脏腑、经络等组织器官及其生理功能减弱，抗御病邪的能力低下，因而邪正之间剧烈抗争的现象不明显而导致一系列正气虚衰的病理变化。虚证多见于素体虚弱或疾病的后期，以及多种慢性病证，如大病、久病，或吐、利、大汗、大出血等耗伤机体的正气；或因致病邪气的久留而伤正等，导致正气虚弱而成虚证。一般认为，神疲乏力、倦怠嗜卧、面容憔悴、心悸气短、自汗、盗汗、二便失禁，或五心烦热，或畏寒肢冷、脉虚无力等，均属于"精气夺则虚"的临床表现。

3. 虚实错杂

（1）虚中夹实：指以虚为主，又兼夹实候的病理变化。如脾阳不振之水肿，脾阳不振、运化无权属于虚候，水湿停聚、发为浮肿为实，上述病理变化以虚为主，实居其次。

（2）实中夹虚：指以实为主，兼见虚候的一种病理变化。如外感热病在发展过程中常见实热伤津之象，因邪热炽盛而见高热、汗出、便秘、舌红、脉数之实象，又兼见口渴喜饮、舌燥少津、气短乏力等伤津耗气之症，病本为实为热，津伤源于实热而属于虚，此为实中夹虚。

4. 虚实转化

（1）**由实转虚**：疾病在发展过程中，邪气盛，正气不衰，由于误治、失治，病情迁延，虽然邪气渐去，但是人体的正气、脏腑的生理功能已受到损伤，因而疾病的病理变化由实转虚。例如，外感疾患，疾病初期多属于实，由于治疗不及时或治疗不当，护理失宜，或年高体弱，抗病能力较差，从而病情迁延不愈，正气日损，可逐渐出现肺脾功能衰减之虚象，表现为消瘦、纳呆食少、面色不华、气短乏力等，即由实转虚。

（2）**因虚致实**：由于正气本虚，脏腑生理功能低下，导致气、血、津液等不能正常运行，气滞、瘀血、痰饮、水湿等实邪停留体内。如肾阳虚衰、不能主水而形成的阳虚水停之候，既有肾脏温化功能减退的虚象，又有水液停留于体内的邪实之象，这种水湿泛滥乃由肾阳不足、气化失常所致，故称因虚致实。

5. 虚实真假

（1）**真虚假实（至虚有盛候）**：真虚假实之虚指病理变化的本质，而实则是表面现象，是假象。如正气虚弱之人，因脏腑虚衰，气血不足，运化无权，有时反而出现类似"实"的表现，一方面可以见到纳呆食少、疲乏无力、舌胖嫩苔润、脉虚无力等正气虚弱的表现，另一方面又可见腹满、腹胀、腹痛等一些类似"实"的症状。但其腹虽满，却有时减轻，不像实证之腹满不减或减不足言；腹虽胀，但有时和缓，不若实证之常急不缓；腹虽痛，但喜按，与实证之腹痛拒按不同。因此，病机的本质为虚，实为假象，即真虚假实。

（2）真实假虚（大实有羸状）：真实假虚病机本质为实，而虚则是表面现象，为假象。如热结肠胃，痰食壅滞，湿热内蕴，大积大聚等，使经络阻滞，气血不能畅达，反而出现一些类似虚的假象。如热结肠胃、里热炽盛之人，一方面见到大便秘结、腹满硬痛拒按、潮热谵语、舌苔黄燥等实证的表现，另一方面又可出现精神萎靡，不欲多言，肢体倦怠，但稍动则舒适；也可出现大便下利，但得泄而反畅快。究其本质，即真实假虚。

在疾病过程中，由于邪正在抗争中经常发生变化，所以病机的虚和实都只是相对的，而不是绝对的。因而，由实转虚、因虚致实和虚实夹杂常常是疾病发展过程中的必然趋势。病机的或实或虚在临床上均有一定的征象可循。但是临床征象仅仅是疾病的现象，在现象与本质相一致的情况下，可以反映病机的虚或实；而在疾病的现象与本质不完全一致的特殊情况下，这些假象不能反映病机的虚或实，因而有"至虚有盛候"的真虚假实和"大实有羸状"的真实假虚。因此，分析病机的虚或实，必须透过现象看本质，才能不被假象所迷惑，真正把握疾病的虚实变化。

（二）邪正盛衰与疾病的转归

在疾病的发生、发展及其转归的过程中，邪正的消长盛衰不是固定不变的。在一般状况下正胜则邪退，疾病趋于痊愈或好转；邪胜则正衰，疾病趋于恶化，甚则导致死亡。

1. 正胜邪退　正胜邪退是指在邪正盛衰的发展过程中，正气来复，正气战胜邪气，邪气逐渐消退，疾病趋向好转而痊愈，这是在许多疾病中最常见的一种转归。这是由于患者的正气较充盛，抗御病邪的能力较强；或因及时得到正确的治疗，邪气难以进一步发展，进而促使病邪对机体的作用消失或终止，机体的阴阳获得了新的相对平衡，疾病即告痊愈。

2. 邪胜正衰　邪胜正衰是指在邪正盛衰的发展过程中，邪气旺盛，正气渐衰，疾病趋向恶化，甚则死亡的一种转归。这是由于机体的正气虚衰，或邪气炽盛，机体抗御病邪的能力日趋低下，不能制止邪气的致病作用，使机体受到的病理性损害日趋严重，导致病情趋向恶化和加剧。

此外，若邪正双方势均力敌，出现邪正相持，正虚邪恋，或邪去而正气不复等情况，则常是许多疾病由急性转为慢性，或遗留某些后遗症，或慢性病持久不愈的主要原因之一。

二、阴阳失调

阴阳失调，是指机体阴阳的平衡协调状态由于某些因素的作用遭到破坏，导致阴阳偏胜偏衰的病理状态，是对机体各种病理状态的高度概括。

（一）阴阳偏胜

阴阳偏胜，主要指"邪气盛则实"的实证。即阳邪可致阳偏胜，阴邪可致阴偏胜，前者其病属热属实，后者其病属寒属实。阳长则阴消，阴长则阳消，故《素问·阴阳应象大论》曰："阴胜则阳病，阳胜则阴病"，这是阴偏胜或阳偏胜等病理变化的必然发展趋势。

1. 阳偏胜　阳偏胜是指在疾病发展过程中，机体出现阳气偏亢，功能亢进，邪热过剩的病理状态。往往由于感受温热阳邪，或感受阴邪而从阳化热，或七情内伤、五志过极而化火，或因气滞、血瘀、痰浊、食积等郁而化热化火所致。其病机特点多表现为阳气亢盛而阴液未虚的实热证，即所谓"阳盛则热"，可见壮热、面红、目赤、便干、舌红苔黄、脉数等。由于阳的一方偏盛会制约对方，导致阴的一方相对偏衰，所以除上述阳盛的临床表现外，同时还会出现口渴、小便短少、大便干燥等阳盛伤阴、阴液不足的症状，即所谓"阳胜则阴病"。

2. 阴偏胜　阴偏胜是指在疾病的过程中，机体出现阴气偏盛，功能障碍或减退，产热不足以及病理代谢产物积聚的病理状态。多因感受寒湿阴邪，或过食生冷，寒湿中阻，阳不制阴而致阴寒内盛。其病机特点多表现为阴盛而阳未虚的实寒证，即所谓"阴盛则寒"，可见形寒、肢冷、蜷卧、口淡不渴、苔白、舌质淡、脉迟等。由于阴的一方偏盛，常常耗伤阳气，会导致阳的一方偏衰，从而出现恶寒、腹痛、溲清便溏等阳气偏衰的表现，即所谓"阴胜则阳病"。

（二）阴阳偏衰

阴阳偏衰，是指"精气夺则虚"的虚证。所谓"精气"，包括阴精和阳气两方面。阳气亏虚，阳不制阴，使阴相对偏亢，则形成"阳虚则寒"的虚寒证；反之，阴精亏损，阴不制阳，使阳相对偏亢，则形成"阴虚则热"的虚热证。

1.阳偏衰 阳偏衰即阳虚，是指机体阳气虚损，失于温煦，功能减退或衰弱，机体反应性低下，代谢活动减退，热量不足的病理状态。多因先天禀赋不足，或后天饮食失养，或劳倦内伤，或久病损伤阳气而致。其病机特点多表现为机体阳气不足、阳不制阴、阴相对亢盛的虚寒证。阳虚则寒，临床可见畏寒肢冷、面色苍白、舌淡、脉迟等寒象，亦可见到神疲倦怠、嗜卧、小便清长、下利清谷等虚象，以及由于阳虚气化无力，阳不化阴，水液代谢功能障碍或减退而导致的水湿停滞等病变。因此，阳虚则寒与阴盛则寒不仅在病机上有所区别，而且在临床表现方面也有不同，前者是虚而有寒，后者是以寒为主而虚象不明显。

2.阴偏衰 阴偏衰即阴虚，是指机体的精、血、津液等阴液亏耗，其宁静、滋养的作用减退的病理状态。主要是由阳邪伤阴，或五志过极，化火伤阴，或因久病耗伤阴液所致。其病机特点多表现为阴液不足及滋养、宁静功能减退，以及阳气相对偏盛的虚热证。阴虚则热，临床可见五心烦热、骨蒸潮热、盗汗、形体消瘦、咽干口燥、舌红少苔、脉细数无力等表现。由此可见，阴虚则热与阳盛则热的病机不同，其临床表现也有所区别，前者是虚而有热，后者是以热为主，虚象并不明显。

（三）阴阳互损

阴阳互损，是指在阴或阳任何一方虚损的前提下，病变发展影响到相对的一方，形成阴阳两虚的病理变化。在阴虚的基础上继而导致阳虚，称为阴损及阳；在阳虚的基础上继而导致阴虚，称为阳损及阴。

1.阴损及阳 阴损及阳是指由于阴液（精、血、津液）亏损，累及阳气生化不足，或阳气无所依附而耗散，从而在阴虚的基础上又导致了阳虚，形成了以阴虚为主的阴阳两虚的病理状态。如遗精、盗汗、失血等慢性消耗性病证，严重地耗伤了人体阴精，导致化生阳气的物质基础不足，发展到一定阶段就会出现自汗、畏冷、下利清谷等阳虚之候。这种由阴虚而导致阳虚，最终致阴阳两虚的病理变化，称为"阴损及阳"。

2.阳损及阴 阳损及阴是指由于阳气虚损，无阳则阴无以生，久之则阴液生化不足，从而在阳虚的基础上又导致了阴虚，形成了以阳虚为主的阴阳两虚的病理状态。如临床常见的水肿病，其主要由阳气不足，气化失司，水液代谢障碍，津液停聚而水湿内生、溢于肌肤所致。但其病变发展则又可因阳气不足而导致阴气化生无源而亏虚，出现形体消瘦、烦躁升火、甚则瘛疭等阴虚症状，发展成为阳损及阴的阴阳两虚证，称为"阳损及阴"。

（四）阴阳格拒

阴阳格拒，是阴阳失调中比较特殊的一类病机，主要包括阴盛格阳和阳盛格阴两方面。主要是由于某些原因引起阴或阳的一方盛极而壅盛于内，将另一方排斥格拒于外，迫使阴阳之间不相维系、阻隔不通的病理变化，从而形成真寒假热或真热假寒等复杂的临床征象。

1.阴盛格阳 阴盛格阳是指阴寒之邪盛极于内，逼迫阳气浮越于外，出现内真寒外假热的一种病理状态。其疾病的本质虽然是阴寒内盛，但由于其格阳于外，故临床表现反见面红烦热、口渴、狂躁不安等热象，身虽热，却反而喜盖衣被。因其是阴寒内盛、格阳于外所致，故为真寒假热。

2.阳盛格阴 阳盛格阴指邪热内盛，深伏于里，阳气郁闭于内，格阴于外，出现内真热外假寒的一种病理状态。多见于热病的热盛至极，反见"热极似寒"的四肢厥冷、脉沉伏等寒象。由于其疾病的本质是热盛于里而格阴于外，故称为真热假寒。

（五）阴阳转化

在疾病发展过程中，阴阳失调还可表现为阴阳的相互转化，即所谓"重阳必阴，重阴必阳""寒极生热，热极生寒""物极必反"。阴阳转化包括由阳转阴和由阴转阳。

1. 由阳转阴　由阳转阴疾病的本质为阳气偏盛，但当阳气亢盛到一定程度就会向阴的方向转化，又称"重阳必阴"。如某些急性外感性疾病，初期可以见到高热、口渴、胸痛、咳嗽、舌红、苔黄等热邪亢盛的表现，属于阳证。由于治疗不当或邪毒太盛等原因，可突然出现体温下降、四肢厥逆、冷汗淋漓、脉微欲绝等阴寒危象。此时，疾病的本质即由阳转化为阴，疾病的性质由热转化为寒。

2. 由阴转阳　由阴转阳疾病的本质为阴气偏盛，但当阴气充盛到一定程度就会向阳的方向转化，又称"重阴必阳"。如感冒初期可出现恶寒重发热轻、头身疼痛、骨节酸痛、鼻塞流涕、无汗、咳嗽、苔薄白、脉浮紧等风寒束表之象，属于阴证。如治疗失误，或因体质等因素，可以发展为高热、汗出、心烦、口渴、舌红、苔黄、脉数等阳热亢盛之候。此时，疾病的本质即由阴转化为阳，疾病的性质则由寒转化为热。

（六）阴阳亡失

阴阳亡失，是机体的阴液或阳气因大量消耗而亡失，是生命垂危的一种病理状态。包括亡阳和亡阴两类。

1. 亡阳　亡阳是指机体的阳气突然脱失，导致全身功能突然严重衰竭的一种病理状态。亡阳多由于邪盛，正不敌邪，阳气突然脱失所致，也可由于素体阳虚、正气不足、疲劳过度等多种原因，或过用汗法、汗出过多、阳随阴泄、阳气外脱所致。慢性消耗性疾病的亡阳，多由于阳气的严重耗散、虚阳外越所致，临床多见大汗淋漓，汗稀而凉，肌肤手足逆冷，精神疲惫，神情淡漠，甚则昏迷，脉微欲绝等阳气欲脱之象。

2. 亡阴　亡阴是指机体的阴液发生突然的大量消耗或丢失而致全身功能严重衰竭的一种病理状态。亡阴多由于热邪炽盛，或邪热久留，大量煎灼阴液所致，也可由于其他因素大量耗损阴液而致。临床多见汗出不止，汗热而黏，手足温，身体干瘪，喘渴烦躁，甚则昏迷谵妄，脉细数无力，或洪大按之无力，舌光绛无苔等。

由于阴和阳相互依存，故亡阳则阴精无以化生而耗竭，亡阴则阳气无所依附而浮越于外，亡阴之后可迅速导致亡阳，亡阳也可继而出现亡阴，最终导致"阴阳离决，精气乃绝"，生命亦告终结。

综上所述，阴阳失调的病机是以阴阳的属性，阴和阳之间存在的相互制约、相互消长、互根互用和相互转化关系的理论，来阐释、分析、综合一切病理现象的机理。因此，在阴阳的偏盛和偏衰之间、亡阴和亡阳之间都存在着密切的联系。换而言之，阴阳失调的各种病机并不是固定不变的，而是随着病情的进退和邪正盛衰等情况的变化而变化的。

（秦博文）

思考题

1. 什么叫六淫？六淫致病一般具有哪些特点？
2. 简述风邪的性质及致病特点。
3. 何谓内伤七情？七情致病有哪些特点？
4. 简述邪正盛衰的病机。
5. 简述阴阳失调的病机。

练习题

教学微课

第五章 │ 诊 法

ER 5-1
教学课件

ER 5-2
思维导图

学习目标

1. 掌握：望神、望色、望舌的基本内容；问诊的基本内容；诊脉的方法。
2. 熟悉：望形态、望局部的内容；常见病脉及临床意义。
3. 了解：闻诊和按诊的基本内容。
4. 能够运用四诊方法收集病情资料。
5. 具有人文关怀精神和严谨的诊疗态度，通过对中医诊断基本原理的理解，增强中医护理技术自信、文化自信。

情景导入

蔡同学平素不爱与人交流，一个月前被网络诈骗，导致情志不畅，出现失眠，不易入睡或醒后不能再次入睡，时有通宵不睡。他自行在药店购买助眠药物并服用，无明显效果。现出现急躁易怒、心烦、心悸、口干苦、渴喜冷饮、恶心、头晕、大便干燥等症状，到校医院诊治。医生询问病情，摸了脉，看了舌，在门诊病历中写道："舌质红，苔黄腻而干，脉滑数有力。初步诊断：不寐，痰火扰心证。"

请思考：

1. 医生依据什么作出这样的诊断？
2. 中医诊病方法的主要内容有哪些？

诊法是中医护理诊察疾病、收集病情资料的基本方法，包括望诊、闻诊、问诊、切诊四个方面，简称四诊。通过望、闻、问、切四诊收集病情资料，并分析、探求疾病的本质，从而为护理诊断、制定护理措施和辨证施护提供依据。在临床运用时必须将中医四诊有机结合，只有四诊合参才能作出正确的判断。

第一节 望 诊

望诊是观察患者的神、色、形、态以及分泌物、排泄物的形、色、量、质等，以获得临床资料的诊察方法。望诊内容包括望全身、望局部、望舌、望排泄物和望小儿指纹。由于面部和舌比其他部位能更好地反映内脏的功能状态，所以在望诊中面部望诊与望舌最受重视。

一、望全身情况

（一）望神

神，是中医对人体生命现象的高度概括。其一是指人体生命活动的外在表现，其二是指人的精神、意识、思维活动。望神是通过观察人体生命活动的整体外在表现和精神状态、意识思维活动来判断病情轻重、预后善恶的方法。神以精气作为物质基础，通过望神，可以了解精气的盛衰，分析病情的轻重，判断预后的吉凶，故有"得神者昌，失神者亡"之说。

1. 得神 得神又称有神，是精充神旺的表现。主要表现为神志清楚，目光精彩，语言清晰，呼吸平稳，面色红润，反应灵敏，行动自如。得神提示正气充足，脏腑功能未衰，或虽病而病情较轻，预后良好。

2. 失神 失神又称无神，是精亏神衰的表现。主要表现为精神萎靡，表情淡漠，目光晦暗，瞳神呆滞，语言不清，呼吸气微或喘促，面色无华，或神昏谵语，循衣摸床，撮空理线，或两手握固，牙关紧闭等。失神提示脏腑精气虚衰，病情严重，预后较差。

3. 少神 少神又称神气不足，是轻度失神的表现，介于有神与无神之间。主要表现为精神不振，两目乏神，声低懒言，面色少华，倦怠乏力，动作迟缓。少神提示正气轻度损伤，多见于虚证或疾病恢复期。

4. 假神 假神是指危重患者突然出现精神暂时好转的假象。如神志昏迷不清，目无光彩，不欲语言，突然目光明亮，神志清醒，精神转佳，语言不休，欲见亲人；或面色晦暗，突见两颧发红，面红如妆；或不欲饮食，突然食欲大增，甚则暴食等。这是脏腑精气衰竭、阴阳离决的先兆，即所谓"回光返照""残灯复明"。

5. 神乱 神乱又称神志异常或精神错乱，包括癫、狂、痫等病。癫病症见沉默痴呆，表情淡漠，喃喃独语，条理不清，静而多疑。狂病症见喜动多怒，躁妄打骂，喧扰不宁，甚至弃衣而走，登高而歌，不避亲疏。痫病症见忽然眩仆倒地，昏不识人，口吐涎沫，两目上视或口眼㖞斜，四肢抽搐等，移时便可苏醒，醒后如常人。

（二）望色

望色是观察患者皮肤颜色与光泽变化以诊察疾病的方法。面部色泽是脏腑气血的外部反映，所以望色主要是观察面部色泽。面部色泽变化提示脏腑精气的盛衰、疾病的性质、病情的轻重和预后。

正常人的面部色泽称为常色，为人体气血充盛、脏腑功能正常的表现。中国人正常肤色是"红黄隐隐、明润含蓄"。由于体质、环境等因素的不同，肤色可以出现偏白、偏红、偏黑的差异，但只要光泽荣润即为正常。

人体患病时呈现的面部色泽称为病色，主要分青、赤、黄、白、黑五种。不同的颜色反映不同的病证，而光泽主要反映机体精气盛衰。在临床诊疗时，应将色与泽结合起来，才能做出准确的诊断。

1. 青色 青色主寒证、痛证、瘀血、惊风。青为气血不通，经脉瘀阻所致。面色苍白而青，多属寒邪外袭，或阴寒内盛；面色青暗，口唇青紫，为久病心阳不振，心血瘀阻；小儿高热，鼻柱、眉间、口唇四周及面部青紫，多是惊风的先兆。

2. 赤色 赤色主热证。赤为热邪迫血充盛于面部脉络所致。满面通红为实热证；午后颧红为虚热证；久病重病之人面色苍白，忽见两颧泛红如妆，游移不定，为虚阳浮越的戴阳证，病属危候。

3. 黄色 黄色主虚证、湿证。黄为脾虚失养，湿邪内盛所致。面色淡黄，枯槁无泽，称为萎黄，多是脾胃气虚；面黄而浮胖，多是脾虚有湿；面目一身尽黄属黄疸，黄色鲜明属湿热阳黄，黄色晦暗多为寒湿阴黄。

4. 白色 白色主虚证、寒证、失血证。白为气虚血少，或阳虚寒凝，气血不能上荣所致。若㿠白而虚浮，则多为阳虚；淡白而消瘦，多为营血亏虚；突然面色苍白，伴冷汗淋漓，多为阳气暴脱。

5. 黑色 黑色主肾虚证、寒证、水饮证、瘀血证。黑为肾阳虚衰，水饮不化，血失温养，经脉拘急，气血不畅所致。黑而暗淡，为肾阳虚；黑而干焦，为肾阴虚；眼眶周围发黑，为肾虚水饮，寒湿带下；颜面黧黑，肌肤甲错，为瘀血。

（三）望形态

望形态是通过观察患者的形体与姿态以诊察病情的方法。

1. 望形体　望形体是观察患者形体的强弱、胖瘦等情况，以了解体质的强弱和脏腑气血的盛衰。骨骼粗大，胸背宽厚，肌肉壮满，皮肤润泽，属形体强壮，说明脏腑坚实，气血旺盛，抗病力强，此类患者预后多良好；骨骼细小，胸背狭窄，肌肉削瘦，皮肤枯燥，属形体衰弱，说明脏腑虚衰，气血不足，抗病力差，病多迁延难愈。形体肥胖而肌肉松软，少气乏力，多为阳气不足，脾虚湿盛；形瘦色苍，肌肉干瘪，皮肤干燥，多为阴血不足。故有"胖人多湿""瘦人多火"之说。

2. 望姿态　望姿态是观察患者的动静姿势和异常动态，以判断病性的寒热虚实及脏腑功能状态。喜动揭衣掀被不欲近火者，属阳证、热证、实证；喜静蜷卧添衣加被而欲近火者，多属阴证、寒证、虚证。某些病变可以表现出异常动作，如半身不遂，口眼㖞斜，多是风痰阻络；颈项强直，四肢抽搐，角弓反张，是动风之象；关节肿胀屈伸不利，多属痹证；四肢痿弱无力，行动困难，不能持物，多属痿证。

二、望局部情况

（一）望头与发

1. 望头　主要观察头形、动态、囟门和头发色泽的变化。小儿头形过大或过小，伴有智力发育不全，多属肾精亏损。小儿囟门凹陷，称囟陷，多为津血亏虚，脑髓不充；囟门高突，称囟填，多为实热证；囟门迟闭，称解颅，多属肾精不足；头颈强直或头摇不能自主者，多是风动征象。

2. 望发　正常头发黑密润泽。发黄干枯稀疏易落，多为精血不足，肾气亏虚；突然片状脱发，显露圆形或椭圆形光亮头皮，称斑秃，多属血虚受风。

（二）望五官

1. 望目　目为肝之窍，五脏六腑之精气皆上注于目。如目赤红肿，多为实热证；眼胞浮肿，为水湿内停；目窠凹陷，为伤津耗液；白睛发黄，为黄疸；目睛上视、直视、斜视，为肝风内动；瞳孔散大，为精气衰竭。

2. 望耳　耳为肾之窍，脏腑经脉上络于耳。正常人耳郭红润而有光泽，是气血充足的表现。耳轮瘦薄色淡白，为肾气不足；耳轮红赤肿胀，为邪毒壅盛；耳轮干枯，甚则焦黑多，为肾气衰竭、肾水亏极之象；耳道流脓，多为肝胆湿热。

3. 望鼻　鼻为肺之窍。鼻流清涕，为外感风寒；鼻流浊涕，多属外感风热；久流浊涕黄稠有腥臭味，为鼻渊，属湿热熏蒸；鼻翼翕动，呼吸喘促，初病为肺热，久病为肺肾虚衰。

4. 望口唇　口唇为脾之窍。唇色淡白，为血虚或气虚；唇色深红而干，为实热证；口唇青紫，为血瘀；唇色嫩红，为阴虚火旺；口角㖞斜，多为中风；小儿口腔舌上布满白斑，为鹅口疮。

5. 望齿龈　齿为骨之余，龈为胃之络。齿龈红肿或出血，为胃火上炎；牙齿松动稀疏，为肾虚或虚火上炎；齿燥如枯骨，为肾阴枯竭；龈肉萎缩而色淡，多是胃阴不足或肾气亏虚。

6. 望咽喉　咽部深红，肿痛明显，为实热证；咽部色红娇嫩，肿痛不显，多为肾阴虚，虚火上炎；咽喉红肿疼痛，一侧或两侧喉核红肿疼痛，溃烂有黄白色脓点，此为乳蛾，多为肺胃热毒壅盛或痰火所致；咽喉腐点成片，色呈灰白如腐膜，不易拭去，重剥出血者为白喉，为外感火热疫毒攻喉所致。

（三）望皮肤

望皮肤是观察皮肤色泽、形态的变化，以诊察脏腑气血盛衰及有关病变的一种方法。

1. 形色变化　皮肤虚浮肿胀，按之凹陷有压痕，为水湿证；皮肤干瘪枯槁，为津液耗伤；皮肤面目俱黄，多为黄疸；皮肤粗糙如鱼鳞，抚之碍手，称为肌肤甲错，多为血虚夹瘀。

2. 皮肤斑疹　斑疹是出现于肌肤表面的红（或紫）色片状或点状的皮疹。点大成片，平铺于皮肤,抚之不碍手者为斑;点小如粟,高出皮肤,抚之碍手者为疹。斑疹多由外感热邪失于透泄,邪郁于肺胃,深入营血所致。就色泽而言,斑疹均以红润为顺,淡滞为逆。红色不深,为热毒轻浅;色深红如鸡冠色,为热毒炽盛;色紫黑,为热毒之极。就形态而言,以分布均匀、疏密适中者为顺;若疹点疏密不匀、先后不齐或疹出即陷者为逆,多为邪气内陷的危候。

3. 疖、疔、痈、疽　皆为发于皮肤体表部位的外科疮疡疾患。局部红肿热痛,但突起根浅,肿势局限,范围在 3cm 以内,易成脓,易破溃,出脓即愈者称为疖;发病迅速而危险性较大者常称为疔,常见的有颜面部疔疮、手足疔、红丝疔;发生在皮肉之间,局部红肿热痛(少数初起皮色不变),一般范围在 6~9cm 者称为痈;初起有粟粒样脓头,焮热红肿胀痛,易向深部及周围扩散,溃烂之后状如蜂窝者为有头疽,范围常超过 10cm,而漫肿无头,皮色不变,难消、难溃、难敛,溃后易伤筋骨者为无头疽,是多种发生在骨骼与关节间的化脓性疾病的统称。

三、望舌

望舌又称舌诊,是通过观察患者舌质和舌苔的变化以诊察疾病的方法,是中医学最具特色的诊法之一。

中医学在长期临床实践中发现,舌通过经络与脏腑相联,可反映相关脏腑的病理变化,舌尖候心肺的病变,舌中候脾胃的病变,舌根候肾的病变,舌两侧候肝胆的病变(图 5-1)。

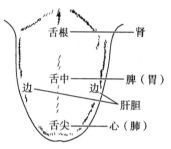

图 5-1　舌诊脏腑部位分属图

望舌时应注意光线充足,以自然光线为佳。患者注意伸舌姿态,要自然张口伸舌,充分暴露舌体,不可用力太过。注意鉴别染苔。伸舌时间不宜过久,可重复望舌。

正常舌象称为常舌,一般表现为舌体柔软,颜色淡红,大小适中,舌苔薄白,干湿适中,概括为"淡红舌,薄白苔"。

(一) 望舌质

舌质是舌的肌肉脉络组织,又称舌体。望舌质主要观察舌质的颜色、舌形、舌态等方面的变化,以判断脏腑气血的盛衰和疾病的转归预后,对诊断具有重要意义。

1. 望舌色

(1) **淡白舌**:较正常舌色浅淡,主虚证、寒证。淡白而润且舌体胖嫩,多为阳虚证;淡白而舌体瘦薄,属气血两虚证。

(2) **红绛舌**:舌色较正常深,甚至呈鲜红色,为红舌;舌色深红称为绛舌,绛舌多为红舌进一步发展而成。两者皆主热证,舌色越深说明热势愈甚。鲜红起芒刺兼黄厚苔,多属实热证;鲜红少苔或见裂纹,甚至舌红无苔,属虚热证;舌尖红为心火亢盛;舌边红为肝胆火旺。

(3) **青紫舌**:舌色青紫,主瘀证、寒证、热证。舌青紫而暗,或有瘀斑瘀点,主瘀血证。舌青紫湿润,苔白而滑,多为寒凝血瘀;舌青紫深绛,苔少而干,多为热毒炽盛、热入营血证。

2. 望舌形

(1) **老嫩**:舌质纹理粗糙,坚敛苍老,多为实证。舌质纹理细腻,浮胖娇嫩,多为虚证。

(2) **胖瘦**:舌体比正常胖大,称为胖大舌;舌边见齿印,为齿痕舌,多因舌体胖大而受齿缘压迫所致,常与胖大舌同见,多为脾虚水湿内停。舌胖大而淡白,多为气虚、阳虚;舌深红而胖,多为心脾热盛。舌体比正常瘦薄,为瘦薄舌,舌体瘦薄色淡,多为气血两虚;舌体瘦薄红绛,多为阴虚火旺。

(3) **芒刺**:舌乳头肥大,高起如刺,摸之棘手,称为芒刺舌,主邪热内盛。舌边芒刺为肝胆实火,舌中芒刺为胃肠热盛,舌尖芒刺为心火亢盛。

(4) **裂纹**:舌面上有各种形状、深浅不一的明显裂纹,称裂纹舌,为热盛伤阴或血虚不润而成。舌质红绛而有裂纹属热盛;舌质淡而有裂纹属血虚。另外,裂纹舌可见于少数正常人,不作病论。

3. 望舌态

(1) **强硬舌**：舌体板硬强直，活动不灵，语言謇涩，为强硬舌。见于外感热病，多为热入心包；见于内伤杂病，多为中风。

(2) **痿软舌**：舌体软弱无力，不能自如伸缩，多为伤阴或气血两虚，舌肌失于濡养。

(3) **颤动舌**：舌体不自主地颤动，动摇不宁，多为虚损或动风。舌质红绛而颤动不已，为热极生风；舌质淡白而微微颤动，属血虚生风。

(4) **歪斜舌**：舌体伸出偏斜于一侧，多为中风或中风先兆。

(5) **吐弄舌**：舌伸出口外者为吐舌；舌微露口外复又收回，或舌反复舔口唇上下左右者为弄舌。两者均可见于心脾有热者。若全舌青紫而吐舌者，多见于疫毒攻心或正气已绝。弄舌常见于小儿智力发育不全或中风先兆。

(6) **短缩舌**：舌体紧缩不伸，舌淡青而短缩，多为寒凝经脉；舌胖苔腻而短缩，多为痰湿内阻；舌红绛而短缩，多为热病伤津。

（二）望舌苔

正常舌苔是胃气上蒸在舌面上形成的一层苔状物。望舌苔是通过观察舌苔的苔色、苔质的变化，以测知病位的深浅、病邪的性质和病情的进退等。

1. 望苔色

(1) **白苔**：多主表证、寒证。苔薄白而舌淡红，多见于正常人或表证初起；苔白腻，多为湿浊、痰饮、食积；苔白如积粉，为外感暑湿秽浊之邪或毒热内盛所致，见于瘟疫或内痈。

(2) **黄苔**：主里证、热证。苔淡黄为热轻，深黄为热重，焦黄为热极。苔黄而厚腻，多为湿热痰阻；苔黄厚而干燥，多为热盛伤津。

(3) **灰黑苔**：主里热、里寒之重证。若舌苔灰黑而润，属寒湿内盛；若舌苔灰黑而干燥，属热盛伤津。

2. 望苔质

(1) **厚薄**：反映病邪的浅深和轻重。透过舌苔能隐隐见到舌体者为薄苔，不能透过舌苔见到舌体者为厚苔。一般薄苔见于疾病初起、病邪在表，厚苔见于病邪传里、痰饮、食积。苔由薄增厚，为病势渐增；苔由厚变薄，为正气渐复，病情好转。

(2) **润燥**：反映津液盈亏。苔面干燥少津为燥苔，多为热盛伤津；苔面水分过多为滑苔，多为水湿内停。苔由润转燥，提示热势渐重，津液耗伤；苔由燥转润，提示热邪渐退，津液渐复。

(3) **腐腻**：反映体内湿浊情况。苔质颗粒细腻致密，刮之不脱，上面罩一层油腻状黏液，称为腻苔，主湿浊、痰饮、食积；苔质颗粒粗大疏松，如豆腐渣堆铺于舌面，揩之可去，称为腐苔，主食积胃肠，痰浊内蕴。

(4) **剥脱**：舌面的苔状物全部或部分剥落称剥脱苔，多属正气虚弱，胃之气阴两伤。若舌苔剥脱不全，剥脱处光滑无苔，称花剥苔，为胃之气阴两伤；若舌苔全部剥落，舌面光洁如镜，称镜面舌，为胃气大伤，胃阴枯竭。

四、望排泄物

排泄物包括痰涎、呕吐物、大小便、泪、涕、女子白带等，通过观察其色、质、量的变化，了解相关脏腑的病变和邪气的性质。一般来说，排泄物清稀者，多为寒证、虚证；排泄物黄而稠黏者，多为热证、实证。如痰色清淡而有泡沫为风痰，色黄黏稠而成块为热痰；呕吐物清稀无臭为胃寒，呕吐黄绿苦水为肝胆湿热；小便清长量多为虚寒，短少黄赤为实热；大便溏薄为虚寒，燥硬如羊屎多为实热或寒盛。

五、望小儿指纹

望小儿指纹是指通过观察小儿两手示指桡侧脉络的色泽、形态以推断病情和预后的一种诊察方法，一般适用于 3 岁以下小儿。小儿指纹分风、气、命三关，即示指第 1 节为风关，第 2 节为气关，第 3 节为命关（图 5-2）。观察时用拇指桡侧缘轻轻从命关推向气关、风关，直推数次，待络脉显现清晰后观察。

小儿指纹变化的临床意义可简单概括为"浮沉分表里，红紫辨寒热，淡滞定虚实，三关测轻重"。即指纹浮现明显者多为病邪在表，指纹沉而不显者多为病邪在里；指纹色鲜红者多为外感风寒，色紫红者多为热证，色青者多主惊风、疼痛，色紫黑者多为血络郁闭；指纹细而浅淡者多为虚证，粗而浓滞者多为实证；指纹显于风关提示病邪轻浅，至气关为邪已深入，达命关为邪陷病重，若指纹透过三关延伸指端者，即透关射甲，提示病危。

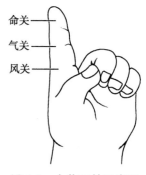

图 5-2　小儿三关示意图

第二节　闻　诊

闻诊是医者通过听声音和嗅气味来诊察疾病的一种方法。

一、听声音

听声音是指用听觉辨别患者的语言、呼吸、咳嗽、呕吐、呃逆等声响的变化来判断疾病。正常的声音发声自然，音调和谐，语言清楚，言与意符。

（一）语声

1. 语声　患者语声的强弱能反映人体正气的盛衰，也与邪气的性质有一定关系。一般来说，语声高亢有力，躁动多言，属实证、热证；语声低微无力，少气懒言，属虚证、寒证。语音重浊，多见于外感表证。发声异常，声音嘶哑，称为暗哑；完全不能发声，称为失音。新病暗哑或失音多为外感，肺气不宣，属实证，即所谓"金实不鸣"；久病暗哑或失音多为肺肾阴虚，津液不能上承之虚证，即所谓"金破不鸣"。

2. 语言　"言为心声"，故语言异常多属心病，为神明之乱。神志不清，语无伦次，声高有力者，称谵语，为热扰心神之实证；神志不清，语言重复，时断时续，声音低弱者，称郑声，为心气大伤、神无所依之虚证；喃喃自语，喋喋不休，见人则止者，称为独语，为心气不足之虚证，或痰蒙心窍；精神抑郁，表情淡漠，或喃喃自语，或哭笑无常者，多为痰气郁滞之癫证；精神错乱，语无伦次，狂妄叫骂者，多为痰火扰心之狂证；舌强语謇，言语不清，称为语謇，多见于中风。

（二）呼吸

多与肺肾病变有关。呼吸气粗而快，声高有力，多属邪热实证；呼吸气微而慢，气少不足以息，称少气，多属内伤虚证。

呼吸困难，短促急迫，甚则张口抬肩，鼻翼翕动，不能平卧者，为喘证。其中喘息气粗，声高息涌，以呼出为快者，为实喘，多因肺有实热或痰饮内停所致；喘而声低，呼多吸少，以吸入为快者，为虚喘，多因肺肾气虚或无力摄纳所致。

呼吸急促似喘，声高断续，喉间哮鸣者，为哮证，多因痰涎壅肺、肺气失宣所致。哮证有寒热之别，时发时止，反复难愈，为痰饮内伏、复感外邪所致。喘不一定兼哮，哮必兼喘，故临床上哮喘并称。

胸中郁闷不舒，时时发出长吁短叹之声者，为太息，俗称叹气，多为情志抑郁、肝失疏泄所致。肺气上冲于鼻发出的声响称喷嚏。新病喷嚏，兼有恶寒发热、鼻流清涕等症状者，多因外感风寒所致；久病阳虚患者突现喷嚏频作，提示阳气回复，疾病向愈。

（三）咳嗽

咳嗽是肺失宣降、肺气上逆所致。咳声重浊有力多属实证；咳声低微无力多为虚证；咳声重浊，痰白清稀，为外感风寒；痰黄黏稠，多属肺热；干咳无痰或少痰，多属燥邪犯肺或阴虚肺燥；阵发性咳嗽，连声不绝，终止时有鹭鸶叫声，为百日咳，见于小儿，属肺实证；咳声如犬叫，喉间有白膜不易剥去，见于白喉，属肺肾阴虚，火毒攻喉。

（四）呃逆、嗳气

呃逆、嗳气均为胃气上逆所致。呃逆俗称打嗝，表现为胃气上逆，冲于咽部，声短而频。呃声高亢，短而有力，多属实热证；呃声沉长，声弱无力，多属虚寒证；若久病呃逆，时作时止，呃声低怯，多为胃气将绝的征兆。

嗳气亦称噫气，是气从胃中向上出于咽喉发出的声音，声长调低，正常多见于饱食之后。若嗳气酸腐，多为食滞内停；嗳声响亮，嗳气或矢气之后腹胀得减，为肝气犯胃之证。

二、嗅气味

嗅气味是指嗅患者产生和散发的口气、体气及排泄物的气味以诊察病情的方法。一般气味臭秽或腥臭多为实证、热证，气味清淡多为虚证、寒证。

（一）口气

口气臭秽，属胃热；口气酸馊，并伴食欲不振，脘腹胀满者，多为胃有宿食；口气腐臭，或兼咳吐脓血者，多为内痈；臭秽难闻，牙龈腐烂者，为牙疳。

（二）排泄物与分泌物

1. 汗气　汗出腥膻，为风湿热邪久蕴皮肤；腋下随汗散发阵阵臊臭气味，为湿热内蕴所致，可见于狐臭病。

2. 痰、涕之气　咳吐浊痰脓血，腥臭异常，属肺痈；痰黄稠味腥，为肺热；痰涎清稀味咸，无特异气味，属寒证；鼻流浊涕腥秽异常，为鼻渊；鼻流清涕无气味，为外感风寒。

3. 二便之气　小便黄赤混浊，有臊臭味者，多属膀胱湿热；尿甜有烂苹果样气味者，为消渴；大便酸臭难闻者，多属肠有郁热；大便溏泻而腥者，多属脾胃虚寒。

4. 带下、恶露之气　女子带下黄稠而臭秽，多为湿热下注；带下清稀而腥，多为脾肾虚寒；产后恶露臭秽，多为邪热侵袭胞宫。

（三）病室气味

病室内有血腥味，多见于失血证；有腐臭或尸臭味，多为脏腑衰败；有尿臊气味，多见于严重肝肾功能衰竭患者；有烂苹果味，多为消渴重证。

第三节　问　诊

问诊是中医收集临床资料的重要手段，通过对患者或其家属进行有目的的询问，了解疾病的起始、发展及治疗经过、现在症状和其他与疾病有关的情况，以诊察疾病的方法。问诊过程中，要围绕患者的主诉进行有目的、有步骤的询问，态度和蔼，语言通俗，避免主观性和片面性。另外，问诊过程也是医患进行沟通的过程，要注意给予患者恰当的宽慰，帮助患者建立起治愈的信心。初学者可借鉴中医学传统的《十问歌》进行临床问诊。《十问歌》始见于《景岳全书·传忠录·十问篇》，后经清代医家陈修园补充修改，并记录在其医学著作《医学实在易》中。《十问歌》内容为："一问寒热二问汗,三问头身四问便,五问饮食六胸腹,七聋八渴俱当辨,九问旧病十问因,再兼服药参机变,妇女尤必问经期,迟速闭崩皆可见。再添片语告儿科,天花麻疹全占验。"

一、问寒热

寒热是疾病过程中常见的症状。寒有恶寒和畏寒之分。患者自觉怕冷,多加衣被或近火取暖仍不缓解的,为恶寒;久病体弱怕冷,加衣被或近火取暖而寒冷缓解的,为畏寒。发热包括体温高于正常的发热和体温正常而患者自觉发热两种情况。

(一)恶寒发热

恶寒发热是指患者自觉寒冷,同时伴有体温升高。多见于外感病初期,是表证的特征。恶寒重,发热轻,为风寒表证;发热重,恶寒轻,为风热表证;发热轻而恶风自汗,是太阳中风证。

(二)寒热往来

寒热往来是指恶寒与发热交替发作,见于少阳病和疟疾。若时冷时热,无时间规律,兼见口苦、咽干、头晕目眩、胸胁苦满、脉弦等,为少阳病;若寒战与壮热交替发作,发有定时,兼见头痛、口渴、多汗等,常见于疟疾。

(三)但热不寒

但热不寒是指患者只发热而不恶寒或反恶热的症状,多属里热证。

1.壮热 患者高热持续不退,不恶寒反恶热,为壮热,属里热实证。常兼有面红目赤、烦渴、大汗出、脉洪大等。

2.潮热 潮热指发热如潮汐,定时发热或定时热甚。

(1)**阴虚潮热**:每当午后或入夜低热,甚至有热从深层向外透发的感觉,兼见颧红、盗汗、五心烦热、舌红少苔等,属阴虚证。

(2)**湿温潮热**:午后热甚,特点是身热不扬,兼见头身困重、舌苔腻等,属湿温病。

(3)**阳明潮热**:特点是热势较高,日晡(下午3时至5时)热甚,兼见口渴饮冷、腹胀、便秘等,属阳明腑实证。

3.低热 发热日期较长而热仅较正常体温稍高,为低热。临床常见于阴虚潮热、气虚发热、气郁发热等。

(四)但寒不热

但寒不热是指患者只感怕冷而不觉发热的症状。久病体虚畏寒或肢冷,脉沉迟无力者,为虚寒证;新病出现冷痛剧烈,脉沉迟有力者,为实寒证。

二、问汗

汗是阳气蒸化津液出于体表而成。问汗主要询问有汗或无汗、出汗时间、出汗部位、汗量的多少及兼证等。

(一)表证辨汗

1.表证有汗 表证有汗多为中风表虚证,或表热证。兼见发热恶风、脉浮缓者,为表虚证;兼见发热重、恶寒轻、咽红、头痛、脉浮数者,为表热证。

2.表证无汗 兼见恶寒重,发热轻,头项强痛,脉浮紧,多属表实证。

(二)里证辨汗

1.出汗量 多有虚实之分。大量出汗,兼见发热、口渴喜饮、舌红苔黄燥、脉洪数者,属里实热证。若冷汗淋漓,兼见面白肢冷,脉微欲绝,称为绝汗,属亡阳证。

2.出汗时间

(1)**自汗**:时时汗出不止、活动后更甚者,为自汗,多见于气虚证或阳虚证,为阳气亏虚,不能固护肌表所致。

（2）**盗汗**：入睡后汗出，醒则汗止，称为盗汗，多属阴虚证。

3. 汗出部位

（1）**头汗**：指患者仅见头部或头颈部汗出较多者，多为上焦热盛或中焦湿热郁蒸所致。头额冷汗不止，面色苍白，四肢厥冷，脉微欲绝者，是亡阳的危证。

（2）**半身汗**：指身体半侧出汗（左侧或右侧，上侧或下侧），而另一侧无汗，多因风痰或痰瘀、风湿阻闭经络，营卫不调，或气血不和所致。

（3）**手足心汗**：手足心汗出过多，伴口咽干燥，五心烦热，脉细数者，多为阴虚内热；手足心汗兼烦渴饮冷，脉洪数者，多属阳明热盛；若汗出过多，伴头身困重，苔黄腻者，多为湿热郁蒸。

三、问疼痛

问疼痛应注意询问疼痛的部位、性质、程度、时间、喜恶等。一般将疼痛概括为虚实两类：实者，痛剧、持续时间长、拒按，多因感受外邪或气滞血瘀，阻滞经络，气血不畅，不通则痛；虚者，痛缓、时痛时止、喜按，多因气血不足或阴精亏损，脏腑经络失养，不荣则痛。

（一）疼痛的性质

1. 胀痛 疼痛并有胀的感觉，是气滞作痛的特征。

2. 刺痛 疼痛如针刺，固定不移，拒按，为瘀血致病的特征之一。

3. 绞痛 疼痛剧烈如刀绞，为实证的疼痛特征。

4. 隐痛 疼痛不甚剧烈，尚可忍耐，但绵绵不休，为虚证的疼痛特征。

5. 重痛 疼痛并有沉重感，多因湿邪困阻气机所致。

6. 冷痛 疼痛伴有冷感并喜暖，多因寒邪阻络或阳气不足。

7. 灼痛 疼痛有灼热之感，而且喜冷恶热，多为火邪窜络或阴虚火旺。

（二）疼痛部位

1. 头痛 根据头痛部位，可确定病在何经、何脏。头痛连及颈项者，属太阳经；两侧头痛者，属少阳经；前额连眉棱骨痛者，属阳明经；头顶痛者，属厥阴经。

2. 胸痛 胸部内藏心肺，故心肺的病变可致胸痛。首先应注意分辨胸痛的确切部位，如胸前"虚里"部位作痛，或痛彻臂内，病多在心；前胸作痛，病多在肺。病机多为痰饮内停、气滞血瘀、心阳不振等。

3. 胁痛 胁痛指胁的一侧或两侧疼痛。因肝胆二经循行于胁部，故胁痛多与肝胆病关系密切。肝气郁结、肝胆湿热、瘀血阻滞、肝阴不足等为胁痛的病机关键。

4. 胃脘痛 胃脘是指上腹部，胃脘痛多因寒、热、食积、气滞等所致。

5. 腹痛 腹部的范围较广，分为大腹、小腹和少腹。横膈以下、脐以上为大腹，属脾胃；脐以下、耻骨毛际以上为小腹，包括肾、膀胱、大小肠及胞宫；小腹两侧为少腹，是肝经循行之处。首先明确疼痛的部位，判断病变所属脏腑；然后结合疼痛的性质，辨别病证虚实。

6. 背痛 背部中央为脊骨，督脉行于脊内，脊背两侧为足太阳膀胱经循行部位，两肩背部又有手三阳经分布。根据疼痛部位及性质不同，辨别其由督脉损伤、邪客于太阳经或风湿阻滞经气所致。

7. 腰痛 腰为肾之府，腰痛多属肾的病变。多由风、寒、湿、瘀血阻滞经络，或肾精不足、阴阳虚损所致。

8. 四肢痛 四肢痛指四肢部位疼痛，痛在肌肉、关节或经络、筋脉等，多由风寒湿邪侵袭，或湿热蕴结、阻滞气机运行引起；亦有脾胃虚弱，水谷精微不能充养四肢所致。若独见足跟痛者，多属肾虚。

四、问睡眠

（一）不寐

不寐又称失眠，是以经常不易入睡，或睡后易醒，不能再睡，或睡而易惊醒，甚至彻夜不眠为特征的证候。常见于营血亏虚或邪气扰动心神。

（二）嗜睡

嗜睡是以神疲乏力，睡意很浓，经常不自主入睡为特征的证候。多见于痰湿内盛、阳虚阴盛或气血不足。

五、问饮食口味

问饮食口味是询问病理情况下的进食、饮水、口味、呕吐与否、口中有无异常味觉和气味等，以判断胃气有无及脏腑虚实寒热。

（一）口渴与饮水

口渴与否和饮水量多少是体内津液的盛衰和输布情况的反映。在病变过程中，口不渴为津液未伤，多见于寒证或没有明显热邪；口渴多为津液损伤；渴不多饮或水入即吐者，是营阴耗损或津液输布障碍。若渴喜热饮，饮水不多，多为痰饮内停，或阳气虚弱；口干但欲漱水不欲咽者，多为瘀血之象；多饮多尿，多食易饥者，见于消渴。

（二）食欲与食量

食欲是指进食的要求和对进食的欣快感觉。食量是指实际的进食量。询问患者的食欲与食量对判断脾胃功能的盛衰以及疾病的预后转归有重要意义。如食欲减退，为脾失健运；食少纳呆，伴有头身困重，多属湿盛困脾；若久病食欲减退，多属脾胃虚弱；厌食脘胀，嗳腐吞酸，多为食停胃脘；消谷善饥，多属胃火炽盛；饥不欲食，为胃阴不足。喜食异物，多是虫积之证。

（三）口味

口味指患者口中有异常味觉或气味。口淡乏味，多为脾胃气虚或寒证；口甜，多属脾胃湿热或外感湿热；口苦，多见于热证；口酸，多为肝胃不和；口咸，多与肾虚及寒水上泛有关；口腻，见于湿浊、痰饮或食积；口臭，多见于胃火炽盛，或肠胃积滞。

六、问二便

问二便主要询问其性状、颜色、气味、时间、量的多少、排便次数、排便时的感觉以及兼有症状等。

（一）大便

1.便秘 若大便秘结不通，排出困难，便次减少，或排便时间延长，欲便而艰涩不畅者，为便秘。多因热结肠道，或津液亏少，或阴血不足所致；亦有气虚运化无力或阳虚寒凝者。

2. 泄泻　便次增多，便质稀薄不成形，甚至便稀如水样者为泄泻。多因内伤饮食、感受外邪、阳气不足、情志失调等，以致脾失健运而引起。久泄多属虚证。

（二）小便

尿量过多，畏寒喜暖者，其病在肾，多属虚寒证。如尿量增多，伴口渴、多饮、多食，而且消瘦，属消渴。小便频数，量多色清，夜间尤甚，多为肾阳不足。小便短少，色赤，多属实热证热盛伤津或汗下伤津。尿少浮肿，多因肺、脾、肾功能失常，水湿内停。尿频、尿急、淋漓不畅或涩痛，多属下焦湿热。若排尿困难，小便点滴而出，甚则闭塞不通，全日总尿量明显减少者，为癃闭，多因湿热下注，或瘀血、结石阻塞，或肾阳不足、肾阴亏损所致。尿失禁，多属肾气不固；遗尿，多属肾气不足。

七、问经带

（一）月经

应问月经周期、经量、经色、经质、行经有无疼痛等情况。

1. 经期　若月经周期经常提前 7 天以上，连续发生 2 次以上，称为月经先期，多属血热或气虚。月经周期经常错后 7 天以上，连续发生 2 次以上，称为月经后期，多属营血亏损、阳气虚衰或气滞、瘀血阻滞经脉所致。月经或前或后，经期不定，多因肝气郁滞、脾胃虚弱或瘀血内阻所致。

2. 经量　若经量较以往明显增多，多属血热，或脾虚失摄，或瘀血内阻。经量过少，多因精亏血少或寒凝、血瘀等所致。

3. 经色、经质　经色淡红质稀，为血少不荣；经色深红质稠，为热证；经色紫暗，夹有血块，为血瘀。

4. 经行异常

（1）崩漏：不在行经期间，阴道内大量出血，或持续下血、淋漓不尽者，为崩漏。多因血热、气虚或阴虚、瘀阻胞宫所致。

（2）闭经：女性建立正常月经周期后，非妊娠和哺乳的原因，月经停止 3 个周期以上，为闭经，多因气血亏虚、血寒，或寒湿凝滞所致。

（3）痛经：正值经期或经期前后出现周期性小腹疼痛，或痛引腰骶。经前或经期小腹胀痛或刺痛，多属气滞或血瘀；小腹冷痛，遇温则减，多属寒凝或阳虚；经期或经后小腹隐痛，多属气血两虚。

（二）带下

带下过多，淋漓不断，或有色、质的改变，或有臭味，均为病理性带下。

1. 黄带　带下量过多，色黄，黏稠臭秽，多属湿热证。

2. 白带　带下量多，色白质稀，无臭味，多属脾肾阳虚，寒湿下注。

3. 赤白带　白带中混有血液，赤白杂见，多属肝经郁热或湿热下注。

八、问小儿

问小儿要根据其生理特点，询问小儿出生前后的情况、预防接种情况、传染病史、传染病接触史、生长发育情况、发病原因等。如是否足月出生，出生时情况，做过哪些预防接种，是否患过麻疹、水痘，是否与传染病患者有过接触，囟门闭合的时间，走路说话的迟早，喂养方法，有无遗传性疾病，父母的健康状况，发病前诱因等。

第四节　切　诊

切诊是运用手指或手掌的触觉，对患者体表的一定部位进行触、摸、按、压，以了解病情的方法，包括脉诊和按诊两部分。

一、脉诊

脉诊是用手指切按患者的脉搏,根据脉动应指的形象了解病情、辨别病证的一种诊察方法。

(一) 诊脉的部位

现在临床普遍运用寸口诊法,即切按患者桡骨茎突内侧一段桡动脉的搏动明显处。通常以腕后高骨(桡骨茎突)为标记,其内侧的部位为关部,关之前(腕侧)为寸部,关之后(肘侧)为尺部(图5-3)。两手各有寸、关、尺三部,它们分候的脏腑是:寸部候上焦,左寸候心,右寸候肺;关部候中焦,左关候肝胆,右关候脾胃;尺部候下焦,左尺候肾,右尺候肾(命门)。

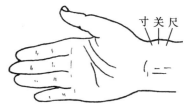

图5-3 诊脉寸关尺部位图

(二) 诊脉的方法

诊脉时以环境安静、气血平和为佳。切脉时患者前臂平伸,掌心向上,与心脏同高,腕下垫脉枕,先用中指按在桡骨茎突内侧动脉处,再用示指按在寸部,环指按在尺部。三指呈弓形,指端平齐,以指目触按脉体。三指的疏密按患者身高适当调整。小儿寸口部甚短,可用一指(拇指)定关法,不细分三部。对3岁以下小儿,可用望指纹代替切脉。

切脉时常用指法为举、按、寻、总按、单按。用较轻的指力按在皮肤上为"举",称浮取;用重指力按至筋骨间为"按",称沉取;不轻不重的中度指力为"寻",称中取。根据临床需要,可三指平齐同时用力诊脉,也可用一个手指诊察一部脉象,用举、寻、按反复触按体察脉象。寸、关、尺三部,每部有浮、中、沉三候,合称三部九候。

(三) 正常脉象

正常人在生理条件下出现的脉象称为正常脉象,又称平脉、常脉。其基本脉象表现为:寸、关、尺三部均有脉,尺脉沉取有一定力量,一息4~5至,节律一致,不浮不沉,不大不小,从容和缓。

(四) 常见病脉及主病

疾病反映于脉象的变化称病脉。不同的病证表现出不同的脉象,所以诊察脉象可以判断疾病,但临床应用时必须四诊合参。

1. 浮脉

[脉象] 脉搏显现部位表浅,轻取即得,重按稍减而不空;举之有余,按之不足。

[主病] 主表证。亦可见于虚阳外越证。

2. 沉脉

[脉象] 轻取不应,重按始得;举之不足,按之有余,部位较深。

[主病] 主里证。

3. 迟脉

[脉象] 脉来迟缓,一息不足四至。特点是较正常脉象缓慢,每分钟脉搏在60次以下。

[主病] 主寒证。

4. 数脉

[脉象] 脉来急促,一息五至以上。特点是较正常脉象快,每分钟脉搏90次以上。

[主病] 主热证。小儿脉搏较成人快为生理脉象。

5. 虚脉

[脉象] 三部脉浮、中、沉按取均无力,即"举之无力,按之空虚",是一切无力脉的总称。

[主病] 主虚证。

6. 实脉

[脉象] 三部脉浮、中、沉按取均有力,来势坚实有力,形大而长,举之有余,按之有力,为有力

脉的总称。

[主病] 主实证。

7. 滑脉

[脉象] 脉来去流利，应指圆滑，就像珠子在盘中滚动一样。

[主病] 主痰饮、食滞、实热诸证。亦是青壮年的常脉、妇人的孕脉。

8. 涩脉

[脉象] 往来艰涩不畅，如轻刀刮竹。

[主病] 主精亏血少，气滞血瘀，痰食内停。

9. 洪脉

[脉象] 脉形宽大，来盛去衰，按之来势充实有力，势如波涛汹涌，去则缓。

[主病] 主热盛。

10. 细脉

[脉象] 脉来应指极细，状如一线，但应指明显，来去分明。

[主病] 气血两虚，诸虚劳损，又主湿邪为病。

11. 濡脉

[脉象] 轻按浮取即得，浮而细软。

[主病] 主虚证、湿证。

12. 弦脉

[脉象] 脉来应指有力，端直而长，如按琴弦。

[主病] 主肝胆病、诸痛、痰饮、疟疾。

13. 紧脉

[脉象] 脉来绷急，应指紧张有力，如牵绳转索。

[主病] 主寒证、痛证、宿食。

14. 代脉

[脉象] 脉来时而一止，止有定数，良久复来。

[主病] 主脏气衰微、风证、痛证、惊恐、跌仆损伤。

15. 结脉

[脉象] 脉来缓而时有一止，止无定数。即脉来迟缓且有不规则的间歇。

[主病] 主阴盛气结、痰食血瘀、癥瘕积聚、阳气虚衰。

16. 促脉

[脉象] 脉来数而时有一止，止无定数。即脉来急数且有不规则的间歇。

[主病] 主脏气虚衰、阳盛实热或邪实阻滞之证。

17. 相兼脉与主病 相兼脉象是指几种脉象同时并见的综合脉象。相兼脉象的主病往往是各脉象主病的总和。如浮脉主表证，数脉主热证，紧脉主寒证，浮数脉相兼即主表热证，浮紧脉相兼主表寒证；沉脉主里证，细脉主虚证，数脉主热证，沉细脉主里虚证，沉细数相兼即主虚热证；弦脉主肝胆病，数脉主热证，滑脉主痰湿证，弦数滑脉相兼，其主病为肝胆湿热或肝火挟痰。余可类推。

二、按诊

按诊是用手直接触摸或按压患者某些部位，以了解局部冷热、润燥、软硬、压痛、肿块或其他异常变化，从而推断疾病的病位、病性和病情的一种诊病方法。按诊是切诊的一部分，特别是对于脘腹部的病变如疼痛、肿胀、痰饮、肿块等的辨证，可提供确切的依据。

（一）按肌肤

按肌肤是指触按某些部位的肌肤，了解肌肤的寒热、润燥及肿胀等不同情况，以分析疾病的寒热虚实及气血阴阳盛衰的诊察方法。

1. 寒热　按肌表的寒热，可辨别邪正的盛衰。一般肌肤灼热者，多为阳证、热证；肌肤寒凉者，多见于阴证、寒证。若手足心灼热，多属阴虚内热。

2. 润燥　触摸皮肤的润燥，从而诊察有汗、无汗和津液损伤与否。若皮肤润滑，多属津液未伤；皮肤枯槁干燥或皮肤甲错，多属津液已伤或有瘀血。

3. 肿胀　按压肌肤肿胀，可用于辨别水肿和气肿。若肌肤肿而发亮，按之凹陷，不能即起者，多为水肿；若肌肤绷紧，按之凹陷，举手即起无痕者，多为气肿。

（二）按手足

按手足是指按触手足以诊察寒热情况。手背热盛，多属外感；手心热盛，多为内伤。手足俱热，多为阳热证；手足俱冷，多为阴寒证。

（三）按脘腹

按脘腹是通过触按胃脘部及腹部，了解寒热、软硬、胀满、肿块、压痛等情况，以辨别不同脏腑的病变及其寒热虚实的诊察方法。

脘腹疼痛，喜按，局部柔软者，多属虚证；按压后疼痛加剧，并且局部坚硬者，多属实证。腹部胀大，绷急如鼓状者，称为臌胀，是一种严重疾病。如果包块按之有形，痛有定处，则为癥或积；若包块按之可散，痛无定处，聚散不定，为瘕或聚。如果腹内有块，按之硬，且可移动聚散者，多为虫积。若右下腹部按之疼痛，尤以重按后突然放手而疼痛剧烈者，多为肠痈初起。

（徐智广）

思考题

1. 失神常表现为哪些症状？有何临床意义？
2. 简述五色主病的内容。
3. 舌苔常表现为哪些颜色？各有何意义？
4. 但热不寒指什么？简述常见类型及临床意义。
5. 简述切脉的方法。

练习题

教学微课

第六章 | 辨 证

> **学习目标**
>
> 1.掌握：八纲辨证的鉴别要点。
> 2.熟悉：脏腑辨证的临床表现和要点。
> 3.了解：亡阴证和亡阳证。
> 4.能够判断表证和里证、寒证和热证，以及气虚证、血虚证、阴虚证和阳虚证。
> 5.具有辨证思维意识和善于实践、勇于创新的精神。

> **情景导入**
>
> 　　李阿姨向来脾气急躁，患高血压多年，用药时断时续，血压控制不好。昨天上午因琐事与人争吵，下午便感眩晕，头目胀痛，面红目赤，今天上午头痛症状加重。查体：血压180/144mmHg，苔黄，舌边尖红，脉数。
>
> 　　请问：
> 　　1.李阿姨的症状属阴证还是阳证？
> 　　2.李阿姨是哪个脏腑出了问题？

　　辨证，是指在中医理论指导下，运用整体观念，将四诊所收集的病情资料，进行综合、归纳、分析，以判断疾病的病因、病位、病性、邪正盛衰及病情发展趋势等情况，从而确定疾病证候的过程。辨证是中医认识和诊断疾病的方法。

　　在长期的医疗及护理实践中，中医学已形成了一套比较完善的辨证体系，如八纲辨证、脏腑辨证、气血津液辨证、六经辨证、卫气营血辨证等。其中，八纲辨证是各种辨证的总纲，脏腑辨证是临床各种辨证的基础。这些辨证方法有其各自特点，既相互独立，又相互联系，所以临床应综合运用。本章主要介绍八纲辨证和脏腑辨证。

第一节　八纲辨证

　　八纲，即阴阳、表里、寒热、虚实八个辨证纲领。根据四诊收集的资料，进行综合分析，以阴阳辨别疾病的大体类别，以表里辨别疾病的部位和病势趋向，以寒热辨别疾病的性质，以虚实辨别邪正的盛衰，从而将错综复杂的病证概括为阴证、阳证、表证、里证、寒证、热证、虚证、实证八类基本证候。

一、表里辨证

　　表里是辨别疾病病位深浅、病情轻重和病势趋向的一对纲领。外邪侵犯人体肌表，病在皮毛、肌腠、经络者为表证,病在脏腑、气血、骨髓者为里证。

(一) 表证

表证是指六淫邪气经皮毛、口鼻侵犯肌表所致的证候,常见于外感病的初期阶段,具有起病急、病情轻、病程短、病位浅的特点。

临床表现:发热恶寒(或恶风)、舌苔薄白、脉浮。或伴有头身疼痛、鼻塞流涕、咽喉痒痛、咳嗽等症状。

辨证要点:恶寒(或恶风)与发热并见,舌苔薄,脉浮。

(二) 里证

里证泛指病变部位在内在里,累及脏腑、气血、骨髓的一类证候,多见于外感病的中后期及内伤疾病。其成因有三:一是表邪不解,内传脏腑;二是外邪直接侵犯脏腑;三是情志内伤、饮食劳倦等导致脏腑功能失调。里证具有病位深、病因复杂、病情重、病程长的特点。

临床表现:里证的范围广,症状繁多,涉及寒热虚实和脏腑气血,所以表现的证候也不同,具体内容将在"脏腑辨证"中介绍。

辨证要点:无恶寒与发热并见,以脏腑的证候为主,舌质舌苔多有变化。

(三) 表证与里证的鉴别

辨别表证和里证,主要是审察病证寒热、舌象、脉象等变化。一般来说,外感病中,发热恶寒同时并见的属表证,但热不寒或但寒不热的属里证,表证舌苔不变化,里证舌苔多有变化,脉浮主表证,脉沉主里证(表6-1)。

表6-1　表证与里证鉴别要点

	病变部位	起病	病情	病程	典型症状	舌象	脉象
表证	表	急	轻	短	恶寒和发热并见	舌苔不变化	浮
里证	里	可急可缓	重	长	单纯发热或畏寒	舌苔多有变化	沉

二、寒热辨证

寒热是辨别疾病性质的一对纲领,也是机体阴阳偏盛偏衰的具体表现。辨寒热就是辨阴阳之盛衰,即所谓"阳盛则热,阴盛则寒","阳虚则寒,阴虚则热"。

(一) 寒证

寒证是指感受寒邪或阳虚阴盛,机体的功能活动衰退所表现的证候。

临床表现:恶寒或畏寒喜暖,面色苍白,口淡不渴或渴喜热饮,肢冷蜷卧,痰、涎、涕清稀,小便清长,大便稀溏,舌淡苔白而润滑,脉迟或紧。

辨证要点:以冷、白、清、润、迟为主要辨证依据。

(二) 热证

热证是指感受热邪或阳盛阴虚,机体功能活动亢进所表现的证候。

临床表现:发热喜凉,面红目赤,口渴喜冷饮,烦躁不宁,痰、涕黄稠,小便短赤,大便秘结,舌红苔黄而干,脉数。

辨证要点:以热、赤、渴、黄、干、稠、数为主要辨证依据。

(三) 寒证与热证的鉴别

辨别寒证和热证,不能孤立地根据某一症状作出判断,应对疾病的全部表现综合分析,才能得出正确结论。临床多从面色、寒热喜恶、四肢冷暖、口渴与否、二便情况、舌象、脉象等变化进行辨别(表6-2)。

表6-2 寒证与热证鉴别要点

	面色	四肢	寒热	口渴	大便	小便	舌象	脉象
寒证	苍白	不温	恶寒喜温	不渴或热饮不多	稀溏	清长	舌淡苔白润	迟或紧
热证	红赤	灼热	恶热喜凉	口渴喜冷饮	干结	短赤	舌红苔黄干	数

三、虚实辨证

虚实是用以概括、辨别正气强弱和邪气盛衰的两个纲领。虚,是指正气不足;实,是指邪气亢盛有余。

(一)虚证

虚证是指由于人体正气虚弱,表现为不足、松弛、衰退之象的各种证候。虚证是对机体阴阳、气血、津液、精髓亏虚,脏腑功能减退的各种证候的概括。根据气血阴阳虚损程度的不同,可分为血虚、气虚、阴虚、阳虚四种证候。

临床表现:

1. 血虚证 面色萎黄无华或面色苍白,唇色淡白,头晕眼花,心悸失眠,手足麻木,妇女月经量少甚至闭经,舌质淡,脉细无力。

2. 气虚证 少气懒言,语声低微,神疲乏力,面白无华,畏风自汗,动辄诸症加重,舌质淡,脉虚无力。

3. 阴虚证 形体消瘦,午后潮热盗汗,两颧红赤,五心烦热,咽干口燥,舌红少苔,脉细数。

4. 阳虚证 形寒肢冷,面色㿠白,神疲乏力,自汗,口淡不渴,小便清长,大便稀溏,舌淡苔白,脉沉迟无力。

辨证要点:病久体弱,病势缓,病程长,气血阴阳等虚损及脏腑功能减退。

(二)实证

实证是指邪气亢盛,正气未衰,邪正斗争激烈,脏腑功能活动亢盛所表现的证候。由于病邪的性质及所在部位的不同,临床表现亦有差异。

临床表现:一般表现为壮热,面赤口渴,声高气粗,烦躁不安,甚至神昏谵语,痰涎壅盛,脘腹胀满,疼痛拒按,大便秘结或热痢下重,小便短赤或淋沥涩痛,苔厚腻,脉实有力。

辨证要点:新病、暴病,病程短,邪气亢盛有余。有气滞、血瘀、痰饮、水湿、宿食、虫积等停聚体内。

(三)虚证与实证的鉴别

虚证和实证主要从患者形体的盛衰、精神状态的好坏、声音气息的强弱、痛处的喜按与拒按以及舌、脉的变化上相鉴别(表6-3)。

表6-3 虚证与实证鉴别要点

	病程	体质	形态	疼痛	二便	舌象	脉象
虚证	久病	虚弱	精神萎靡,体倦乏力,少气懒言	隐痛喜按	大便稀溏,小便清长	舌淡少苔	细弱无力
实证	新病	壮实	精神兴奋,声高气粗	疼痛拒按	小便短赤,大便干结	苔厚腻	实而有力

四、阴阳辨证

阴阳是概括病证类别的一对纲领。阴阳又是八纲的总纲,概括了其他三对纲领,即表、实、热属阳,里、虚、寒属阴。

（一）阴证

阴证是体内阳气虚衰或寒邪凝滞所表现的证候，人体机能多呈衰退之象。常以虚寒证为代表。

临床表现：精神萎靡，面色苍白，畏寒肢冷，气短声低，倦怠乏力，口淡不渴，小便清长，大便稀溏，舌淡胖嫩，苔白，脉迟弱。

辨证要点：以里证、虚证、寒证为主要辨证依据。

（二）阳证

阳证是体内热邪炽盛或阳气亢盛所表现的证候，人体机能多呈亢盛之象。常以实热证为代表。

临床表现：身热面赤，精神烦躁，气粗声高，渴喜冷饮，小便短赤，大便秘结，舌红绛，苔黄燥，脉洪滑实。

辨证要点：以表证、实证、热证为主要辨证依据。

（三）亡阴与亡阳

亡阴与亡阳是疾病发展过程中的危重阶段，一般在高热大汗或发汗太过，或剧烈吐泻，或失血过多等阴液或阳气迅速亡失的情况下出现。

1. **亡阴证**　亡阴证是指体内阴液严重亏耗而表现为阴液衰竭的证候。

临床表现：大汗欲脱，热而粘手，呼吸短促，肌肤热，手足温，烦躁不安，渴喜冷饮，面色潮红，舌红而干，脉细数无力。

辨证要点：大汗欲脱，身热肢温，烦躁不安，脉细数无力。

2. **亡阳证**　亡阳证是指体内阳气极度衰微而表现为阳气欲脱的证候。

临床表现：冷汗淋漓，气息微弱，面色苍白，肌肤不温，四肢厥冷，精神萎靡，口不渴或渴喜热饮，舌淡，脉微欲绝。

辨证要点：冷汗淋漓，四肢厥冷，精神萎靡，脉微欲绝。

（四）阴证与阳证的鉴别

辨别阴证和阳证，主要从望诊、闻诊、问诊、切诊上相鉴别（表6-4）。

表6-4　阴证与阳证鉴别要点

	望诊	闻诊	问诊	切诊
阴证	面色晦暗，精神萎靡，舌淡苔白	声低气怯，呼吸微弱	畏寒肢冷，小便清长，大便稀溏	腹痛喜按，脉沉迟无力
阳证	躁扰不宁，面目红赤，舌红苔黄	声高气粗，痰鸣喘促	身热烦渴，小便短赤，大便秘结	腹痛拒按，脉浮数、有力

第二节　脏腑辨证

脏腑辨证是根据脏腑的生理功能、病理表现，对四诊所收集的临床资料进行分析归纳，以判断疾病的病因病机，确定脏腑证型的一种辨证方法。

一、心与小肠病

心居胸中，心包络围护于外，其经脉下络小肠，两者互为表里。心主血脉，主神明，开窍于舌。小肠分清泌浊，具有化物的功能。心的病变主要表现为血脉运行失常及精神意识思维改变等方面，如心悸、心痛、失眠、神昏、精神错乱、脉结代或促等。小肠的病变主要反映在清浊不分、转输障碍等方面，如小便失常、大便溏泄等。

（一）心气虚证、心阳虚证、心阳暴脱证

心气虚证是心气不足、鼓动无力所表现的证候；气虚日久，温运无力，虚寒内生则见心阳虚；心阳衰极则会导致心阳暴脱。

临床表现：心悸怔忡，气短自汗，活动后加重，脉细弱或结代为共有症状。兼见面白无华，神疲乏力，舌淡苔白，则为心气虚；兼见形寒肢冷，心胸憋闷，舌淡胖，苔白滑，则为心阳虚；突然面色苍白或胸痛暴作，冷汗淋漓，四肢厥冷，呼吸微弱，口唇青紫，神志昏迷，脉微欲绝，则是心阳暴脱的危象。

辨证要点：心气虚证以心悸与气虚证并见为辨证依据；心阳虚证以心悸怔忡、胸闷或心痛与阳虚证并见为辨证依据；心阳暴脱证以胸痛暴作与亡阳虚脱症状为辨证依据。

（二）心血虚证、心阴虚证

心血虚证是指心血亏虚、心失濡养所表现的证候；心阴虚证是心阴亏损、虚热内扰所表现的证候。

临床表现：心悸失眠，健忘多梦为共有症状。面白无华，眩晕，唇舌色淡，脉细，为心血虚证；五心烦热，潮热盗汗，颧红口干，舌红少津，脉细数，为心阴虚证。

辨证要点：心血虚证以心悸、失眠与血虚证并见为辨证依据；心阴虚证以心悸、失眠与阴虚证并见为辨证依据。

（三）心火亢盛证

心火亢盛证是指心火炽盛、扰乱心神、迫血妄行所表现的实热证候。

临床表现：心烦失眠，面赤口渴，大便秘结，小便短赤，舌尖红绛，苔黄脉数，或口舌生疮，舌体糜烂疼痛，或吐血、衄血，甚或狂躁谵语，神志不清等。

辨证要点：以神志症状及舌、脉的实热证为辨证依据。

（四）心血瘀阻证

心血瘀阻证是指瘀血、痰浊、阴寒等痹阻心脉所表现的证候。

临床表现：心悸怔忡，心胸憋闷或刺痛，痛引肩背内臂，时发时止，舌紫黯或见瘀点瘀斑，脉细涩或结代。

辨证要点：心悸怔忡，心胸憋闷疼痛，痛引肩背内臂，时发时止。

（五）痰蒙心神证

痰蒙心神证是指痰浊蒙闭心神所表现的证候。

临床表现：面色晦滞，脘闷呕恶，意识模糊，语言不清，喉有痰鸣，甚则昏迷，或精神抑郁，表情淡漠，神志痴呆，喃喃自语，举止失常，苔白腻，脉滑。

辨证要点：意识模糊，胸闷痰多，苔白腻，脉滑而无热象。

（六）痰火扰心证

痰火扰心证是指火热痰浊之邪侵扰心神所表现的证候。

临床表现：发热，面赤气粗，口苦，痰黄，喉间痰鸣，躁狂谵语，或失眠心烦，或神志错乱，哭笑无常，躁狂妄动，甚则打人毁物，舌红苔黄腻，脉滑数。

辨证要点：外感热病以高热、痰盛、神志不清为辨证依据；内伤杂病中，轻者以失眠心烦，重者以神志狂乱为辨证依据。

（七）小肠实热证

小肠实热证是指小肠里热炽盛所表现的证候。

临床表现：心烦口渴，口舌生疮，小便赤涩，尿道灼痛或尿血，舌红苔黄，脉数。

辨证要点：心火炽盛，小便赤涩灼痛。

二、肺与大肠病

肺居胸中，经脉下络大肠，与大肠相为表里。肺主气，司呼吸，主宣发肃降，通调水道，外合皮毛，开窍于鼻。大肠主传导，排泄糟粕。肺的病变主要为气失宣降，肺气上逆，或腠理不固，水液代谢方面的障碍，临床上往往出现咳嗽、气喘、胸痛、咳血等症状。大肠的病变主要是传导功能失常，表现为便秘与泄泻。

（一）肺气虚证

肺气虚证是指肺气不足、卫表不固所表现的证候。

临床表现：咳喘无力，咳痰清稀，动辄气短，声音低微，倦怠无力，面白无华，或畏风自汗，易于感冒，舌淡，脉虚弱。

辨证要点：咳喘无力，咳痰清稀兼见气虚证。

（二）肺阴虚证

肺阴虚证是指肺阴不足、虚热内生所表现的证候。

临床表现：干咳无痰，或痰少而黏，或痰中带血，口干咽燥，声音嘶哑，形体消瘦，午后潮热，五心烦热，颧红盗汗，舌红少津，脉细数。

辨证要点：干咳少痰兼见阴虚内热证。

（三）风寒束肺证

风寒束肺证是指感受风寒、肺卫失宣所表现的证候。

临床表现：咳嗽，咳痰稀白，鼻塞流清涕，或恶寒发热，无汗，头身疼痛，苔薄白，脉浮紧。

辨证要点：咳嗽，咳痰稀白兼见风寒表证。

（四）风热犯肺证

风热犯肺证是指风热之邪侵犯肺卫所表现的证候。

临床表现：咳嗽，涕痰黄稠，口渴咽痛，头痛，恶风发热，舌边尖红，苔薄黄，脉浮数。

辨证要点：咳嗽，咳痰黄稠兼见风热表证。

（五）燥邪犯肺证

燥邪犯肺证是指燥邪侵犯肺卫所表现的证候。

临床表现：干咳无痰，或痰少而黏，不易咳出，唇、舌、咽、鼻干燥，或发热恶寒，或胸痛咳血，舌红苔薄黄，或舌干苔薄白，脉数或浮数或细数。

辨证要点：咳嗽痰少或无痰，鼻、咽、口干燥少津。

（六）痰热壅肺证

痰热壅肺证是指热邪夹痰内壅于肺所表现的实热证候。

临床表现：咳嗽气喘，呼吸急促，甚则鼻翼翕动，咳痰黄稠，或痰中带血，或咳吐有腥臭味的脓血痰，胸痛，烦躁不安，壮热口渴，小便短赤，大便秘结，舌红苔黄腻，脉滑数。

辨证要点：咳喘、咳痰黄稠与里实热证并见。

（七）痰湿阻肺证

痰湿阻肺证是指由痰湿阻滞于肺、肺失宣降所表现的证候。

临床表现：咳嗽痰多，色白而黏，易于咳出，胸闷，或见气喘，喉中痰鸣，舌淡苔白腻，脉滑。

辨证要点：咳嗽，痰多色白易咳，苔白腻。

（八）大肠湿热证

大肠湿热证是指湿热蕴结于大肠所表现的证候。

临床表现：腹痛泄泻，肛门灼热，或下痢脓血，里急后重，小便短赤，或发热烦渴，舌红苔黄腻，脉滑数。

辨证要点：下痢或泄泻与湿热之象并见。

三、脾与胃病

脾胃共处中焦，经脉互为络属，具有表里关系。脾主运化水谷，胃主受纳腐熟，脾升胃降，共同完成饮食物的消化吸收与输布，为气血生化之源、后天之本。脾又具有统血、主四肢肌肉的功能。脾病常见腹胀、腹痛、泄泻、便溏、浮肿、出血等。胃病常见脘痛、呕吐、嗳气、呃逆等。

（一）脾气虚证

脾气虚证是指脾气不足、失其健运所表现的证候。

临床表现：食少纳呆，脘腹胀满，口淡无味，便溏，少气懒言，四肢倦怠，形体消瘦，面色萎黄，舌淡苔白，脉缓弱。

辨证要点：腹胀，纳呆，便溏和气虚证并见。

（二）脾阳虚证

脾阳虚证是指脾阳虚衰、阴寒内盛所表现的证候。

临床表现：腹胀纳呆，脘腹冷痛，喜温喜按，形寒肢冷，大便稀溏，口淡不渴，或肢体浮肿，或白带清稀量多，舌质淡胖，苔白滑，脉沉迟无力。

辨证要点：腹胀腹痛，纳呆，浮肿与虚寒之象并见。

（三）脾不统血证

脾不统血证是指脾气虚不能统摄血液所表现的证候。

临床表现：便血，尿血，肌衄，鼻衄，齿衄，或妇女月经过多，崩漏等，伴有食少便溏，神疲乏力，少气懒言，面白无华，舌淡脉细弱。

辨证要点：各种出血症兼见脾失健运的表现。

（四）中气下陷证

中气下陷证是指脾气虚升举无力所表现的证候。

临床表现：脘腹有坠胀感，食后益甚，或便意频数，肛门坠重，或久痢不止，甚则脱肛，或内脏下垂，或小便混浊如米泔，伴见头晕目眩，少气无力，肢体倦怠，食少便溏，舌淡苔白，脉虚弱。

辨证要点：内脏下垂与脾气虚证并见。

（五）寒湿困脾证

寒湿困脾证是指寒湿内盛、脾阳受困所表现的证候。

临床表现：脘腹胀闷，不思饮食，泛恶呕吐，口黏不爽，腹痛泄泻，头身困重或浮肿，舌淡胖，苔白滑腻，脉濡缓。

辨证要点：脾胃摄纳功能障碍兼见寒湿内盛的表现。

（六）湿热蕴脾证

湿热蕴脾证是指湿热蕴结脾胃所表现的证候。

临床表现：脘腹痞闷，恶心欲吐，口黏而甜，肢体困重，大便溏泄不爽，小便短赤不利，或面目肌肤发黄，或皮肤发痒，或身热起伏，汗出热不解，舌红苔黄腻，脉濡数。

辨证要点：脾胃摄纳功能障碍兼见湿热内阻的表现。

（七）胃阴虚证

胃阴虚证是指胃阴亏虚所表现的证候。

临床表现：胃脘隐痛，饥不欲食，口燥咽干，大便干结，或胃脘嘈杂，脘痞不舒，或干呕呃逆，舌红少津，脉细数。

辨证要点：胃脘隐痛，饥不欲食与阴虚证并见。

（八）胃火炽盛证

胃火炽盛证是指胃中火热炽盛所表现的实热证。

临床表现：胃脘灼热疼痛，吞酸嘈杂，或食入即吐，渴喜冷饮，消谷善饥，或牙龈肿痛溃烂，齿衄，口臭，大便秘结，小便短赤，舌红苔黄，脉滑数。

辨证要点：胃脘灼痛兼见火热炽盛的表现。

（九）食滞胃脘证

食滞胃脘证是指食物停滞胃脘所表现的证候。

临床表现：脘腹胀满或疼痛，嗳腐吞酸，或呕吐酸腐，吐后腹痛得减，厌食，矢气酸臭，大便溏泄，泄下物酸腐臭秽，苔厚腻，脉滑。

辨证要点：胃脘胀满疼痛，呕吐酸腐食物。

四、肝与胆病

肝位于右胁，胆附于肝，肝胆经脉相互络属，互为表里。肝主疏泄，主藏血，性喜条达而恶抑郁。胆贮藏排泄胆汁，以助消化，并与情志活动有关。肝的病变主要表现在疏泄失常、血不归藏、筋脉不利等方面，如胸胁少腹胀痛、窜痛、情志活动异常、头晕胀痛、手足抽搐、肢体震颤，以及月经不调、睾丸胀痛等。胆病常见口苦发黄、失眠和胆怯易惊等。

（一）肝气郁结证
肝气郁结证是指肝失疏泄、气机郁滞所表现的证候。

临床表现：情志抑郁或易怒，善太息，胸胁或少腹胀痛，或咽部有异物感，或胁下痞块，妇女可见乳房胀痛，痛经，月经不调，甚则闭经，苔薄白，脉弦。

辨证要点：情志抑郁，胸胁或少腹胀痛，妇女月经不调等。

（二）肝火上炎证
肝火上炎证是指肝经气火上逆所表现的实热证候。

临床表现：头晕胀痛，面红目赤，急躁易怒，口苦咽干，胁肋灼痛，耳鸣耳聋，小便短赤，大便秘结，或吐血、衄血，舌红苔黄，脉弦数。

辨证要点：肝胆经循行部位的头、目、耳、胁等部位的实火炽盛症状为辨证依据。

（三）肝血虚证
肝血虚证是指因肝藏血不足导致肝血亏虚所表现的证候。

临床表现：眩晕耳鸣，面白无华，爪甲不荣，两目干涩，视物模糊，夜盲，肢体麻木，手足震颤，筋脉拘挛，月经量少色淡，或闭经，舌淡，脉细。

辨证要点：筋、爪、目、肌肤等失于濡养兼见血虚表现。

（四）肝阴虚证
肝阴虚证是指肝阴不足、虚热内扰所表现的证候。

临床表现：头晕头痛，耳鸣，胁肋隐痛，两目干涩，视物模糊，烦躁失眠，五心烦热，潮热盗汗，咽干口燥，舌红少津，脉弦细数。

辨证要点：眩晕，两目干涩，胁肋灼痛兼见阴虚内热的表现。

（五）肝阳上亢证
肝阳上亢证是指肝失疏泄，肝阳亢奋，或肝肾阴虚，阴不潜阳，肝阳上扰头目所表现的证候。

临床表现：头目胀痛，眩晕耳鸣，面红目赤，口苦咽干，急躁易怒，小便短赤，大便秘结，舌红苔黄，脉弦细数。

辨证要点：头目眩晕，面红目赤，急躁易怒。

（六）肝风内动证
凡病变过程中出现眩晕欲仆、抽搐等"动摇"特点的证候都称为肝风。一般常见肝阳化风、热极生风与血虚生风三种证候。

1.肝阳化风证　肝阳化风证是指肝阳亢逆无制而表现风动的证候。

临床表现：眩晕欲仆，头痛而摇，项强肢麻，肢体震颤，语言不利，步履不稳，舌红，脉弦细。若猝然昏倒，不省人事，口眼㖞斜，半身不遂，舌强语謇，喉中痰鸣，则为中风。

辨证要点：平素有肝阳上亢的表现，而又突然出现动风症状为辨证依据。

2.热极生风证　热极生风证是指热邪亢盛引起抽搐等动风的证候。

临床表现：高热，烦渴，躁扰不安，抽搐，项强，两目上视，甚则角弓反张，神志昏迷，舌红绛，苔黄，脉弦数。

辨证要点：高热与动风症状并见。

3. 血虚生风证　血虚生风证是指血虚筋脉失养所表现的动风证候。

临床表现：眩晕耳鸣，面色无华，手足震颤，肌肉跳动，关节拘急不利，肢体麻木，爪甲不荣，舌质淡，苔白，脉细。

辨证要点：血虚证兼见虚风内动之象。

（七）肝胆湿热证

肝胆湿热证是指湿热蕴结肝胆所表现的证候。

临床表现：胁肋胀痛，口苦呕恶，腹胀纳呆，大便不调，小便短赤，苔黄腻，脉弦数，或身目俱黄，发热，或见阴囊湿疹，睾丸红肿热痛，或见带下黄臭，外阴瘙痒。

辨证要点：胁肋胀痛，腹胀纳呆，身目发黄，阴痒兼见湿热内蕴症状。

（八）寒凝肝脉证

寒凝肝脉证是指寒邪凝滞肝脉所表现的证候。

临床表现：少腹冷痛，睾丸坠胀，遇寒加重，或阴囊挛缩，痛引少腹，苔白，脉沉弦。

辨证要点：以少腹牵引睾丸坠胀冷痛为辨证依据。

（九）胆郁痰扰证

胆郁痰扰证是指痰热内扰、胆气不宁所表现的证候。

临床表现：惊悸失眠，胆怯易惊，烦躁不安，口苦呕恶，胸胁胀闷，头目眩晕，舌红苔黄腻，脉弦滑。

辨证要点：惊悸失眠，口苦呕恶，苔黄腻。

五、肾与膀胱病

肾位于腰部，其经脉与膀胱相互络属，互为表里。肾藏精，主生殖，为先天之本，主骨生髓充脑，在体为骨，开窍于耳，其华在发，主水，主纳气。膀胱具有贮尿排尿的作用。肾的病变主要反映在生长发育、生殖机能、水液代谢的异常方面，临床常见症状有腰膝酸软而痛、耳鸣耳聋、发白早脱、齿牙动摇、阳痿遗精、精少不育、女子经少经闭，以及水肿、二便异常等。膀胱的病变主要反映为小便异常及尿液的改变，临床常见尿频、尿急、尿痛、尿闭，以及遗尿、小便失禁等。

（一）肾阳虚证

肾阳虚证是指肾阳虚衰，温煦、气化功能失常所表现的证候。

临床表现：腰膝酸软，形寒肢冷，下肢尤甚，面色㿠白，头晕耳鸣，神疲乏力，阳痿，不孕，或尿少浮肿，或五更泄泻，舌淡胖，脉沉弱。

辨证要点：生殖机能减退兼见虚寒之象。

（二）肾阴虚证

肾阴虚证是指肾阴亏虚、虚热内扰所表现的证候。

临床表现：腰膝酸软，眩晕耳鸣，失眠多梦，咽干口燥，形体消瘦，五心烦热，潮热盗汗，男子遗精，女子经闭、不孕或见崩漏，舌红苔少而干，脉细数。

辨证要点：腰膝酸软，眩晕耳鸣，男子遗精，女子月经不调兼见阴虚证。

（三）肾气不固证

肾气不固证是指肾气亏虚、固摄无权所表现的证候。

临床表现：腰膝酸软，小便频数清长，夜尿多，遗尿，小便余沥不尽或失禁，滑精早泄，白带清稀，胎动易滑，舌淡苔白，脉沉弱。

辨证要点：小便频数或失禁，滑精早泄，胎动易滑。

（四）肾虚水泛证

肾虚水泛证是指肾阳虚不能主水、水湿泛滥所表现的证候。

临床表现：全身水肿，腰以下尤甚，按之没指，腹胀满，小便少，腰膝酸软，形寒肢冷，舌淡胖嫩有齿痕，苔白滑，脉沉细。

辨证要点：水肿伴腰膝酸软，兼见畏寒肢冷等虚寒之象。

（五）肾不纳气证

肾不纳气证是指肾气虚衰、气不归元所表现的证候。

临床表现：久病咳喘，呼多吸少，气不得续，动辄喘息益甚，自汗神疲，声音低怯，腰膝酸软，舌淡苔白，脉沉细无力。

辨证要点：久病咳喘，呼多吸少，动辄喘甚。

（六）肾精不足证

肾精不足证是指肾精不足、生长发育迟缓、生殖机能低下所表现的证候。

临床表现：男子精少不育，女子经闭不孕，性机能减退，小儿发育迟缓，身材矮小，智力和动作迟钝，囟门迟闭，骨骼痿软，成人则见早衰，发脱齿摇，耳鸣耳聋，健忘恍惚，足痿无力，舌淡脉弱。

辨证要点：以生长发育迟缓、生殖机能低下、早衰为辨证依据。

（七）膀胱湿热证

膀胱湿热证是指湿热蕴结膀胱所表现的证候。

临床表现：尿频，尿急，尿痛，小便短涩有灼热感，或尿血，或尿有砂石，可伴有发热、腰痛，舌红苔黄腻，脉数。

辨证要点：以尿频、尿急、尿痛、尿少黄赤为辨证依据。

六、脏腑兼病

人体各脏腑之间生理上相互联系、密切相关，发生病变时亦常相互影响。凡两个或两个以上脏腑的病证并见者，称为脏腑兼病。

（一）心脾两虚证

心脾两虚证是指心血不足、脾气亏虚所表现的证候。

临床表现：心悸怔忡，失眠多梦，健忘，食欲不振，腹胀便溏，倦怠乏力，面色萎黄，或皮下紫斑，妇女月经量多色淡，或经少，经闭，舌淡，脉细弱。

辨证要点：心悸失眠，食少腹胀，慢性出血与气血亏虚的表现并见。

（二）心肺气虚证

心肺气虚证是指心肺两脏气虚所表现的证候。

临床表现：心悸气短，久咳不已，气短而喘，动则尤甚，胸闷，痰液清稀，声音低怯，神疲乏力，自汗，面白无华，舌淡苔白，脉细无力。

辨证要点：咳喘，心悸，胸闷与气虚证并见。

（三）心肝血虚证

心肝血虚证是心肝两脏血液亏虚所表现的证候。

临床表现：心悸，失眠多梦，健忘，眩晕耳鸣，面色无华，两目干涩，视物模糊，爪甲不荣，肢体麻木，震颤，妇女月经量少色淡，舌淡苔白，脉细。

辨证要点：心神、目、筋、爪甲失养与血虚证并见。

（四）心肾不交证

心肾不交证是指心与肾的阴液亏虚、阳气偏亢所表现的证候。

临床表现：心烦失眠，心悸健忘，头晕耳鸣，咽干口燥，腰膝酸软，多梦遗精，潮热盗汗，小便短赤,舌红少苔,脉细数。

辨证要点:失眠,心烦,腰膝酸软,遗精与阴虚证并见。

(五)肝脾不调证

肝脾不调证是指肝失疏泄、脾失健运所表现的证候。

临床表现:胁肋胀闷疼痛,善太息,情志抑郁或急躁易怒,食少腹胀,便溏,或腹痛欲泻,泻后痛减,苔白腻,脉弦。

辨证要点:胸胁胀满,腹痛肠鸣,食少,便溏。

(六)肝胃不和证

肝胃不和证是指肝失疏泄、胃失和降所表现的证候。

临床表现:胸胁、胃脘胀满疼痛,呃逆嗳气,吞酸嘈杂,郁闷或烦躁易怒,苔薄黄,脉弦。

辨证要点:胃脘胀痛,嗳气吞酸与肝失疏泄的表现并见。

(七)肝肾阴虚证

肝肾阴虚证是指肝肾两脏阴液亏损、虚热内扰所表现的证候。

临床表现:头晕目眩,耳鸣,两目干涩,胁痛,腰膝酸软,咽干,颧红盗汗,五心烦热,男子遗精,女子月经不调,舌红少苔,脉细数。

辨证要点:眩晕耳鸣,两目干涩,胁肋灼痛,腰膝酸软与阴虚内热表现并见。

(八)肺脾气虚证

肺脾气虚证是指肺脾两脏气虚所表现的证候。

临床表现:气短而喘,痰多稀白,食欲不振,腹胀便溏,甚则面部虚浮,下肢微肿,舌淡苔白,脉细弱。

辨证要点:久咳不止,咳喘短气,腹胀便溏与气虚证并见。

(九)脾肾阳虚证

脾肾阳虚证是指脾肾阳气亏虚所表现的证候。

临床表现:形寒肢冷,面色苍白,腰膝或下腹冷痛,下利清谷,或五更泄泻,或全身浮肿,小便不利,甚则出现腹水,舌淡胖大,脉沉迟无力。

辨证要点:五更泻,浮肿,腰腹冷痛与虚寒证并见。

(十)肺肾阴虚证

肺肾阴虚证是指肺肾两脏阴液不足所表现的证候。

临床表现:咳嗽痰少,或痰中带血,口燥咽干,声音嘶哑,形体消瘦,腰膝酸软,颧红盗汗,骨蒸潮热,男子遗精,女子月经不调,舌红少苔,脉细数。

辨证要点:久咳痰血,腰膝酸软,遗精等与阴虚证并见。

(封银曼)

思考题

1.表证与里证如何鉴别?

2.虚证与实证如何鉴别?

3.痰热蕴肺有哪些临床表现?

4.心血瘀阻有哪些临床表现?

5.肝气郁结有哪些临床表现?

6.比较心阴虚、肺阴虚、肾阴虚的异同。

7.简述脾气虚、脾不统血、中气下陷的辨证要点。

练习题

教学微课

第七章 | 中医养生与体质调养

教学课件

思维导图

情景导入

小王是一名年轻的公司职员，平时工作并不太忙，但常感到身上没劲儿。她性格内向，很少与他人交往，平时说话声音低弱。近几日公司加班，她感觉头晕眼花，四肢无力，精神不振，讲一会儿话就有点上气不接下气。

请问：

1. 小王属于哪种体质类型？
2. 如何从精神、饮食、起居及运动方面为小王制订调养方案？

第一节 养生原则与方法

养生又称摄生、保生等，即保养生命。中医养生学说是在中医理论指导下，研究人体生命变化规律、衰老机制以及健身防病、延年益寿的原则与方法的学说，是中医护理学的特色和优势之一。

一、养生的基本原则

（一）顺应自然

"天人相应"的整体观念是顺应自然这一养生原则的理论依据。人生存在自然中，生命活动与自然界息息相关。只有掌握了自然规律，主动采取各种养生措施来适应其变化，才能避邪防病，延年益寿，与自然和谐共生。顺应自然养生首先要顺应四时变化，遵从"春夏养阳，秋冬养阴"的原则；其次要顺应地域特点，如潮湿阴冷地区宜进味辛、性温之品，潮湿炎热地区宜进味苦、性凉之品。

（二）调摄精神

精神情志活动与人的生理功能与病理变化有着密切的关系。中医养生学也始终把养精调神、保持良好的精神状态作为防病健身、延年益寿的重要内容。《素问·上古天真论》有言"恬惔虚无，真气从之，精神内守，病安从来"，这里强调了精神与形体健康的密切关系。人体是"形与神俱"的统一体,形是神的物质基础,神是形的外在表现。神不和,则五脏六腑难安。突然、强烈或反复、持久的精神刺激可使人体气机逆乱、气血阴阳失调、脏腑功能失常而发病。养生保健不但要重视形体的保养,更应注重精神的调摄,所以在日常生活中要通过修身、内守、疏泄、导引等方法来排解不良情绪,恢复心理平衡,使气机调畅,气血调和,增强机体抗邪能力,从而达到强健形体、祛病延年的养生目的。

（三）形体锻炼

生命在于运动。运动是健康之本,是祛病延年的良方。"流水不腐,户枢不蠹",适度的形体锻炼可以疏通经络,滑利关节,流通气血,强壮筋骨,借形动以济神静,从而使身体健康,益寿延年。形体锻炼不仅要外练经脉、筋骨和肢体,更要内练精神、脏腑和气血。只有内外和谐,气血调和,才能达到形健而神旺,使机体的阴阳维持平衡。

（四）合理膳食

饮食是人体获取营养最基本、最重要的途径,直接关系到人的生长发育、脏腑功能与体质强弱。食物与药物一样有寒热温凉四性,有辛甘酸苦咸五味,也有升降沉浮的性质。如果长期不合理饮食,势必造成机体阴阳失调,脏腑功能失常,进而引发疾病,所以合理膳食和良好的饮食习惯是养生保健的重要内容。应根据个人的体质、季节的变化、地域特点,辨证施食,不挑食偏食,不暴饮暴食,注意荤素搭配,营养均衡,才能维持气血阴阳的平衡。

（五）防邪侵害

邪气是导致疾病发生的重要条件,所以不仅要提高正气的抗病能力,还要尽可能避免病邪的侵害。《素问·上古天真论》说:"虚邪贼风,避之有时。"要顺应四时,防止六淫之邪的侵害,如夏天防暑,冬天防寒;疫病来临之时,要谨防疠气的侵害;讲究环境卫生,防止环境、水源和食物的污染;外出和处于自然环境中,要防止外伤和虫兽伤。

药物预防是防止病邪侵袭的重要途径,尤其在预防疠气的流行方面具有重要意义。要根据疠气的性质选用适宜的预防药物,根据个人体质、生活、工作环境、年龄、性别等个体差异,有针对性地预防和进补,这样才能取得良好的养生效果。

二、主要养生方法

（一）顺时摄养

顺时摄养是指顺应四时阴阳之气的自然变化规律,从精神、起居、饮食等方面进行综合调养的养生方法。《素问·四气调神大论》说:"夫四时阴阳者,万物之根本也,所以圣人春夏养阳,秋冬养阴,以从其根……逆之则灾害生,从之则苛疾不起,是谓得道。"这充分说明顺应四季气候变化是顺时养生的中心思想。"春夏养阳,秋冬养阴"是顺时养生的基本原则。

1. 春季养生 春季养生重在养护体内阳气,使之逐渐充沛旺盛起来。多食温补阳气的食物,晚睡早起。春季万木吐翠,空气清新,适于晨练,以吐故纳新,调畅气机,采自然之阳气养机体之阳气。但春季风气当令,要注意"虚邪贼风,避之有时",以免风邪致病。现代医学中的流行性感冒、流行性脑脊髓膜炎、腮腺炎、肝炎、麻疹等疾病也多发于此季节。做好流行性疾病的预防保健工作十分重要。

2. 夏季养生 夏季机体新陈代谢旺盛,阳气外泄,伏阴于内,仍要注意阳气的养护,防止避暑贪凉损伤体内阳气。晚睡早起,坚持午睡,保证睡眠充足。饮食宜清淡质软,易于消化,少食寒凉之品。体育锻炼最好在清晨或傍晚凉爽时进行。夏季暑湿当令,在预防中暑的同时也要加强急性胃肠道疾病的预防工作。

3. 秋季养生 秋季养生以"收养"为原则,保养体内阴气为首要任务。早睡早起,以顺应阴精的收藏和阳气的舒长。燥为秋季之主气,所以秋季宜多食滋阴润燥、生津增液之品,如梨、藕、百合等。秋季的体育锻炼也要顺从机体"阴精阳气"的收敛状态,避免做大量高强度的运动,防止汗液流失,伤精耗气。炎热的夏季人们体力、精力消耗较大,进入秋季后可适当进补,但因秋季燥气当令,易伤人体阴液,进补时尽量选择滋润之品。

4. 冬季养生 冬季养生以"敛阴固阳"为根本。早睡晚起。饮食以滋阴潜阳、热量高的食物为宜。冬季要坚持体育锻炼,晨练不宜过早,以"待日光"为宜,还要注意保暖,防止冻伤。

(二) 精神调养

精神调养是通过调节精神情志等活动,保护和增强心理健康,达到形神统一、祛病延年的养生方法。历代医家重视精神养生,强调"养生莫如养性",具体内容主要涉及清静养神、修德怡神和调志摄神等。

1. 清静养神 清静养神是指人的精神情志应保持恬淡宁静的状态。《养性延命录》指出:"静者寿,燥者夭。"这里的"静"是指避免过度思虑,力求心无邪思杂念、无私寡欲的精神境界。如果人们能做到心境安宁,乐观随和,情绪稳定,那么五脏安和,气血流畅,自然不易生病。清静养神具体方法很多,如静坐法、散步法、阅读法、导引法等。

2. 修德怡神 修德怡神是指通过道德品质的修养,使自身的精神情绪较少受外界影响,长久保持开朗、乐观、恬愉的状态。《黄帝内经》指出:"修身为德,则阴阳气和。"阴阳气和即指阴阳和谐,可见德行高尚的人健康长寿,其秘诀在于"德全"能使人身心安详舒泰,阴阳之气平秘调和,故而体健寿长。修德怡神就是要经常自省,人与社会在和谐互动中达到安适的状态。养德可以养气、养神,使"形与神俱",健康长寿。

3. 调志摄神 调志摄神是指通过主动调节转化不良情绪,将心情调整到最佳状态。情志太过则气机逆乱,气血失和,有损健康,所以中医养生很重视情志的调摄。调志摄神首先要提高自我控制力,节制情感。"节喜怒,清六欲",以恬淡怡然的心态对待生活中的得失;其次要及时疏泄或转移不良情绪,恢复心绪平和状态;此外,还可以根据五行相克原理,采用怒胜思、思胜恐、恐胜喜、喜胜忧、悲胜怒等以情胜情的情志疗法。总之,主动调摄不良情绪,保持积极乐观的情绪,可以使人气机畅达,生机旺盛,延年益寿。

(三) 饮食调养

饮食调养是在中医理论指导下调节饮食,合理摄取食物,以增进健康、防病益寿的养生方法。饮食养生包括以下几个方面:

1. 饮食有节 节有节制、节律的意思。饮食有节包含两个方面:一是饮食要节制,不可暴饮暴食或过饱过饥,即饮食定量;二是饮食有节律,按时进餐,即饮食定时。传统的一日三餐讲究"早餐吃好、午餐吃饱、晚餐吃少"是有道理的。

2. 饮食有方 饮食有方是指养成良好的饮食习惯和进食方法。进食时应遵循"食宜缓、宜专、宜乐、宜暖、宜洁"的原则。食宜缓,指进食时要细嚼慢咽,以免增加肠胃负担或引起噎、呛、咳等危险;食宜专,指进食时要专心不二,不要同时兼做其他事;食宜乐,指进食时要保持乐观情绪,轻松愉快的心情可增加食欲、促进消化;食宜暖,指进食要以温热饭菜为主,以免食物过于寒凉,损伤脾胃之气;食宜洁,指饮食要干净新鲜,禁食腐烂、变质、被污染的食物,同时要讲究饮食卫生,如餐前洗手、餐具洁净等。

3. 调和五味 调和五味是指饮食要多样化,五味兼顾,合理搭配。《素问·藏气法时论》说:"五谷为养,五果为助,五畜为益,五菜为充……气味合而服之,以补精益气。"就是说各种食物营养成分各不相同,要合理搭配、互为补充,人体才能均衡获取营养。另外,饮食养生还应注意饮食气味、荤素的合理搭配,防止五味偏嗜伤及脏腑,损害机体健康。

(四) 起居调养

起居调养是指合理安排起居作息,妥善处理生活细节,以保证身心健康、益寿延年的方法。起居养生主要包括起居有常与安卧有方。起居有常是指日常作息时间要规律，合乎自然界的阳气消长及人体生理常度。安卧有方是指睡眠健康，包括睡前调摄、睡眠禁忌、醒后保养，以保证高质量的睡眠，从而消除疲劳，恢复精力。此外，中医起居养生还涉及劳逸、居住环境、衣着服饰、房事等。

（五）运动调养

运动调养是通过合理的运动来保养生命、保持健康的方法。运动养生的方式很多，早在春秋战国时期已有导引术、吐纳术，后世又发展创立了太极拳、八段锦、易筋经等。现代流行的瑜伽、体操、舞蹈、散步、慢跑、器械锻炼等也都是很好的健身方式。运动养生因人而异，要根据个人的喜好及体质特点选择适宜的运动方式和运动量，不可勉强为之，也不可操之过急。运动养生贵在循序渐进、持之以恒。

（六）药物调养

药物调养是运用药物调整人体气血阴阳，协调脏腑功能，以保健强身、防病益寿的养生方法。药物预防和调养的养生方法在我国已有数千年历史。我国最早用人痘接种术预防天花，开创了人工免疫的先河。古人已经掌握用苍术、雄黄等熏蒸空气以消毒防病的方法。人们也常常服用一些中草药来增强体质、预防疾病，如用板蓝根、大青叶预防流行性感冒、腮腺炎，用茵陈、贯众预防肝炎，用马齿苋等预防痢疾等。气血虚弱者可适量服用大枣、黄芪、人参、阿胶等补气养血之品，来扶助正气。

第二节 体质辨识与调养

体质是指个体生命过程中在先天遗传和后天获得的基础上所形成的形态及生理、心理功能上相对稳定的固有特性。体质决定着机体对某种病邪的易感性及其所产生病变类型的倾向性。

中医体质辨识与调养，即以人的体质为认知对象，针对不同体质采用个体化的保健方法和措施，调整体质偏颇，增强体质，以达到防病延年的目的。

> **知识链接**
>
> ### 中医九种体质特征要诀
>
> 平和质，精力旺，很健康，很灿烂；
> 气虚质，免疫差，易疲劳，常虚喘；
> 阳虚质，手脚凉，全身冷，不耐寒；
> 阴虚质，水缺乏，五心热，口咽干；
> 痰湿质，身体胖，大肚腩，油光脸；
> 湿热质，易长痘，常口臭，大便黏；
> 血瘀质，血黏稠，易忘事，常长斑；
> 气郁质，很脆弱，常郁闷，多伤感；
> 特禀质，易过敏，常喷嚏，起风团。

一、平和质辨识与调养

（一）辨识要点

1. 形体特征 体形匀称健壮。

2. 心理特征 性格随和开朗。

3. 常见表现　面色、肤色润泽,头发密而有光泽,目光有神,唇色红润,精力充沛,不易疲劳,耐受寒热,睡眠良好,胃纳佳,二便正常,舌色淡红,苔薄白,脉和缓有力。

4. 发病倾向　平素患病较少。

5. 对外界环境适应能力　对自然环境和社会环境适应能力较强。

（二）调养方法

1. 精神调摄　培养兴趣爱好,保持平和心态。

2. 起居调养　起居生活要有规律,不过度劳累,保持充足睡眠。

3. 饮食调养　坚持膳食平衡、食物多样原则。

4. 运动锻炼　根据年龄、性别、个人兴趣爱好等,选择适宜的锻炼方法。年轻人可选一些强度大的运动,如跑步、打球等;老年人则宜选散步、习练太极拳等低强度运动。

二、气虚质辨识与调养

（一）辨识要点

1. 形体特征　肌肉松软。

2. 心理特征　性格内向,不喜冒险。

3. 常见表现　平素语音低弱,气短懒言,易疲乏,精神不振,易出汗,舌淡红,舌边有齿痕,脉弱。

4. 发病倾向　易患感冒、内脏下垂、虚劳等;病后抗病能力弱,易迁延不愈,康复缓慢。

5. 对外界环境适应能力　不耐受风、寒、暑、湿邪。

（二）调养方法

1. 精神调摄　培养豁达乐观的态度,不可过度劳神。

2. 起居调护　勿过于劳作,避免汗出当风。

3. 饮食调养　选粳米、南瓜、牛肉、鸡肉等健脾益气的食物;少食槟榔、空心菜等耗气之品。

4. 运动锻炼　宜柔缓的项目及低强度、多次数的运动方式。如习练太极拳、太极剑、八段锦、散步等。

三、阳虚质辨识与调养

（一）辨识要点

1. 形体特征　肌肉松软不实。

2. 心理特征　性格多沉静、内向。

3. 常见表现　平素畏寒肢冷,手足不温,精神不振,喜热饮食,舌淡胖嫩,脉沉迟。

4. 发病倾向　发病多为寒证,感邪易从寒化,易患痰饮、肿胀、关节炎、腹泻、痛经等。

5. 对外界环境适应能力　耐夏不耐冬;易感风、寒、湿邪。

（二）调养方法

1. 精神调摄　宜保持积极向上的心态,去忧悲,防惊恐。

2. 起居调养　秋冬避寒就温,宜暖衣食温。夏季尽量避免强力劳作、大汗伤阳。

3. 饮食调养　选甘温食物,如糯米、核桃、韭菜、龙眼肉、羊肉等。少食生冷、苦寒、黏腻之品,如梨、西瓜等,亦不可贪凉饮冷。

4. 运动锻炼　选暖和的天气进行舒缓的户外运动,如慢跑、散步、习练太极拳、广播操等。

四、阴虚质辨识与调养

（一）辨识要点

1. 形体特征　体形偏瘦。

2. 心理特征 性情急躁,外向好动。

3. 常见表现 手足心热,皮肤干燥,口燥咽干,鼻目干涩,口渴喜冷饮,大便干燥,舌红少津,脉细数。

4. 发病倾向 易有阴亏燥热的病变,或病后易有阴亏症状;易患结核病、高血脂、高血压、糖尿病、更年期综合征、甲状腺功能亢进、失眠、虚劳等。

5. 对外界环境适应能力 耐冬不耐夏,不耐受暑、热、燥邪。

（二）调养方法

1. 精神调摄 心态要淡泊,养成冷静沉着的习惯。

2. 起居调养 保证充足的睡眠,避免熬夜、剧烈运动、高温酷暑的环境,节制房事。

3. 饮食调养 多食甘凉滋润食物,如黑芝麻、百合、枸杞子、甘蔗、银耳、鸭肉、猪瘦肉等。少食韭菜、辣椒、羊肉、煎炸烧烤等辛辣刺激、温热香燥的食品,还须戒烟限酒。

4. 运动锻炼 宜中小强度、间断性的运动锻炼,如习练太极拳、太极剑等。应控制锻炼时的出汗量,及时补充水分。

五、痰湿质辨识与调养

（一）辨识要点

1. 形体特征 体形肥胖,腹部肥满松软。

2. 心理特征 性格温和、稳重,善忍耐。

3. 常见表现 面部油腻,多汗且黏,胸闷,痰多,口黏腻或甜,易困倦,舌胖大,苔白腻,脉滑。

4. 发病倾向 易患冠心病、高血压、高脂血症、糖尿病、肥胖、脂肪肝、中风等。

5. 对外界环境适应能力 对梅雨季节及潮湿环境适应能力差。

（二）调养方法

1. 精神调摄 心态要积极,适当增加社会活动,培养广泛的兴趣爱好。

2. 起居调养 "管住嘴、迈开腿",多户外活动,常晒太阳。衣着宽松,保持居室干燥,可适当减少睡眠时间。

3. 饮食调养 选健脾助运、化痰祛湿的食物,如薏米、赤小豆、冬瓜、荷叶、白萝卜、鲤鱼、海带等。食勿过饱且少食肥甘厚味之品。

4. 运动锻炼 适宜做长时间的有氧运动,如散步、慢跑、游泳、打乒乓球、羽毛球、网球等。

六、湿热质辨识与调养

（一）辨识要点

1. 形体特征 形体中等或偏瘦。

2. 心理特征 性格多变,易烦恼。

3. 常见表现 面垢油光,易生痤疮,口苦口干,身重困倦,易心烦,大便黏滞或燥结,小便短赤,男子易阴囊潮湿,女子易带下多,舌质偏红,苔黄腻,脉滑数。

4. 发病倾向 易患疮疖、酒渣鼻、痤疮、体癣、股癣、脚癣,肝胆系统疾病,泌尿系统及生殖系统感染性疾病,筋骨肌肉疲劳等。

5. 对外界环境适应能力 对夏末秋初湿热气候、湿重或气温偏高环境较难适应。

（二）调养方法

1. 精神调摄 宜稳定情绪,避免烦恼。

2. 起居调养 不宜长期熬夜或过度疲劳。注意个人卫生,保持二便通畅。居室宜干燥通风。须力戒烟酒。

3. 饮食调养 宜选清热利湿的食品，少甜少酒，少辣少油。多食绿豆、黄瓜、苦瓜、藕、梨等；少食羊肉、韭菜、胡椒等甘温滋腻、辛温燥热食物。

4. 运动锻炼 适合强度大的锻炼，如中长跑、游泳、爬山、各种球类运动等。

七、血瘀质辨识与调养

（一）辨识要点

1. 形体特征 胖瘦均见。

2. 心理特征 性格浮躁，易健忘。

3. 常见表现 肤色晦暗，易生色斑，肢体麻木，目眶黯黑，口唇紫黯，舌黯有瘀点或瘀斑，舌下络脉紫黯或增粗，脉涩或结代。

4. 发病倾向 易患高血压、中风、冠心病、痛风、糖尿病、偏头疼、胁肋间神经痛、痛经、黄褐斑、肿瘤、乳腺增生、子宫肌瘤等。

5. 对外界环境适应能力 不耐受寒邪。

（二）调养方法

1. 精神调摄 克服浮躁情绪，遇事要沉稳，保持精神舒畅。

2. 起居调养 居室要温暖舒适。不宜久坐、久视，注意动静结合，不可贪图安逸。春秋加强室外活动，夏不贪凉饮冷，冬谨避寒邪，注意保暖。

3. 饮食调养 多选调畅气血的食物，如黑豆、燕麦、生山楂、黑木耳、玫瑰花、葡萄酒等。少食寒凉、涩血食物，如乌梅、苦瓜等。

4. 运动锻炼 宜坚持促进气血运行的运动，如习练太极拳、太极剑、八段锦、五禽戏以及各种舞蹈、健身操等。

八、气郁质辨识与调养

（一）辨识要点

1. 形体特征 形体瘦者为多。

2. 心理特征 性格不稳定，敏感多疑。

3. 常见表现 忧郁，情绪低沉，易焦虑，情感脆弱，胁肋部或乳房胀痛，睡眠较差，舌淡红，苔薄白，脉弦。

4. 发病倾向 易患抑郁症、失眠、更年期综合征、月经不调、甲状腺功能亢进、慢性胃炎、结肠炎、胆囊炎、肝炎、梅核气、偏头痛等。

5. 对外界环境适应能力 对精神刺激适应能力较差，不适应阴雨天气。

（二）调养方法

1. 精神调摄 培养乐观开朗的心态。多参加社会活动、集体文娱活动。

2. 起居调养 居室宽敞明亮，温度、湿度适宜，衣着柔软、舒适。忌独自在家，不与人交往。

3. 饮食调养 选理气解郁的食物，如大麦、黄花菜、洋葱、开心果、柚子等。

4. 运动锻炼 宜参加群体运动，如广场舞、打球等，也可参加下棋、打牌等娱乐活动。

九、特禀质辨识与调养

（一）辨识要点

1. 形体特征 无特殊，或有畸形，或有生理缺陷。

2. 心理特征 随禀质不同情况各异。

3. 常见表现 过敏体质者常见哮喘、风团、皮肤抓痕、咽痒、鼻塞、喷嚏等；患遗传性疾病者有遗传、先天性、家族性特征；患胎传性疾病者具有母体影响胎儿生长发育及相关疾病特征。

4.发病倾向 过敏体质者易患哮喘、荨麻疹、花粉症及药物过敏等；遗传性疾病如血友病等；胎传性疾病如五迟（立迟、行迟、发迟、齿迟和语迟）、五软（头软、项软、手足软、肌肉软、口软）、解颅等。

5.对外界环境适应能力 适应能力差，如过敏体质者对过敏季节适应能力差，易引发宿疾。

（二）调养方法

1.精神调摄 应避免紧张、焦虑、烦躁等情绪，保持心态平稳。

2.起居调养 应根据个体情况调护起居。过敏体质者要格外注意日常保健，避免接触各种导致过敏的动植物，适当服用预防性药物，减少发病机会。在季节更替时及时增减衣被，增强机体对环境的适应能力。

3.饮食调养 应避免食用各种可能导致过敏的食物，减少宿疾发作的机会。饮食清淡、均衡，宜食用扶助正气、固护肌表的食物。忌生冷、辛辣、肥甘油腻及各种"发物"，如酒、鱼、蟹、辣椒、肥肉、浓茶、咖啡等，以免引动伏痰宿疾。

4.运动锻炼 根据个体情况选择有针对性的运动锻炼项目。对花粉过敏者，避免春天或季节交替时节长时间在野外锻炼，防止过敏性疾病发作；对冷空气过敏者，不宜在寒冷的环境中锻炼；对紫外线敏感者，做好防护，不宜在强阳光下暴晒等。

（曹　娟）

思考题

1.简述养生的基本原则和主要养生方法。
2.简述气虚质体质的辨识要点。
3.阳虚质体质类型的人应该如何调养？

练习题

教学微课

第八章 ｜ 治 则

教学课件

思维导图

学习目标

1. 掌握：治标与治本、正治与反治、扶正与祛邪的内涵及临床应用。
2. 熟悉：因时、因地、因人制宜的内涵及临床应用。
3. 了解：调整阴阳的方法。
4. 能够运用合适的治疗原则对患者进行科学合理的护理。
5. 具有以人为本的护理理念和严谨细致的职业素养。

情景导入

小刘是一位热爱美食的大学生，昨晚与好友相约到一网红美食街打卡，大饱口福之后，今早突然出现腹痛腹泻，大便酸臭并夹杂未消化的食物，同时伴有吐酸水的现象，遂来就诊。

请思考：

1. 此时应采用哪种治法进行治疗？
2. 这种方法属于正治法还是反治法？
3. 这种方法适用于哪类病证？

中医治则理论体系内容丰富、逻辑严谨，是中医护理学理论的重要组成部分。治则，即治疗疾病的法则，是在中医整体观念和辨证论治基本理论指导下制定的，对临床治疗方法、处方用药具有普遍指导意义的法则。治则与治法不同，治则是指导疾病治疗的总原则，治法是在治则的指导下确定的具体治疗方法。临床遵循的治则有治病求本、扶正祛邪、调整阴阳、三因制宜等。

第一节　治病求本

《素问·阴阳应象大论》提出"治病必求于本"，是说临床治疗疾病时必须抓住疾病的本质进行治疗，这是辨证论治的根本原则。

疾病在发生与发展过程中，总是通过若干症状和体征表现出来。但显露在外的现象并不等于疾病的本质。必须综合分析，透过疾病现象找出根本原因，抓住疾病的本质，继而针对本质进行治疗。临床运用治病求本法则时，须正确掌握治标与治本及正治与反治，分清主次，正确处理原则性和灵活性的关系。

一、治标与治本

标，指表象；本，指本质。标与本是一个相对的概念，可用来说明病变过程中各种矛盾双方的主次关系。一般来说，本是疾病的主要矛盾，标是疾病的次要矛盾。标本含义是多方面的，如从正邪双方来说,正气是本,邪气是标;从病因与症状来说,病因是本,症状是标;从病变部位来说,内脏是本,体表是标;从发病先后来说,旧病是本,新病是标,原发病是本,继发病是标等。在复杂多变的病证中,标本和矛盾双方的主次关系会不停地变化,故运用此法则时需注意"急则治其标","缓则治其本"及"标本同治"。

(一)急则治其标

急则治其标是指标病甚急,如不及时治疗,常会危及患者的生命或影响对本病的治疗。治标是一种暂时的应急措施。如月经不调患者突发崩漏,大量出血,阳气随之亡失,表现为精神淡漠,大汗淋漓,四肢厥冷,脉微细欲绝等。此时应先止血以治其标,再调经以治其本,治标的最终目的是更好地治本。

(二)缓则治其本

缓则治其本是指在病情不急的情况下,针对疾病本质进行治疗的一个原则。对慢性病或急性病恢复期的治疗更有指导意义。如脾虚泄泻,脾虚为本,泄泻为标,可采用健脾益气治本的方法,脾气健运则泄泻自止。

(三)标本同治

标本同治是指标病和本病俱重的情况下,采用标本兼治的一种方法。如气虚血瘀中风患者,气虚无力推动血行是本,瘀血阻滞经脉是标。此时标本俱急,须将补气药与活血化瘀药同时并用,以达到标本同治的目的。

二、正治与反治

疾病的变化是错综复杂的,一般情况下疾病的本质和反映出来的现象是一致的,但有时也会出现疾病的本质和现象不一致的情况。所谓正治与反治,是指所用药物性质的寒热、补泻与疾病本质和现象之间的从逆关系。《素问·至真要大论》说:"逆者正治,从者反治。"

(一)正治

正治是逆着疾病证候性质而治的一种治疗方法,故又称逆治。逆是指采用方药的性质与疾病证候性质相反。正治适用于疾病的本质和现象相一致的病证。"寒者热之""热者寒之""虚则补之""实则泻之"的治法都属正治法。

1. 寒者热之　寒者热之是指寒性病变出现寒象,用温热药物进行治疗。如表寒证用辛温解表药,里寒证用温里散寒药。

2. 热者寒之　热者寒之是指热性病变出现热象,用寒凉药物进行治疗。如表热证用辛凉解表药,里热证用苦寒清里热药。

3. 虚则补之　虚则补之是指虚性病变出现虚象,用补益药进行治疗。如阳气虚证用温阳益气药,阴血虚证用滋阴养血药。

4. 实则泻之　实则泻之是指实性病变出现实象,用攻逐药进行治疗。如食滞证用消导药,水饮停聚证用逐水药,血瘀证用活血化瘀药等。

(二)反治

反治是顺从疾病的假象而治的一种治疗方法,故又称从治。从是指所采用方药的性质与病证表面假象一致。反治适用于疾病的本质与现象不完全一致的病证。究其实质,仍是对病证本质进行的治疗。常用的有"热因热用""寒因寒用""塞因塞用""通因通用"的方法。

1. 热因热用　热因热用是指用热性药物治疗具有假热症状的病证。适用于真寒假热证,如阴寒内盛,格阳于外,形成里真寒外假热的证候。

2. 寒因寒用　寒因寒用是指用寒性药物治疗具有假寒症状的病证。适用于真热假寒证,如因热邪深伏于里,阻遏阳气不能外达的热厥证。

3. 塞因塞用　塞因塞用是指用补益的药物治疗虚证而闭塞不通的病证。适用于因虚而闭塞不通的真虚假实证,如脾气虚,推动无力而表现出的腹部胀满、阻滞不通的症状,在治疗时宜健脾益气,以补益的方法达到开塞的目的。

4. 通因通用　通因通用是指用通利的药物治疗具有通泄症状的实证。适用于因实邪内阻出现通泄症状的真实假虚证,如食积停滞而致的泄泻,不仅不能止泻,相反还应采用消食导滞之法,食积一除,泄泻自愈。

第二节　扶正祛邪

疾病的发生发展过程就是正气与邪气矛盾双方相互斗争的过程,正邪的消长决定着疾病的发生、发展、变化及其转归。邪胜正则病进,正胜邪则病退。因而治疗疾病,就要扶助正气,祛除邪气,改变正邪双方的力量对比,使疾病早日康复。

扶正与祛邪虽然各异,但两者相互为用、相辅相成。扶正使正气加强,有助于机体抵御或祛除病邪;祛邪能够排除病邪的侵害和干扰,使邪去正安,则有利于正气的保存和恢复。运用扶正祛邪法则时,必须全面分析正邪双方的消长盛衰的具体情况,决定扶正和祛邪的主次和先后。

一、扶正

扶正是扶助机体的正气,增强体质,以提高机体抗病能力的一种治疗原则。扶正主要适用于正虚为主或单纯正虚而无外邪的病证,即所谓"虚则补之"。根据病证的不同,分别采用益气、养血、滋阴、助阳等治疗方法。

二、祛邪

祛邪是祛除邪气,以清除或削弱病邪的一种治疗原则。祛邪主要适用于以邪实为主而正气未衰的实证,即所谓"实则泻之"。根据病证的不同,分别采用发汗、涌吐、攻下、清热、祛寒等治疗方法。

三、先攻后补

先攻后补即"先祛邪后扶正",适用于正虚邪实、以邪实为主的病证。如瘀血所致的崩漏证,瘀血不去则崩漏不止,故应先用活血祛瘀法,然后补血。

四、先补后攻

先补后攻即"先扶正后祛邪",适用于正虚邪实、以正虚为主的病证。如某些虫积患者因正气太虚弱,不宜驱虫,应先健脾以扶正,使正气得到一定恢复之时再驱虫消积。

五、攻补兼施

攻补兼施即"扶正与祛邪兼用",适用于正虚邪实病证,必须以"扶正而不留邪,祛邪而不伤正"为原则,但具体应用时,亦可有所侧重。

第三节　调整阴阳

疾病的发生从根本上说就是阴阳的相对平衡遭到破坏而出现偏盛偏衰的结果。因此,调整阴阳就是根据机体阴阳偏盛偏衰的变化,损其有余,补其不足,以恢复阴阳的相对平衡,这是临床治疗的根本法则之一。

一、损其有余

损其有余是指由于阴阳偏盛所引起的实寒证、实热证,当应用"实者泻之"的原则指导治疗。对"阳盛则热"所致的实热证,应清泻阳热,用"热者寒之"的方法进行治疗;对"阴盛则寒"所致的实寒证,应温散阴寒,用"寒者热之"的方法进行治疗。

二、补其不足

补其不足是指由于阴阳偏衰所引起的虚证,当应用"虚则补之"的原则指导治疗。"阴虚则热"所出现的虚热证,采用"阳病治阴"的原则,滋阴以制阳亢,即"壮水之主,以制阳光";"阳虚则寒"所出现的虚寒证,采用"阴病治阳"的原则,扶阳以抑阴,即"益火之源,以消阴翳"。本着"虚则补之"的原则,阴虚者补阴,阳虚者补阳,达到"以平为期"。

知识链接

阴中求阳和阳中求阴

《景岳全书·新八方略》说:"此又阴阳相济之妙用也。故善补阳者,必于阴中求阳,则阳得阴助而生化无穷;善补阴者,必于阳中求阴,则阴得阳升而泉涌不竭"。所谓阴中求阳,是在补阳药中佐以适当的滋阴药;阳中求阴,是在补阴药中佐以适当的温阳药。这是因为阴阳之间存在着互根互用的关系,在阴阳偏衰至一定程度时又可引起阳损及阴、阴损及阳的阴阳互损的变化,所以对于较为严重的阴阳偏衰,必须注意采用阴中求阳、阳中求阴的治疗原则。

第四节 因时、因地、因人制宜

疾病的发生、发展与转归,受多方面因素的影响。如气候变化、地理环境、个体的体质差异等,均对疾病有一定的影响。因此治疗疾病时,要综合考虑,区别对待,以采取适宜的治疗方法。

一、因时制宜

根据不同的季节和气候特点,制定相应的治疗原则和方法,称为因时制宜。四季气候寒热温凉的变化对人体的生理功能和病理变化都会产生影响。如夏季炎热,人体在此阳盛之时肌肤腠理疏松,易于出汗;冬季寒冷,人体在此阴盛之时阳气内敛,肌肤腠理致密。若在冬夏同样是感受风寒,在夏季就不宜过用辛温发散药,以防开泄太过而伤津耗气;而在冬季可重用辛温解表药,使邪从汗解。

二、因地制宜

根据不同的地域特点,制定相应的治疗原则和方法,称为因地制宜。不同的地域有不同的地理特点,人的生理活动与病理变化也会有其特殊性,治疗用药时应考虑这种差异性。如西北地高气寒、干燥少雨,多以风寒和燥邪为病,治宜用辛温润燥,慎用寒凉之剂;东南地低气温、多雨潮湿,多以温热、湿热为病,治宜苦寒清化,慎用温热、助湿之剂。

三、因人制宜

根据患者的年龄、性别、体质和生活习惯等不同特点,制定相应的治疗原则和方法,称为因人制宜。

（一）年龄

年龄不同则生理状况及气血盛衰不同，治疗用药应有区别。如小儿生机旺盛，但脏腑娇嫩，形气未充，患病易寒易热、易虚易实，病情变化迅速，因而治疗小儿病证，药量宜轻，少用补益剂，忌用峻剂。青壮年则气血旺盛，脏腑充实，发病则由于邪正相争剧烈而多表现为实证，可侧重于攻邪泻实，药量亦可稍重。老年人生理机能减退，脏腑气血渐衰，多见虚证或虚中夹实，治疗时应偏于补益，攻邪时要中病即止，以防损伤正气。

（二）性别

性别不同，生理、病理特点也各有差异，特别是女性生理上有经、带、胎、产四个特殊时期，治疗时应倍加注意。如妊娠期间当禁用或慎用峻下、破血、滑利、走窜及有毒药物，产后又应考虑气血亏虚及恶露等情况。

（三）体质

因先天禀赋与后天生活环境的不同，个体体质存在着差异。一方面，不同体质有着不同的病邪易感性，另一方面，患病之后，由于机体的体质差异与反应性不同，病证就有寒热虚实之别，因而治法方药也应有所不同。例如，偏阳盛或阴虚之体，当慎用温热之剂；偏阴盛或阳虚之体，则当慎用寒凉之品；体质壮实者，攻伐之药量可稍重；体质偏弱者，攻伐之药量可稍轻，且多配伍补益之药。

因时、因地、因人制宜的治疗法则充分体现了中医学的整体观念和辨证论治在实际应用上的原则性和灵活性。

（曹　娟）

思考题

1. 何谓扶正祛邪？扶正祛邪运用原则有哪些？
2. 简述治标与治本的缓急取舍。
3. 何谓正治与反治？正治与反治各有哪些具体内容？
4. 简述三因制宜的原则。

练习题

教学微课

第九章 | 药物疗法与护理

ER 9-1

教学课件

学习目标

1. 掌握：中药四气、五味、升降浮沉、归经、毒性的内涵。
2. 熟悉：方剂的组成原则及变化规律；常用剂型的特点。
3. 了解：各类中药与方剂的主要功效、适应证及其所属的常用中药与代表方剂。
4. 能够正确进行中药内服法及外治法的施护，熟练指导患者或家属煎服中药。
5. 具有中药用药安全意识和传承中医药文化的责任感。

情景导入

　　刘大爷年近七旬，一直有关节炎的烦恼，听说中药泡酒治疗效果较好，于是就找人开了一剂中药泡酒。一星期后，刘大爷拿出所泡的药酒喝了约100ml，之后不到10min就出现了口麻、心悸、胸闷等症状，家人连忙将他送到医院。刘大爷到医院后出现恶性心律失常，遂送抢救室进行抢救。幸运的是，经过心肺复苏、电除颤等抢救，刘大爷脱离了生命危险。后经调查，刘大爷所泡的药酒中含有草乌、川乌、蜈蚣等中药。

　　请思考：

　　1. 刘大爷为什么会出现以上症状反应？

　　2. 如何避免和控制中药的毒性？

第一节　中　药

　　中药是在中医药理论指导下用于预防、治疗疾病，具有康复与保健作用的药物，是对传统药物的总称。中药主要来源于植物、动物、矿物及其加工品，由于来源以植物类药材居多，使用也最普遍，故有"诸药以草为本"的说法，古往今来也习惯将其称为"本草"。据统计，目前中药总数已达12 800余种。

ER 9-2

思维导图

一、中药基本常识

（一）四气

　　四气，是指药物的寒、热、温、凉四种药性，又称四性。四气主要用以反映药物影响人体阴阳盛衰、寒热变化的作用性质。

　　四气分属于两类不同的性质，温热属阳，寒凉属阴。温次于热，凉次于寒，既存在共同性质，又有程度上的差异。对于有些药物，通常还标以大热、大寒、微温、微寒等作进一步的区别。还有一些寒热偏性不甚明显、药性平和、作用缓和的药物，称为平性药。虽称平性，是相对而言的，实际上仍有偏温或偏凉的不同，未超出四性的范围。故四性从本质而言，实际上是寒热二性。

药性寒热温凉是从药物作用于机体所发生的不同反应概括出来的，是与所治疾病的寒热性质相对而言的。凡能减轻或消除热证的药物，一般属于寒性或凉性，如金银花、黄连对于发热、口渴、汗出、脉数等热证有清热泻火的功效，表明这两种药物具有寒凉之性；反之，能够减轻或消除寒证的药物，一般属于热性或温性，如附子、干姜对于四肢厥冷、脘腹冷痛、脉沉无力等寒证有温阳散寒的功效，表明这两种药物具有温热之性。

一般而言，寒凉药多具有清热泻火、凉血解毒、泻下通便等功效，多适用于阳证、热证、实证；温热药多具有温里散寒、补气（火）助阳、回阳救逆等功效，多适用于阴证、寒证、虚证。

（二）五味

五味，即酸（涩）、苦、甘（淡）、辛、咸五种药味。实际上药味不止五种，还有淡味和涩味，因淡味与甘味相近，涩味与酸味作用相似，故仍称五味。其中，辛、甘、淡属阳，酸、苦、咸、涩属阴。

药物五味的确立最初是依据药物的真实滋味通过口尝而得，是药物真实味道的反映。但现在更主要的是以药物的功效为依据，通过大量临床实践进行不断归纳、整理推定而来的。药物的味不同，作用就不同；味相同，作用就相似。故中药的五味主要是用以反映该药的作用特点。根据临床用药规律，目前一般认为具有如下特点：

1. **辛能散、能行**　辛味药物具有发散、行气、活血等方面的作用。常用于表证、气滞、血瘀等证。

2. **甘能补、能缓、能和**　甘味药物具有补虚、缓急止痛、缓和药性或调和药味等方面的作用。常用于虚证、脾胃不和、拘急疼痛等证。

3. **酸能收、能涩**　酸味药物具有收敛固涩的作用。常用于汗出过多、久咳、久泻久痢、遗精滑精、尿频遗尿等证。

4. **苦能泄、能燥、能坚阴**　能泄，指苦味药物具有清泄火热、降泄气逆、通泄大便的作用；能燥，指有些苦味药物具有清热燥湿、苦温燥湿的作用；能坚阴，指有些苦味药物具有泻火以存阴保津的作用。常用于热结便秘、火热上炎、湿痹等证。

5. **咸能软、能下**　咸味药物具有软坚散结或泻下的作用。常用于瘰疬、瘿瘤、痰核、癥瘕、便秘等证。

6. **淡能渗、能利**　淡味药物具有渗湿、利尿的作用。常用于水肿、小便不利等证。

7. **涩能收、能敛**　涩味药物与酸味药物作用相似，常用于虚汗、泄泻、尿频、遗精、滑精、出血等证。

每种药物都同时具有性和味，因此常把药物的性味合称为四气五味。四气和五味只是属于药物性能的范畴，必须与药物的临床功效结合起来才能全面准确地认识和使用药物。

（三）升降浮沉

升降浮沉反映药物在人体内的作用趋向性，分升浮和沉降两种。

升是上升，降是下降，浮是发散，沉是收敛。升与降、浮与沉是相对立的，升浮属阳，沉降属阴。升浮药大多具有发表、祛风、升阳、涌吐、开窍等功效；沉降药大多具有清热泻下、利水消肿、重镇降逆、息风潜阳、收敛固涩、止咳平喘等功效。有些药物可同时具有既升浮又沉降的双向性。

药物升降浮沉的作用趋势与药物本身的气味和质地有密切的关系。具有升浮作用的药物，多有辛、甘味和温热性；具有沉降作用的药物，大多有酸、苦、咸、涩味和寒凉性。凡质轻的花、叶类药物，大多具有升浮的作用；质重的根茎、果实种子、矿物及介壳类药物，大多具有沉降作用。另外，可通过加工炮制等方法改变药物升降浮沉的性能，如酒炒则性升，姜汁炒则能散，醋炒则收敛，盐水炒则下行入肾。

（四）归经

归经是指药物对于机体的选择性作用，即表示药物的作用部位或适用范围。一种药物往往主要对某一经或某几经发生明显作用，而对其他经的作用较小，甚至没有作用。中药的归经是以中医藏象学说和经络学说为理论基础，把药物的作用与人体脏腑密切联系，从而为临床辨证用药提供依据。

（五）毒性

中医药对中药毒性概念的认识归纳起来主要有狭义与广义两个方面。广义的毒性是指药物的偏性。中医学认为，药物之所以能治疗疾病，就在于它具有某种或某些特定的偏性，取其偏性以祛邪，调节脏腑功能，从而纠正阴阳之盛衰，最终达到治病救人的目的，故古人常将这种偏性称为"毒"。狭义的毒性是指药物对机体所产生的不良影响及损害性，包括毒性、致癌致畸性、副作用等。药物的毒性反应与药物本身的毒性、剂量过大、用药时间过长、炮制不当、配伍失宜、煎服法错误、药不对证、个体差异等多种因素有关。对有毒的药物，如使用不规范，轻者损伤机体功能，重者有生命危险。

（六）配伍

根据病情需要和药物性能，选择两种或两种以上的药物合用，称为中药配伍。中药的配伍主要是为了增强药效、减轻或消除药物的毒副作用。药物之间的配伍关系常被称为七情，即单行、相须、相使、相畏、相杀、相恶和相反。

1. **单行** 用单味药物治疗疾病即能获得疗效，如一味清金散。

2. **相须** 两种功效相同或相似的药物配合使用，能明显增强或提高疗效，如附子配干姜。

3. **相使** 以一种药物为主药，另一种药物为辅药，能增强或提高主药的疗效。如黄芪配茯苓，能增强黄芪补气利水的功效。

4. **相畏** 一种药物的毒副作用能被另一种药物减轻或消除。如生半夏的毒性能被生姜减轻或消除。

5. **相杀** 一种药物能减轻或消除另一种药物的毒副作用。相杀与相畏是同一配伍关系的两种说法。

6. **相恶** 一种药物能使另一种药物的疗效减低或消除，如人参恶莱菔子。

7. **相反** 两种药物合用后会产生毒副作用，如甘草反甘遂，贝母反乌头等。

知识链接

十八反、十九畏

十八反：乌头反贝母、瓜蒌、半夏、白及、白蔹；甘草反甘遂、大戟、海藻、芫花；藜芦反人参、丹参、玄参、沙参、细辛、芍药。

十九畏：硫黄畏朴硝，水银畏砒霜，狼毒畏密陀僧，巴豆畏牵牛，丁香畏郁金，牙硝畏三棱，川乌、草乌畏犀角，人参畏五灵脂，官桂畏赤石脂。

二、常用中药

（一）解表药

凡以发散表邪、解除表证为主要作用的药物，称为解表药。解表药多具有辛味，主入肺、膀胱经。温性药物多主治风寒表证，寒凉性药物多主治风热表证。部分药物兼能利水、透疹、祛风湿。常用解表药见表9-1。

（二）清热药

凡以清泄里热为主要作用，用于治疗里热证的药物，称为清热药。清热药物药性寒凉，味多苦，主归肺、胃、心、肝经，具有清热泻火、清热解毒、清热凉血及清虚热等作用，用治温热性疾病、疮疡肿毒、湿热泻痢及阴虚发热等各种里热证。常用清热药见表9-2。

表 9-1　常用解表药一览表

分类	药名	性味归经	功效	临床应用	用法用量
辛温解表药	麻黄	辛、微苦，温；归肺、膀胱经	发汗解表，宣肺平喘，利水消肿	风寒表实证，咳喘实证，风水水肿，风寒痹证，阴疽，痰核	煎服2~10g
	桂枝	辛、甘，温；归肺、心、膀胱经	发汗解肌，温通经脉，助阳化气，平冲降逆	风寒感冒，寒凝血滞的痹证，脘腹冷痛，痛经，经闭，痰饮，蓄水证，心悸	煎服3~10g
	荆芥	辛、微温；归肺、肝经	祛风解表，透疹消疮，炒炭止血	外感表证，麻疹不透，风疹瘙痒，疮疡初起兼有表证，吐衄下血	煎服5~10g
	防风	辛、甘，微温；归膀胱、肝、脾经	祛风解表，胜湿止痛，止痉	外感表证，风疹瘙痒，风湿痹痛，破伤风证	煎服5~10g
	羌活	辛、苦，温；归膀胱、肾经	解表散寒，祛风胜湿，止痛	风寒感冒，风寒湿痹	煎服3~10g
	白芷	辛，温；归肺、胃、大肠经	解表散寒，祛风止痛，通鼻窍，燥湿止带，消肿排脓	风寒感冒，头痛，牙痛，风湿痹痛，鼻渊，带下证，疮疡肿毒	煎服3~10g
	紫苏	辛，温；归肺、脾经	解表散寒，行气宽中	风寒感冒，脾胃气滞，胸闷呕吐，解鱼蟹中毒	煎服5~10g
	生姜	辛，温；归肺、脾、胃经	解表散寒，温中止呕，温肺止咳，解鱼蟹毒	风寒感冒，脾胃寒证，胃寒呕吐，肺寒咳嗽，解生半夏、生南星之毒	煎服3~9g或捣汁服
辛凉解表药	薄荷	辛，凉；归肺、肝经	疏散风热，清利头目，利咽透疹，疏肝行气	风热感冒及温病初起，风热头痛，目赤多泪，咽喉肿痛，麻疹不透，风疹瘙痒，肝气郁滞，胸闷胁痛	煎服3~6g；宜后下
	蝉蜕	甘，寒；归肺、肝经	疏散风热，利咽开音，透疹，明目退翳，息风止痉	风热感冒，麻疹不透，风疹瘙痒，目赤翳障，急慢惊风，破伤风证	煎服3~6g或单味研末冲服
	桑叶	甘、苦，寒；归肺、肝经	疏散风热，清肺润燥，平抑肝阳，清肝明目	风热感冒，温病初起，肺热咳嗽，燥热咳嗽，肝阳上亢眩晕，目赤昏花	煎服5~10g
	菊花	甘、苦，微寒；归肺、肝经	疏散风热，清肝明目，平抑肝阳，清热解毒	风热感冒，温病初起；肝阳眩晕，肝风实证；目赤昏花，疮疡肿毒	煎服5~10g
	柴胡	苦、辛，微寒；归肝、胆经	解表退热，疏肝解郁，升举阳气	表证发热，少阳证，肝郁气滞，气虚下陷，脏器脱垂	煎服3~10g

表 9-2　常用清热药一览表

分类	药名	性味归经	功效	临床应用	用法用量
清热泻火药	石膏	辛、甘，大寒；归肺、胃经	生用清热泻火，除烦止渴；煅用敛疮生肌，收湿，止血	温热病气分实热证，肺热喘咳证，胃火牙痛、头痛，实热消渴，溃疡不敛，湿疹瘙痒，水火烫伤，外伤出血	先煎15~60g
	知母	苦、甘，寒；归肺、胃、肾经	清热泻火，滋阴润燥	热病烦渴，肺热燥咳，骨蒸潮热，内热消渴，肠燥便秘	煎服6~12g
	栀子	苦，寒；归心、肺、三焦经	泻火除烦，清热利湿，凉血解毒，外用消肿止痛	热病心烦，湿热黄疸，血淋涩痛，血热吐衄，目赤肿痛，火毒疮疡	煎服6~10g
	夏枯草	辛、苦，寒；归肝、胆经	清热泻火，明目，散结消肿	目赤肿痛，头痛眩晕，目珠疼痛，瘰疬，瘿瘤，乳痈肿痛	煎服9~15g或熬膏服

分类	药名	性味归经	功效	临床应用	用法用量
清热燥湿药	黄芩	苦,寒;归肺、胆、脾、胃、大肠、小肠经	清热燥湿,泻火解毒,止血,安胎	湿温、暑湿,黄疸泻痢,肺热咳嗽,高热烦渴,血热吐衄,痈肿疮毒,胎动不安	煎服3~10g
	黄连	苦,寒;归心、脾、胃、胆、大肠经	清热燥湿,泻火解毒	湿热痞满,呕吐吞酸,湿热泻痢,高热神昏,心烦不寐,血热吐衄,痈肿疖疮,目赤牙痛,消渴,外治湿疹、湿疮、耳道流脓	煎服2~5g
	黄柏	苦,寒;归肾、膀胱、大肠经	清热燥湿,泻火解毒,除骨蒸	湿热带下,热淋涩痛,温热泻痢,黄疸,湿热脚气,痿证,骨蒸劳热,盗汗,遗精,疮疡肿毒,湿疹瘙痒	煎服3~12g
清热解毒药	金银花	甘,寒;归肺、心、胃经	清热解毒,疏散风热,清热解暑	痈肿疔疮,外感风热,温病初起,热毒血痢,暑热烦渴	煎服6~15g
	连翘	苦,微寒;归肺、心、小肠经	清热解毒,消肿散结,疏散风热	痈肿疮毒,瘰疬痰核,风热外感,温病初起,热淋涩痛	煎服6~15g
	板蓝根	苦,寒;归心、胃经	清热解毒,凉血,利咽	外感发热,温病初起,咽喉肿痛,温毒发斑,痄腮,丹毒,痈肿疮毒	煎服9~15g
	蒲公英	苦、甘,寒;归肝、胃经	清热解毒,消肿散结,利湿通淋	痈肿疔毒,乳痈内痈,热淋涩痛,湿热黄疸	煎服10~15g
	野菊花	苦、辛,微寒;归肝、心经	清热解毒	痈疽疔疖,咽喉肿痛,目赤肿痛,头痛眩晕	煎服9~15g
	鱼腥草	辛,微寒;归肺经	清热解毒,消痈排脓,利尿通淋	肺痈吐脓,肺热咳嗽,热毒疮痈,湿热淋证	煎服15~25g
清热凉血药	生地黄	甘、苦,寒;归心、肝、肾经	清热凉血,养阴生津	热入营血,舌绛烦渴,斑疹吐衄,阴虚内热,骨蒸劳热,津伤口渴,内热消渴,肠燥便秘	煎服10~15g
	玄参	甘、苦、咸,微寒;归肺、胃、肾经	清热凉血,泻火解毒,滋阴	温邪入营,内陷心包,温毒发斑,热病伤阴,津伤便秘,骨蒸劳嗽;目赤咽痛,瘰疬,白喉,痈肿疮毒	煎服9~15g
	牡丹皮	苦、辛,微寒;归心、肝、肾经	清热凉血,活血化瘀	温毒发斑,血热吐衄,温病伤阴,阴虚发热,夜热早凉,无汗骨蒸,血滞经闭,痛经,跌打伤痛,痈肿疮毒	煎服6~12g
	赤芍	苦,微寒;归肝经	清热凉血,散瘀止痛	温毒发斑,血热吐衄,目赤肿痛,痈肿疮疡,肝郁胁痛,经闭痛经,癥瘕腹痛,跌打损伤	煎服6~12g
清虚热药	青蒿	苦、辛,寒;归肝、胆经	清透虚热,凉血除蒸,解暑,截疟,退黄	温邪伤阴,夜热早凉,阴虚发热,劳热骨蒸,暑热外感,发热口渴,疟疾寒热,湿热黄疸	煎服6~12g;不宜久煎
	地骨皮	甘、淡,寒;归肺、肝、肾经	凉血除蒸,清肺降火	阴虚发热,盗汗骨蒸,肺热咳嗽,血热出血证,内热消渴	煎服9~15g

(三) 泻下药

凡能引起腹泻或滑润大肠、促进排便的药物称为泻下药。泻下药大多性味苦寒,主入大肠经。本类药物泻下力较猛,其主要作用是泻下通便,逐水消肿,主要适用于大便秘结、实热内结及水饮停蓄等里实证。常用泻下药见表9-3。

表 9-3 常用泻下药一览表

分类	药名	性味归经	功效	临床应用	用法用量
攻下药	大黄	苦,寒;归脾、胃、大肠、肝、心包经	泻下攻积,清热泻火,凉血解毒,逐瘀通经,利湿退黄	积滞便秘,血热吐衄,目赤咽肿,热毒疮疡,烧烫伤,瘀血诸证,湿热泻痢、黄疸、淋证	煎服 3~15g
	芒硝	咸、苦,寒;归胃、大肠经	泻下攻积,润燥软坚,清热消肿,外用回乳消胀	积滞便秘,咽痛,口疮,目赤,疮痈肿痛;外治乳痈	6~12g 冲兑溶化
	番泻叶	甘、苦,寒;归大肠经	泻下通便,利水	热结便秘,腹水肿胀	泡服 1.5~3g;煎服 2~6g
润下药	火麻仁	甘,平;归脾、胃、大肠经	润肠通便	肠燥便秘	煎服 10~15g
	郁李仁	辛、苦、甘,平;归脾、大肠、小肠经	润肠通便,利水消肿	肠燥便秘,水肿腹满,脚气浮肿	煎服 6~10g
峻下逐水药	甘遂	苦,寒,有毒;归肺、肾、大肠经	泻水逐饮,消肿散结	水肿,臌胀,胸胁停饮,风痰癫痫,疮痈肿毒	入丸散剂 0.5~1.5g
	京大戟	苦,寒,有毒;归肺、脾、肾经	泻水逐饮,消肿散结	水肿,臌胀,胸胁停饮,痈肿疮毒,瘰疬痰核	煎服 1.5~3g;入丸散剂 1g
	芫花	辛、苦,温,有毒;归肺、脾、肾经	泻水逐饮,祛痰止咳,杀虫疗疮	胸胁停饮,水肿,臌胀,咳嗽痰喘,头疮,白秃,顽癣,痈肿	煎服 1.5~3g;入丸散剂 0.6~0.9g
	巴豆	辛,热,有大毒;归胃、大肠、肺经	峻下冷积,逐水退肿,祛痰利咽,外用蚀疮	寒积便秘,腹水臌胀,喉痹痰阻,痈肿脓成未溃,疥癣恶疮	入丸散剂 0.1~0.3g

(四) 祛湿药

凡以祛风除湿、健脾利湿、利水消肿、祛湿退黄为主要治疗作用,用于治疗风湿痹阻、湿邪中阻、水湿内停、水肿及黄疸的药物,称为祛湿药。根据临床治疗作用不同,又分为祛风湿药、化湿药、利尿通淋药和利湿退黄药四类。常用祛湿药见表 9-4。

表 9-4 常用祛湿药一览表

分类	药名	性味归经	功效	临床应用	用法用量
祛风湿药	独活	辛、苦,微温;归肾、膀胱经	祛风湿,止痛,解表	风寒湿痹,风寒夹湿表证,少阴头痛	煎服 3~10g
	川乌	辛、苦,热,有大毒;归心、脾、肝、肾经	祛风除湿,温经止痛	风寒湿痹,心腹冷痛,寒疝疼痛,跌打损伤,麻醉止痛	煎服 1.5~3g,先煎、久煎
	蕲蛇	甘、咸,温,有毒;归经肝	祛风,通络,止痉	风湿顽痹,中风半身不遂,小儿惊风,破伤风,麻风,疥癣	煎服 3~9g;研末 1~1.5g
	防己	苦、辛,寒;归膀胱、肾、脾经	祛风湿,止痛,利水消肿	风湿痹证,水肿,小便不利,脚气,湿疹疮毒	煎服 5~10g
	秦艽	苦、辛,微寒;归胃、肝、胆经	祛风湿,通络止痛,退虚热,清湿热	风湿痹证,中风半身不遂,骨蒸潮热,疳积发热,湿热黄疸	煎服 3~10g
	五加皮	辛、苦,温;归肝、肾经	祛风湿,补肝肾,强筋骨,利水	风湿痹证,筋骨痿软,小儿行迟,体虚乏力,水肿,脚气	煎服 5~10g 或酒浸、入丸散
	桑寄生	苦、甘,平;归肝、肾经	祛风湿,补肝肾,强筋骨,安胎	风湿痹证,崩漏经多,妊娠漏血,胎动不安	煎服 9~15g

分类	药名	性味归经	功效	临床应用	用法用量
化湿药	藿香	辛,微温;归脾、胃、肺经	芳香化湿,和中止呕,发表解暑	湿阻中焦,呕吐,暑湿或湿温初起	煎服3~10g
	苍术	辛、苦,温;归脾、胃、肝经	燥湿健脾,祛风散寒,明目	湿阻中焦,风湿痹证,风寒夹湿表证,夜盲,眼目昏涩	煎服3~9g
	厚朴	苦、辛,温;归脾、胃、肺、大肠经	燥湿消痰,下气除满	湿阻中焦,脘腹胀满,食积气滞,腹胀便秘,痰饮喘咳	煎服3~10g
	砂仁	辛,温;归脾、胃、肾经	化湿行气,温中止泻,理气安胎	湿阻中焦及脾胃气滞证,脾胃虚寒吐泻,气滞妊娠恶阻及胎动不安	煎服3~6g,宜后下
利水通淋药	茯苓	甘、淡,平;归心、脾、肾经	利水渗湿,健脾和中,宁心安神	水肿,痰饮,脾虚泄泻,心悸,失眠	煎服10~15g
	薏苡仁	甘、淡,凉;归脾、胃、肺经	利水渗湿,健脾、除痹,清热排脓	水肿,小便不利,脚气,脾虚泄泻,湿痹拘挛,肺痈,肠痈	煎服9~30g
	车前子	甘,微寒;归肝、肾、肺、小肠经	利尿通淋,渗湿止泻,明目,祛痰	淋证,水肿,暑湿泄泻,目赤肿痛,目暗昏花,翳障,痰热咳嗽	煎服9~15g,宜包煎
	滑石	甘、淡,寒;归膀胱、肺、胃经	利尿通淋,清热解暑,外用收湿敛疮	热淋,石淋,尿热涩痛,暑湿,湿温,湿疮,湿疹,痱子	煎服10~20g,宜包煎
	木通	苦,寒,有毒;归心、小肠、膀胱经	利尿通淋,清心火,通经下乳	热淋涩痛,水肿,口舌生疮,心烦尿赤,经闭乳少	煎服3~6g
祛湿退黄药	茵陈	苦、辛,微寒;归脾、胃、肝、胆经	清利湿热,利胆退黄	黄疸,湿疮瘙痒	煎服6~15g
	金钱草	甘、咸,微寒;归肝、胆、肾、膀胱经	利湿退黄,利尿通淋,解毒消肿	湿热黄疸,石淋,热淋,痈肿疔疮、毒蛇咬伤	煎服15~60g

(五)温里药

凡能温里祛寒,用于治疗里寒证的药物,称为温里药,又称祛寒药。本类药物味辛而性温热,主入心、脾、胃、肝、肾经,主要具有温里散寒、温经止痛之功,有的药物还能助阳、回阳。常用温里药见表9-5。

表9-5 常用温里药一览表

分类	药名	性味归经	功效	临床应用	用法用量
温里药	附子	辛、甘,大热,有毒;归心、肾、脾经	回阳救逆,助阳补火,散寒止痛	亡阳证,阳虚证,寒痹证	煎服3~15g,先煎、久煎
	肉桂	辛、甘,大热;归肾、脾、心、肝经	补火助阳,散寒止痛,温经通脉,引火归元	阳痿,宫冷,腹痛,寒疝,腰痛,胸痹,阴疽,闭经,痛经,虚阳上浮	煎服1~4.5g
	干姜	辛,热;归脾、胃、肾、心、肺经	温中散寒,回阳通脉,温肺化饮	腹痛,呕吐,泄泻,亡阳证,寒饮喘咳	煎服3~10g
	吴茱萸	辛、苦,热,有小毒;归肝、脾、胃、肾经	散寒止痛,降逆止呕,助阳止泻	寒凝疼痛,胃寒呕吐,虚寒泄泻	煎服2~5g
	花椒	辛,温;归脾、胃、肾经	温中止痛,杀虫止痒	中寒腹痛,寒湿吐泻,虫积腹痛,湿疹,阴痒	煎服3~6g

(六)化痰止咳平喘药

凡能化痰或祛痰,用于治疗痰证的药物,称化痰药;以制止或减轻咳嗽喘息为主要作用,用于治疗咳喘证的药物,称止咳平喘药。本类药物大多味辛、苦或甘,主入肺经。化痰药主治各种痰证;止咳平喘药主治各种咳嗽和喘息之证。根据临床治疗作用不同,一般分为温化寒痰药、清化热痰药及止咳平喘药三类。常用化痰止咳平喘药见表9-6。

表9-6　常用化痰止咳平喘药一览表

分类	药名	性味归经	功效	临床应用	用法用量
温化寒痰药	半夏	辛,温,有毒;归脾、胃、肺经	燥湿化痰,降逆止呕,消痞散结;外用消肿止痛	湿痰、寒痰证,呕吐,心下痞,结胸证,梅核气,瘿瘤,痰核,痈疽肿毒,毒蛇咬伤	煎服3~9g
	天南星	苦、辛,温,有毒;归肺、肝、脾经	燥湿化痰,祛风解痉;外用消肿止痛	痰湿、寒痰证,风痰眩晕,中风,癫痫,破伤风,痈疽肿痛,蛇虫咬伤	煎服3~10g
	芥子	辛,温;归肺、胃经	温肺化痰,利气散结,通络止痛	寒痰喘咳,悬饮,阴疽流注,肢体麻木,关节肿痛	煎服3~9g
清化热痰药	川贝母	苦、甘,微寒;归肺、心经	清化热痰,润肺止咳,散结消肿	虚劳咳嗽,肺热燥咳,瘰疬、乳痈、肺痈	煎服3~10g;研末1~2g
	浙贝母	苦,寒;归肺、心经	清热化痰,散结消痈	风热、痰热咳嗽,瘰疬、瘿瘤、乳痈疮痈、肺痈	煎服5~10g
	瓜蒌子	甘、微苦,寒;归肺、胃、大肠经	清热化痰,宽胸散结,润肠通便	痰热咳喘,胸痹,结胸,肺痈、肠痈、乳痈,肠燥便秘	煎服9~15g
	桔梗	苦、辛,平;归肺经	宣肺排脓,祛痰利咽	咳嗽痰多,胸闷不畅,咽喉肿痛,失音,肺痈吐脓	煎服3~10g
	前胡	苦、辛,微寒;归肺经	降气化痰,疏散风热	痰热咳喘,风热咳嗽	煎服3~10g
	胖大海	甘,寒;归肺、大肠经	清肺化痰,利咽开音,润肠通便	肺热声哑,咽喉疼痛,咳嗽,燥热便秘,头目胀痛	泡服或煎服2~3枚
止咳平喘药	苦杏仁	苦,微温,有小毒;归肺、大肠经	止咳平喘,润肠通便	咳嗽气喘,肠燥便秘	煎服3~10g打碎
	紫苏子	辛,温;归肺、大肠经	降气化痰,止咳平喘,润肠通便	咳喘痰多,肠燥便秘	煎服3~10g
	紫菀	苦、辛、甘,微温;归肺经	润肺下气,化痰止咳	咳嗽有痰	煎服5~10g
	款冬花	辛、微苦,温;归肺经	润肺下气,止咳化痰	咳嗽气喘	煎服5~10g
	白果	甘、苦、涩,平,有毒;归肺经	敛肺化痰,定喘,止带缩尿	哮喘痰嗽,带下,白浊,尿频,遗尿	煎服5~10g
	枇杷叶	苦,微寒;归肺、胃经	清肺止咳,降逆止呕	肺热咳嗽,气逆喘急,胃热呕吐,哕逆	煎服6~10g

(七)理气药

凡以疏理气机,用于治疗气滞或气逆证的药物,称为理气药,又称行气药。本类药物大多辛香苦温,主入肝、脾、肺经。主要适用于气机不畅的气滞及气逆证。部分药物有破气、燥湿、化痰等作用。常用理气药见表9-7。

表 9-7　常用理气药一览表

分类	药名	性味归经	功效	临床应用	用法用量
理气药	陈皮	辛、苦,温;归脾、肺经	理气健脾,燥湿化痰	脾胃气滞证,呕吐、呃逆,痰湿、寒痰咳嗽,胸痹	煎服 3~10g
	青皮	苦、辛,温;归肝、胆、胃经	疏肝破气,消积化滞	肝郁气滞证,气滞脘腹疼痛,食积腹痛,癥瘕积聚,久疟痞块	煎服 3~10g
	枳实	苦、辛、酸,微寒;归脾、胃、大肠经	破气消积,化痰除痞	胃肠积滞,湿热泻痢,胸痹,结胸,气滞胸胁疼痛,产后腹痛	煎服 3~10g
	枳壳	苦、辛、酸,微寒;归脾、胃、大肠经	行气开胸,宽中除胀	胃肠积滞,湿热泻痢,胸痹,结胸,气滞胸胁疼痛,产后腹痛	煎服 3~10g
	木香	辛、苦,温;归脾、胃、大肠、胆、三焦经	行气止痛,健脾消食	脾胃气滞证,泻痢里急后重,腹痛胁痛,黄疸,疝气疼痛,胸痹	煎服 3~6g
	香附	辛、微苦、微甘,平;归肝、脾、三焦经	疏肝解郁,调经止痛,理气调中	肝郁气滞胁痛、腹痛,月经不调,痛经,乳房胀痛,气滞腹痛	煎服 6~10g
	佛手	辛、苦,温;归肝、脾、胃、肺经	疏肝解郁,理气和中,燥湿化痰	肝郁胸胁胀痛,气滞脘腹疼痛,久咳痰多,胸闷作痛	煎服 3~10g
	玫瑰花	甘、微苦,温;归肝、脾经	疏肝解郁,活血止痛	肝胃气痛,月经不调,经前乳房胀痛,跌打伤痛	煎服 3~6g

（八）理血药

凡能调理血分,以制止体内外出血或具有通利血脉、活血化瘀为主要治疗作用,用于治疗血分证的药物,称为理血药。理血药分为止血药和活血化瘀药两类。止血药味多苦涩或甘,主入心、肝二经,适用于咳血、咯血、吐血、衄血、便血、尿血、崩漏、紫癜及外伤出血等各种出血病证。活血化瘀药味多辛、苦,性多偏温,主入心经、肝经,适用于刺痛、痛处固定不移、肿块、舌紫暗等为主要症状的瘀血证。常用理血药见表 9-8。

表 9-8　常用理血药一览表

分类	药名	性味归经	功效	临床应用	用法用量
止血药	大蓟	甘、苦,凉;归心、肝经	凉血止血,散瘀解毒消痈	血热出血证,热毒痈肿	煎服 9~15g
	小蓟	甘、苦,凉;归心、肝经	凉血止血,散瘀解毒消肿	血热出血证,热毒痈肿	煎服 5~12g
	地榆	苦、酸、涩,微寒;归肝、胃、大肠经	凉血止血,解毒敛疮	血热出血证,烫伤,湿疹,疮疡痈肿	煎服 9~15g,或入丸散
	槐花	苦,微寒;归肝、大肠经	凉血止血,清肝泻火	血热出血证,目赤头痛	煎服 10~15g
	三七	甘、微苦,温;归肝、胃经	化瘀止血,消肿定痛	出血证,跌打损伤,瘀血肿痛	煎服 3~9g;研末 1~3g
	茜草	苦,寒;归肝经	凉血化瘀,止血,通经	出血证,血瘀经闭,跌打损伤,风湿痹痛	煎服 6~10g
	蒲黄	甘,平;归肝、心包经	止血化瘀,利尿通淋	出血证,瘀血痛证,血淋尿血	煎服 5~10g
	白及	苦、甘、涩,寒;归肺、胃、肝经	收敛止血,消肿生肌	出血证,痈肿疮疡,手足皲裂,水火烫伤	煎服 6~15g;研末吞服 3~6g
	仙鹤草	苦、涩,平;归心、肝经	收敛止血,止痢,截疟补虚	出血证,腹泻,痢疾,疟疾寒热,脱力劳伤	煎服 6~12g
	艾叶	辛、苦,温,有小毒;归肝、脾、肾经	温经止血,散寒调经,安胎;外用祛湿止痒	出血证,月经不调,痛经,胎动不安,外治皮肤瘙痒	煎服 3~9g

分类	药名	性味归经	功效	临床应用	用法用量
活血化瘀药	川芎	辛,温;归肝、胆、心包经	活血行气,祛风止痛	血瘀气滞痛证,头痛,风湿痹痛	煎服3~10g
	延胡索	辛、苦,温;归心、肝、脾经	活血,行气,止痛	气血瘀滞痛证	煎服3~10g;研末吞服1.5~3g
	丹参	苦,微寒;归心、肝经	活血调经,祛瘀止痛,凉血消痈,除烦安神	月经不调,闭经痛经,产后瘀滞腹痛,血瘀心痛,脘腹疼痛,癥瘕积聚,跌打损伤,风湿痹症,疮痈肿毒,热病烦躁神昏,心悸失眠	煎服10~15g
	红花	辛,温;归心、肝经	活血通经,祛瘀止痛	血滞经闭、痛经,产后瘀滞腹痛,癥瘕积聚,胸痹心痛,血瘀腹痛,胁痛,跌打损伤,瘀滞肿痛,瘀滞斑疹色暗	煎服3~10g
	桃仁	苦、甘,平;归心、肝、大肠经	活血祛瘀,润肠通便,止咳平喘	瘀血阻滞诸证,肺痈,肠痈,肠燥便秘,咳嗽气喘	煎服5~10g
	益母草	辛、苦,微寒;归心、肝、膀胱经	活血调经,利水消肿,清热解毒	血滞经闭、痛经、经行不畅、产后恶露不尽,瘀滞腹痛,水肿,小便不利,跌打损伤,疮痈肿毒,皮肤痒疹	煎服9~30g

（九）补虚药

凡能补充人体气血阴阳之不足,改善脏腑功能,增强体质以提高抗病能力,用于治疗虚证为主的药物,称为补虚药,又称补养药或补益药。本类药物大多味甘,药性寒、温、润、燥、平皆有,分别具有补气、补阳、补血、补阴的作用,适用于人体气血阴阳亏损而致虚弱诸证。常用补虚药见表9-9。

表9-9 常用补虚药一览表

分类	药名	性味归经	功效	临床应用	用法用量
补气药	人参	甘、微苦,微温;归肺、脾、心经	大补元气,补脾益肺,生津止渴,安神益智	元气虚脱证,肺脾心肾气虚证,热病气虚津伤口渴及消渴	另煎兑服,3~9g;治疗气脱15~30g
	西洋参	甘、微苦,凉;归肺、心、肾、脾经	补气养阴,清热生津	气阴两伤证,肺气虚及肺阴虚证,热病气虚津伤口渴及消渴	另煎兑服3~6g
	党参	甘,平;归脾、肺经	补脾益气,补血,生津	脾肺气虚证,气血两虚证,气津两伤证	煎服9~30g
	黄芪	甘,微温;归脾、肺经	补气健脾,升阳举陷,益卫固表,利水消肿,托毒生肌	脾气虚证,肺气虚证,气虚自汗,气血亏虚,疮疡难溃难腐或久溃难敛	煎服9~30g
	白术	苦、甘,温;归脾、胃经	益气健脾,燥湿利水,止汗安胎	脾气虚证,气虚自汗,脾虚胎动不安	煎服6~12g
	山药	甘,平;归脾、肺、肾经	益气养阴,补脾肺肾,固精止带	脾虚证,肺虚证,肾虚证,消渴,气阴两虚证	煎服15~30g
	甘草	甘,平;归心、肺、脾、胃经	补脾益气,祛痰止咳,缓急止痛,清热解毒,调和诸药	心气不足,脉结代,心悸,脾气虚证,咳喘,脘腹、四肢挛急疼痛,热毒疮疡,咽喉肿痛,药食中毒,调和药性	煎服2~10g

分类	药名	性味归经	功效	临床应用	用法用量
补阳药	鹿茸	甘、咸、温；归肾、肝经	壮肾阳，益肾精，强筋骨，调冲任，托疮毒	肾阳虚衰，精血不足证，肾虚骨弱，腰膝无力或小儿五迟，妇女冲任虚寒，崩漏带下，疮疡久溃不敛，阴疽疮肿内陷不起	研末吞服1~2g
	续断	苦、甘、辛、微温；归肝、肾经	补益肝肾，强筋健骨，止血安胎，疗伤续折	阳痿不举，遗精遗尿，腰膝酸痛，寒湿痹痛，崩漏下血，胎动不安，跌打损伤，筋伤骨折	煎服9~15g
	杜仲	甘、温；归肝、肾经	补肝肾，强筋骨，安胎	肾虚腰痛及各种腰痛，胎动不安，或习惯性堕胎	煎服6~10g
补血药	当归	甘、辛、温；归肝、心、脾经	补血调经，活血止痛，润肠通便	血虚诸证，血虚血瘀，月经不调，经闭，痛经，虚寒性腹痛，跌打损伤，痈疽疮疡，风寒湿痹，血虚肠燥便秘	煎服6~12g
	熟地黄	甘，微温；归肝、肾经	补血养阴，填精益髓	血虚诸证，肝肾阴虚诸证	煎服9~15g
	白芍	苦、酸、微寒；归肝、脾经	养血敛阴，柔肝止痛，平抑肝阳	肝血亏虚，月经不调，肝脾不和，胸胁脘腹疼痛，肝阳上亢，头痛眩晕	煎服6~15g
	何首乌	苦、甘、涩、微温；归肝、肾经	制用：补血益精，乌须发，强筋骨；生用：解毒消痈，截疟，润肠通便	精血亏虚，头晕眼花，须发早白，腰膝酸软，久疟，疮痈，瘰疬，肠燥便秘	生用3~6g；制用6~12g
	阿胶	甘，平；归肺、肝、肾经	补血，滋阴润肺，止血	血虚诸证，出血证，肺阴虚燥咳，热病伤阴，心烦失眠，阴虚动风，手足瘛疭	烊化兑服3~9g
补阴药	北沙参	甘、微苦、微寒；归肺、胃经	养阴清肺，益胃生津	肺阴虚证，胃阴虚证	煎服5~12g
	麦冬	甘、微苦、微寒；归胃、肺、心经	养阴润肺，益胃生津，清心除烦	胃阴虚证，肺阴虚证，心阴虚证	煎服6~12g
	百合	甘，微寒；归肺、心经	养阴润肺，清心安神	阴虚燥咳，劳嗽咳血，阴虚有热之失眠心悸及百合病，心肺阴虚内热证	煎服6~12g
	黄精	甘，平；归脾、肺、肾经	补气养阴，健脾，润肺益肾	阴虚肺燥，干咳少痰，肺肾阴虚，劳嗽久咳，脾胃虚弱，肾精亏虚，内热消渴	煎服9~15g
	石斛	甘，微寒；归胃、肾经	益胃生津，滋阴清热	胃阴虚证，热病伤津证，肾阴虚证	煎服6~12g
	枸杞子	甘，平；归肝、肾经	滋补肝肾，益精明目	肝肾阴虚证	煎服6~12g

（十）平肝息风药

凡以平肝潜阳、息风止痉为主要作用，用于治疗肝阳上亢或肝风内动病证的药物，称为平肝息风药。本类药物多味咸或甘，性寒凉，皆入肝经。平肝息风药根据功效特点不同分为平抑肝阳药和息风止痉药两类。常用平肝息风药见表9-10。

表 9-10 常用平肝息风药一览表

分类	药名	性味归经	功效	临床应用	用法用量
平抑肝阳药	石决明	咸,寒;归肝经	平肝潜阳,清肝明目	肝阳上亢,头晕目眩,目赤,翳障,视物昏花	煎服6~20g,打碎先煎
	牡蛎	咸、涩,微寒;归肝、胆、肾经	重镇安神,平肝潜阳,软坚散结,收敛固涩	心神不安,惊悸失眠,肝阳上亢,头晕目眩,痰核,瘰疬,瘿瘤,癥瘕积聚,滑脱诸证	煎服9~30g,打碎先煎
	珍珠母	咸,寒;归肝、心经	平肝潜阳,清肝明目,镇静安神	肝阳上亢,头晕目眩,惊悸失眠,心神不宁,目赤翳障,视物昏花	煎服10~25g,打碎先煎
息风止痉药	羚羊角	咸,寒;归肝、心经	平肝息风,清肝明目,清热解毒	肝风内动,惊痫抽搐,肝阳上亢,头晕目眩,肝火上炎,目赤头痛,瘟热病壮热神昏,热毒发斑	单煎(2h以上)1~3g;研粉0.3~0.6g
	钩藤	甘,凉;归肝、心包经	清热平肝,息风止痉	头痛,眩晕,肝风内动,惊痫抽搐	煎服3~12g,宜后下
	天麻	甘,平;归肝经	息风止痉,平抑肝阳,祛风通络	肝风内动,惊痫抽搐,眩晕,头痛,肢体麻木,手足不遂,风湿痹痛	煎服3~10g
	地龙	咸,寒;归肝、脾、膀胱经	清热息风,通络,平喘利尿	高热惊痫,癫狂,气虚血滞,半身不遂,痹证,肺热哮喘,小便不利,尿闭不通	煎服5~10g
	全蝎	辛,平,有毒;归肝经	息风止痉,攻毒散结,通络止痛	痉挛抽搐,疮疡肿毒,瘰疬痰核,风湿顽痹,顽固性偏头痛	煎服3~6g;研末吞服0.6~1g

(十一) 安神药

凡以安定神志为主要作用,用于治疗神志失常病症的药物,称为安神药。本类药物多味甘,性寒凉或平,以矿石、化石、介壳或植物的种子入药,主入心、肝二经,适用于心神不宁之证,症见心悸怔忡、失眠、多梦及惊风、癫狂等神志异常。根据安神药的药性及功效主治的不同,分为重镇安神药与养心安神药两类。常用安神药见表9-11。

表 9-11 常用安神药一览表

分类	药名	性味归经	功效	临床应用	用法用量
重镇安神药	朱砂	甘,寒,有毒;归心经	清心镇惊,安神解毒	心神不宁,心悸,失眠,惊风,癫痫,疮痈肿毒,咽喉肿痛,口舌生疮	内服0.1~0.5g
	磁石	咸,寒;归心、肝、肾经	镇惊安神,平肝潜阳,聪耳明目,纳气平喘	心神不宁,惊悸,失眠,癫痫,头晕目眩,耳鸣耳聋,视物昏花,肾虚气喘	煎服9~30g,打碎先煎
养心安神药	酸枣仁	甘、酸,平;归心、肝、胆经	养心益肝,安神,敛汗生津	心悸失眠,自汗,盗汗	煎服10~15g
	柏子仁	甘,平;归心、肾、大肠经	养心安神,润肠通便	心悸失眠,肠燥便秘	煎服3~10g
	首乌藤	甘,平;归心、肝经	养血安神,祛风通络	心神不宁,失眠多梦,血虚身痛,风湿痹痛,皮肤瘙疹	煎服9~15g

(十二) 消导药

凡以消积导滞、促进消化,用于治疗饮食积滞证的药物,称为消导药,又称消食药。本类药物大多甘平,作用较缓和,主入脾、胃二经,具有消食化积、健运脾胃、开胃和中的作用,主要用于治疗饮食积滞所致的脘腹胀满、嗳气吞酸、不思饮食以及脾胃虚弱、消化不良等证。常用消导药见表9-12。

表9-12　常用消导药一览表

分类	药名	性味归经	功效	临床应用	用法用量
消导药	山楂	酸、甘，微温；归脾、胃、肝经	消食化积，行气散瘀，化浊降脂	饮食积滞，泻痢腹痛，疝气痛，瘀阻胸腹痛，痛经	煎服9~12g
	莱菔子	辛、甘，平；归肺、脾、胃经	消食除胀，降气化痰	食积气滞，痰喘痰多，胸闷食少	煎服5~12g
	鸡内金	甘，平；归脾、胃、小肠、膀胱经	消食健胃，涩精止遗	饮食积滞，小儿疳积，肾虚遗精、遗尿，砂石淋证，胆结石	煎服3~10g；研末1.5~3g
	麦芽	甘，平；归脾、胃、肝经	消食健脾，疏肝解郁，回乳消胀	米面薯芋食积，肝郁胁痛，肝胃气痛，断乳，乳房胀痛	煎服10~15g；回乳炒用60g

(十三) 开窍药

凡具辛香走窜之性，以开窍醒神为主要作用，用于治疗闭证、神昏病证的药物，称为开窍药。本类药物皆入心经，具有通关开窍、醒神回苏的作用，主要用于温病热陷心包，痰浊蒙蔽清窍之神昏谵语，以及惊风、癫痫、中风等猝然昏厥、痉挛抽搐等症。常用开窍药见表9-13。

表9-13　常用开窍药一览表

分类	药名	性味归经	功效	临床应用	用法用量
开窍药	麝香	辛，温；归心、脾经	开窍醒神，活血通经，消肿止痛，催生下胎	闭证神昏，疮疡肿毒，痰核瘰疬，咽喉肿痛，血瘀经闭，癥瘕，心腹暴痛，头痛，跌打损伤，风寒湿痹，难产，死胎，胞衣不下	入丸、散0.03~0.1g
	石菖蒲	辛、苦，温；归心、胃经	开窍醒神，化湿和胃，宁神益志	痰蒙清窍，神志昏迷，湿阻中焦，脘腹痞满，胀闷疼痛，噤口痢，健忘，失眠，耳鸣，耳聋	煎服3~10g
	冰片	辛、苦，微寒；归心、脾、肺经	开窍醒神，清热止痛	闭证神昏，目赤肿痛，喉痹口疮，疮疡肿痛，溃后不敛，水火烫伤	入丸、散0.15~0.3g

(十四) 收涩药

凡以收敛固涩为主要作用的药物，称为收涩药，又称固涩药。本类药物味多酸涩，性温或平，主入肺、脾、肾、大肠经，主要用于久病体弱，正气不固所致自汗、盗汗、久咳虚喘、久泻久痢、遗精、滑精、早泄、遗尿、尿频、崩漏、带下等滑脱不禁病证。常用收涩药见表9-14。

表9-14　常用收涩药一览表

分类	药名	性味归经	功效	临床应用	用法用量
收涩药	麻黄根	甘、微涩，平；归肺经	固表止汗	自汗，盗汗	煎服3~9g
	五味子	酸、甘，温；归肺、心、肾经	收敛固涩，益气生津，补肾宁心	久咳虚喘，自汗，盗汗，遗精，滑精，久泻不止，津伤口渴，消渴，心悸，失眠，多梦	煎服2~6g
	乌梅	酸、涩，平；归肝、脾、肺、大肠经	敛肺止咳，涩肠止泻，安蛔止痛，生津止渴	肺虚久咳，久泻，久痢，蛔厥腹痛，呕吐，虚热消渴	煎服6~12g
	山茱萸	酸、涩，微温；归肝、肾经	补益肝肾，收敛固涩	腰膝酸软，头晕耳鸣，阳痿，遗精滑精，遗尿尿频，崩漏，月经过多，大汗不止，体虚欲脱	煎服6~12g；急救固脱20~30g
	桑螵蛸	甘、咸，平；归肝、肾经	固精缩尿，补肾助阳	遗精滑精，遗尿尿频，白浊，肾虚阳痿	煎服5~10g
	芡实	甘、涩，平；归脾、肾经	益肾固精，健脾止泻，除湿止带	遗精滑精，脾虚久泻，带下	煎服9~15g

一、方剂基本常识

思维导图

方剂又称药方,是在中医辨证论治的基础上,按照一定的组方原则选择合适的药物,酌定恰当的剂量、剂型、用法而成的具有特定疗效的药物组合。方剂是中医运用中医药理论防治疾病的主要形式,是中医理、法、方、药的重要组成部分。

(一)方剂的组成原则

方剂由"君、臣、佐、使"四个部分构成,这是方剂理论的核心内容,用以说明药物在方剂中的主次地位及从属关系。一个疗效精确的药方,必须针对性强、组方严谨、方义明确、重点突出、少而精悍。

1.君药 君药指针对主病或主证起主要治疗作用的药物。君药一般效力较强,药味少,药量较大,起主导作用,是方剂中不可缺少的主药。

2.臣药 臣药有两种作用:①辅助君药加强治疗主病或主证的药物;②针对兼病或兼证起主要治疗作用的药物。臣药一般药味多于君药,药量次于君药。

3.佐药 佐药有三种作用:①佐助药,即配合君药、臣药以加强治疗作用,或直接治疗次要症状的药物;②佐制药,即用以消除或减弱君药、臣药的毒性或峻烈之性的药物;③反佐药,即根据病情的需要,配用与君药性味相反而又能在治疗中起相成作用的药物。佐药一般药味多于臣药,药量次于臣药,佐助、佐制药使用较多,反佐药使用较少。

4.使药 使药有两种作用:①引经药,即能引方中诸药直达病所的药物;②调和药,即具有调和方中诸药的作用或起矫味作用的药物。使药一般药味、药量较少。

方中的君、臣、佐、使是以所治疗的疾病和所选择的药物在方中所起的作用为依据确立的。君药是方中唯一不可缺少的药物,其他成分不一定都具备,复杂的方剂中君药可有两味或两味以上。选药组方没有固定的模式,臣药、佐药、使药是否具备需视病情的需要而定。

知识链接

"君臣佐使"的由来

"君臣佐使"是中医的组方原则,最早见于《素问·至真要大论》:"主病之谓君,佐君之谓臣,应臣之谓使。"即借喻国家体制中君臣的等级设置不同的药物。元代李杲在《脾胃论》中提出:"君药分量最多,臣药次之,使药又次之。不可令臣过于君,君臣有序,相与宣摄,则可以御邪除病矣。"明代何瑭说:"大抵药之治病,各有所主。主治者,君也。辅治者,臣也。与君药相反而相助者,佐也。引经及引治病之药至病所者,使也。"

(二)方剂的变化规律

由于患者的体质、年龄、性别、生活习惯不同,以及所处环境、地域、气候的差异,使临床表现证候千差万别。这就要求方剂要根据情况进行适当变化,形成个性化的治疗作用。方剂的变化形式主要有以下三个方面:

1.药味的增减变化 在君药不变的前提下,对臣药或佐使药的加减,适用于主证不变的情况下,随次要兼证的不同进行加减。佐使药的加减变化不会引起方剂功效的根本改变,而臣药的加减可能会改变方剂的格局,使方剂的功效发生根本的改变。在对成方加减时不可减去君药,否则就不能说是某方加减,而是另组新方了。

2. 药量的增减变化 药物的组成相同而药量发生变化,可使方剂的功效主治均发生变化:一是在主从次序不变的情况下,可增强或减弱原有方剂的药力;二是药量的变化改变了主从次序,可明确改变方剂的功效和主治作用。

3. 剂型的更换变化 同一个方剂,用药用量完全相同而剂型不同,作用也会有所差别。这种差别主要表现在药力大小和缓峻的区别上,如病情轻而较缓者可用丸散剂以缓治,病情重而较急者应采用汤剂以速治。还可根据疾病的不同,酌情选用膏剂、丹剂、酒剂等。

(三) 常用剂型

所谓剂型,就是方剂组成以后,根据病情与药物的特点制成的一定的形态。不同的剂型具有各自不同的用药特点及其适应证。以下主要介绍汤剂、丸剂、散剂、膏剂、酒剂、颗粒剂。

1. 汤剂 汤剂是将药物饮片加水或酒浸泡后,再煎煮一定时间,去渣取汁,制成的液体剂型。特点:吸收快,药效发挥迅速,而且可以根据病情的变化随证加减,适用于病证较重或病情不稳定的患者。

2. 散剂 散剂是将药物粉碎,混合均匀,制成粉末状制剂。特点:制作简便,吸收较快,节省药材,便于服用及携带。

3. 丸剂 丸剂是将药物研成细粉或药材提取物,加适宜的黏合剂制成球形的固体剂型。特点:丸剂与汤剂相比,吸收较慢,药效持久,节省药材,便于长期服用与携带。适用于慢性、虚弱性疾病。不宜做汤剂煎服的药物或有毒药物一般做丸剂。常用的丸剂有蜜丸、水丸、浓缩丸等。

(1)**蜜丸**:将药物细粉用蜂蜜作为黏合剂制成蜜丸。蜜丸性质柔润,作用缓和持久,并有补益和矫味作用,常用于治疗慢性病和虚弱性疾病。

(2)**水丸**:水丸是将药物细粉用水(冷开水或蒸馏水)或酒、醋、蜜水、药汁等作为黏合剂制成的小丸。水丸较蜜丸溶散快,吸收、起效快,易于吞服,适用于多种疾病。

(3)**浓缩丸**:将药物或方中部分药物煎汁浓缩成膏,再与其他药物细粉混合干燥、粉碎,用水或蜂蜜、药汁制成浓缩丸。浓缩丸体积小,有效成分高,服用剂量小,可用于治疗多种疾病。

4. 膏剂 膏剂是将药物用水或植物油煎熬去渣制成的剂型,有内服和外用两种。内服膏剂有流浸膏、浸膏、煎膏三种,外用膏剂有软膏、硬膏两种。

(1)**煎膏**:又称膏滋,是将药物加水反复煎煮,去渣浓缩后加炼蜜或炼糖制成的半液体剂型。煎膏特点是体积小,有效成分含量高,便于服用,口味甜美,有滋润补益作用,一般用于慢性虚弱性患者,可长时间用药。

(2)**软膏**:又称药膏,是将药物细粉与适宜的基质制成具有适当稠度的半固体外用制剂。软膏具有一定的黏稠性,外涂后渐渐软化或熔化,使药物缓慢吸收,持久发挥疗效,适用于外科疮疡疔肿、烧烫伤等。

(3)**硬膏**:又称膏药,是以植物油将药物煎至一定程度,去渣,煎至滴水成珠,冷却制成。硬膏用时加温摊涂在布或纸上,软化后贴于患处或穴位上,可治疗局部疾病和全身性疾病,如疮疡肿毒、跌打损伤、风湿痹证以及腰痛、腹痛等。

5. 酒剂 酒剂又称药酒,古称酒醴,是将药物用白酒或黄酒浸泡,或加温隔水炖煮,去渣取液,供内服或外用。酒有活血通络、易于发散和助长药效的特性,故常在祛风通络和补益剂中使用,如风湿药酒、参茸药酒、五加皮酒等。外用酒剂尚可祛风活血、止痛消肿。

6. 颗粒剂 颗粒剂是将药材提取物加适量赋形剂或部分药物细粉制成的干燥颗粒状或块状制剂,用时以开水冲服。颗粒剂具有作用迅速、味道可口、体积较小、服用方便等特点,常用的有感冒退热颗粒、复方羚角颗粒等。

此外,还有露剂、锭剂、线剂、茶剂、糖浆剂、口服液、注射剂、片剂、胶囊剂、灸剂、熨剂、灌肠剂、搽剂、气雾剂等,临床都在广泛应用,而且还在不断研制新剂型,以提高药效,便于临床使用。

二、常用方剂

（一）解表剂

凡以解表药为主组成，具有发汗、解肌、透疹等作用，用于治疗表证的方剂，统称解表剂。临床症状以恶寒发热，头身疼痛，无汗或少汗，舌淡苔薄，脉浮为主，或麻疹、水肿、疮疡等疾病初起兼见表证。常用解表剂见表9-15。

表9-15　常用解表剂一览表

方名	组成	功用	主治
麻黄汤	麻黄、桂枝、杏仁、炙甘草	解表发汗，宣肺平喘	外感风寒表实证。恶寒发热，无汗而喘，脉浮紧
桂枝汤	桂枝、白芍、生姜、大枣、炙甘草	解肌发表，调和营卫	外感风寒表虚证。恶风发热，汗出头痛，鼻鸣干呕，脉浮缓
九味羌活汤	羌活、防风、苍术、细辛、白芷、川芎、甘草、黄芩、生地黄	发汗祛湿，兼清里热	外感风寒湿邪，内有蕴热。恶寒发热，无汗，头痛，肢体酸楚疼痛，口苦微渴
银翘散	金银花、连翘、薄荷、桔梗、淡竹叶、荆芥、淡豆豉、牛蒡子、芦根、甘草	辛凉解表，清热解毒	温病初起。发热，微恶寒，咽痛，口渴，脉浮数
桑菊饮	桑叶、菊花、杏仁、连翘、薄荷、桔梗、甘草、芦根	疏风清热，宣肺止咳	风温初起。咳嗽，发热不甚，微渴，脉浮数

（二）清热剂

凡以清热药为主组成，具有清热、泻火、凉血、解毒等作用，用于治疗里热证的方剂，统称清热剂。里热证范围较广，有虚实之分、在脏在腑之异，临床症状表现多样，以发热甚者恶热，汗出，口干渴，便干，舌红苔黄，脉数为主。常用清热剂见表9-16。

表9-16　常用清热剂一览表

方名	组成	功用	主治
白虎汤	生石膏、知母、炙甘草、粳米	清热生津	气分热盛证。大热，大汗，大渴，脉洪大
黄连解毒汤	黄连、黄芩、黄柏、栀子	泻火解毒	三焦火毒热盛证。大热烦渴，口燥咽干，舌红苔黄，脉数有力
龙胆泻肝汤	龙胆、黄芩、栀子、泽泻、木通、当归、生地黄、甘草、车前子、柴胡	清泻肝胆实火，清利肝胆湿热	肝胆实火上炎证、肝胆湿热下注证。头痛目赤，胁痛口苦，或阴肿阴痒，或小便淋浊，或妇女带下黄臭，舌红苔黄或黄腻，脉弦数有力
清胃散	黄连、当归、生地黄、牡丹皮、升麻	清胃凉血	胃火牙痛。牙痛牵引头脑，口气热臭，舌红苔黄，脉滑数

（三）温里剂

凡以温热药为主组成，具有温里散寒、助阳通脉等作用，用于治疗里寒证的方剂，统称温里剂。临床症状以但寒不热，畏寒喜温，神疲肢冷，口淡不渴，小便清长，舌淡苔白，脉沉为主。常用温里剂见表9-17。

（四）泻下剂

凡以泻下药为主组成，具有通导大便、荡涤胃肠实热积滞等作用，用于治疗里实证的方剂，统称泻下剂。临床症状以大便不通，脘腹胀满疼痛，或大便干结难下，口燥咽干为主。常用泻下剂见表9-18。

表 9-17　常用温里剂一览表

方名	组成	功用	主治
理中丸	人参、干姜、白术、炙甘草	温中祛寒,补气健脾	脾胃虚寒证。脘腹绵绵作痛,喜温喜按,呕吐,大便稀溏,畏寒肢冷,舌淡苔白,脉沉细
小建中汤	饴糖、桂枝、白芍、大枣、生姜、甘草	温中补虚,和里缓急	中焦虚寒之虚劳里急证。脘腹拘急疼痛,喜温喜按,面色无华,舌淡,脉细弦
四逆汤	附子、干姜、炙甘草	回阳救逆	心肾阳衰寒厥证。四肢厥冷,恶寒蜷卧,神疲欲寐,脉微欲绝

表 9-18　常用泻下剂一览表

方名	组成	功用	主治
大承气汤	大黄、厚朴、枳实、芒硝	峻下热结	阳明腑实证。大便秘结不通,脘腹胀满疼痛,苔黄厚而干,脉沉数有力
麻子仁丸	麻子仁、白芍、枳实、大黄、厚朴、杏仁	润肠泻热,行气通便	胃肠燥热之便秘证。大便干结,小便频数,舌苔微黄
温脾汤	附子、大黄、芒硝、当归、干姜、人参、甘草	攻下冷积,温补脾阳	阳虚寒积证。腹痛便秘,脐下绞结,手足不温,苔白,脉沉弦

（五）和解剂

凡具有和解少阳、调和肝脾等作用,用于治疗伤寒邪在少阳、肝脾不和的方剂,统称和解剂。临床症状以寒热往来,胸胁苦满,心烦喜呕,脉弦为主。常用和解剂见表 9-19。

表 9-19　常用和解剂一览表

方名	组成	功用	主治
小柴胡汤	柴胡、黄芩、半夏、人参、生姜、大枣、炙甘草	和解少阳	少阳证,热入血室证,黄疸,疟疾,及内伤杂病见少阳证者。症见往来寒热,胸胁苦满,默默不欲饮食,心烦喜呕,口苦咽干,目眩,苔白,脉弦
四逆散	柴胡、枳实、白芍、炙甘草	透邪解郁,疏肝理脾	阳郁厥逆证,肝脾气郁证。手足不温,胸胁疼痛,脘腹胀痛,脉弦
逍遥散	柴胡、白芍、当归、茯苓、白术、甘草	疏肝解郁,养血健脾	肝郁血虚脾弱证。两胁胀痛,神疲食少,或兼月经不调,脉弦而虚

（六）祛湿剂

凡以祛湿药为主组成,具有化湿利水、通淋泄浊等作用,用于治疗水湿证的方剂,统称祛湿剂。临床症状以头身重痛,胸脘痞满,呕恶泻痢,黄疸淋浊为主。常用祛湿剂见表 9-20。

表 9-20　常用祛湿剂一览表

方名	组成	功用	主治
藿香正气散	藿香、紫苏、白术、白芷、茯苓、大腹皮、厚朴、半夏曲、陈皮、桔梗、炙甘草	解表化湿,理气和中	外感风寒、内伤湿滞证。发热恶寒,上吐下泻,舌苔白腻
茵陈蒿汤	茵陈蒿、栀子、大黄	清热利湿退黄	湿热黄疸。一身面目俱黄,黄色鲜明,舌苔黄腻
平胃散	苍术、厚朴、陈皮、炙甘草	燥湿运脾,行气和胃	湿滞脾胃证。脘腹胀满,不思饮食,舌苔白腻
八正散	木通、车前子、萹蓄、瞿麦、炙甘草、大黄、栀子、滑石	清热泻火,利水通淋	湿热淋证。小便浑赤,溺时涩痛,舌苔黄腻,脉数

（七）祛痰剂

凡以祛痰药为主组成，具有排除或消解痰涎的作用，用于治疗各种痰证的方剂，统称祛痰剂。痰病范围广泛，脏腑经络皆可发生，临床表现复杂多样，可见咳嗽、喘促、眩晕、心悸、呕吐、中风、癫狂、瘰疬等病证，故有"百病多由痰作祟"的说法。常用祛痰剂见表9-21。

表9-21　常用祛痰剂一览表

方名	组成	功用	主治
二陈汤	半夏、橘红、茯苓、炙甘草	燥湿化痰，理气和中	湿痰证。咳嗽痰多，色白易咳，舌苔白腻，脉滑
贝母瓜蒌散	贝母、瓜蒌、天花粉、茯苓、橘红、桔梗	润肺清热，理气化痰	燥痰证。干咳，痰黏难咳，咽喉干燥，苔白而干
三子养亲汤	紫苏子、白芥子、莱菔子	温肺化痰，降气消食	痰壅气逆食滞证。咳喘气逆，痰多色白，食少胸痞，舌苔白腻

（八）润燥剂

凡以滋阴润燥药为主组成，具有润肺止咳的作用，用于治疗各种燥咳证的方剂，统称润燥剂。润燥剂适用燥咳或秋季咳嗽，临床表现以干咳，少痰或无痰，或痰中带血，口燥咽干为主。常用润燥剂见表9-22。

表9-22　常用润燥剂一览表

方名	组成	功用	主治
杏苏散	苏叶、杏仁、半夏、茯苓、橘皮、桔梗、枳壳、甘草、生姜、大枣、前胡	轻宣凉燥，宣肺化痰	外感凉燥证。头微痛，恶寒无汗，咳嗽痰稀，鼻塞咽干，苔白，脉弦
桑杏汤	桑叶、杏仁、浙贝母、沙参、栀子、淡豆豉、梨皮	轻宣温燥，润肺止咳	外感温燥证。身微热，干咳无痰，或痰少而黏，右脉数大
麦门冬汤	麦冬、半夏、人参、甘草、粳米、大枣	滋养肺胃，降逆和中	虚热肺痿。咳唾涎沫，气急喘促，口渴咽干，右脉数大
百合固金汤	百合、生地黄、熟地黄、玄参、浙贝母、桔梗、麦冬、白芍、当归、甘草	滋养肺肾，止咳化痰	肺肾阴虚、虚火上炎证。咳嗽气喘，痰中带血，咽喉燥痛，舌红少苔，脉细数

（九）理气剂

凡以理气药为主组成，具有行气或降气的作用，用于治疗气滞或气逆证的方剂，统称理气剂。临床表现以胸胁或脘腹胀满疼痛，嗳气频作，或恶心呕吐，呃逆为主。常用理气剂见表9-23。

表9-23　常用理气剂一览表

方名	组成	功用	主治
越鞠丸	香附、川芎、苍术、神曲、栀子	行气解郁	郁证。胸膈痞闷，或脘腹胀痛，嗳腐吞酸，饮食不消，舌苔白腻，脉弦
柴胡疏肝散	柴胡、陈皮、川芎、香附、枳壳、芍药、炙甘草	疏肝解郁，行气止痛	肝气郁结证。胁肋胀痛，胸闷易怒，脘腹胀满，脉弦
半夏厚朴汤	半夏、厚朴、紫苏叶、茯苓、生姜	行气散结，降逆化痰	梅核气之痰气互结证。咽中如有物阻，吞之不下，吐之不出，舌苔白腻
苏子降气汤	紫苏子、半夏、厚朴、前胡、肉桂、炙甘草	降气平喘，祛痰止咳	上实下虚之咳喘证。咳喘气急，胸膈满闷，痰多稀白，苔白滑或白腻，脉弦滑

(十) 理血剂

凡以理血药为主组成,具有活血化瘀或止血的作用,用于治疗血瘀证或出血证的方剂,统称理血剂。临床表现以瘀血阻滞所致的位置固定刺痛为主,如痛经、闭经、胸痹、半身不遂、外伤胀痛等,以及各种原因导致的出血证。常用理血剂见表9-24。

表9-24 常用理血剂一览表

方名	组成	功用	主治
血府逐瘀汤	当归、桃仁、红花、生地黄、川芎、赤芍、牛膝、桔梗、柴胡、枳壳、甘草	活血化瘀,行气止痛	胸中血瘀证。胸痛头痛,痛如针刺,固定,舌黯或有瘀斑
温经汤	吴茱萸、桂枝、川芎、当归、赤芍、牡丹皮、生姜、半夏、麦冬、人参、甘草、阿胶	温经散寒,养血祛瘀	冲任虚寒、瘀血阻滞证。月经不调,经有瘀块,小腹冷痛,舌黯,脉细数
生化汤	桃仁、川芎、当归、炮姜、炙甘草	养血祛瘀,温经止痛	血虚寒凝、瘀血阻滞证。产后恶露不行,小腹冷痛
桂枝茯苓丸	桂枝、茯苓、桃仁、赤芍、牡丹皮	活血化瘀,缓消癥块	瘀阻胞宫证。少腹宿有癥块,腹痛拒按,血色紫黑晦暗
十灰散	侧柏叶炭、白茅根炭、茜草根炭、荷叶炭、牡丹皮炭、棕榈炭、大蓟炭、小蓟炭、栀子炭、大黄炭	凉血止血	血热妄行之上部出血。血色鲜红,出血量多,舌红,脉数

(十一) 补益剂

凡以补虚药为主组成,具有补益人体气、血、阴、阳等作用,用于治疗各种虚证的方剂,统称补益剂。补益剂专为虚证而设,无论先天不足,或是后天脏腑功能失常,结合临床情况均可使用。因虚证有气虚、血虚、阳虚、阴虚的不同,故补益剂亦相应有补气、补血、补阳、补阴之不同,同时还存在需要气血双补、阴阳双补的证候。常用补益剂见表9-25。

表9-25 常用补益剂一览表

方名	组成	功用	主治
四君子汤	人参、白术、茯苓、炙甘草	益气健脾	脾胃气虚证。面色萎白,语音低微,食少便溏,舌淡苔白,脉虚缓
补中益气汤	黄芪、炙甘草、人参、当归、陈皮、升麻、柴胡、白术	补中益气,升阳举陷	脾胃气虚证、气虚下陷证、气虚发热证。少气乏力,面色㿠白,脉虚软无力
四物汤	熟地黄、当归、白芍、川芎	补血、活血、调经	营血虚滞证。心悸失眠,头晕目眩,面色无华,舌淡,脉细
六味地黄丸	熟地黄、山药、山茱萸、泽泻、牡丹皮、茯苓	滋阴补肾	肾阴虚证。腰膝酸软,头晕目眩,耳聋耳鸣,盗汗遗精,消渴,手足心热,舌红少苔,脉沉细
生脉散	人参、麦冬、五味子	益气生津,敛阴止汗	气阴两虚证。体倦气短,自汗神疲,口燥咽干,舌红,脉虚
玉屏风散	黄芪、白术、防风	益气固表止汗	表虚自汗证。恶风自汗,面色萎白,舌淡,脉虚
肾气丸	干地黄、山药、山茱萸、泽泻、牡丹皮、茯苓、附子、桂枝	补肾助阳	肾阳不足证。腰痛脚软,小便不利或反多,舌淡而胖,脉虚弱

(十二) 消导剂

凡以消食导滞药为主组成,具有健脾消食、导滞化积等作用,用于治疗各种食积停滞证的方剂,统称消导剂。常用消导剂见表9-26。

表 9-26　常用消导剂一览表

方名	组成	功用	主治
保和丸	山楂、莱菔子、神曲、半夏、陈皮、茯苓、连翘	消食和胃	食滞胃脘证。脘腹胀满，嗳腐厌食，苔白腻，脉滑
枳实导滞丸	枳实、黄连、黄芩、大黄、白术、泽泻、茯苓、神曲	消导化积，清热利湿	湿热食积证。脘腹胀痛，大便秘结或下痢泄泻，苔黄腻，脉沉有力

（十三）安神剂

凡以安神药为主组成，具有安定神志的作用，用于治疗神志不安病证的方剂，统称安神剂。常用安神剂见表 9-27。

表 9-27　常用安神剂一览表

方名	组成	功用	主治
酸枣仁汤	酸枣仁、茯苓、知母、川芎、甘草	养血安神，清热除烦	心肝血虚证。失眠心悸，虚烦盗汗，头晕目眩，咽干口燥，舌红，脉弦
朱砂安神丸	朱砂、黄连、甘草、生地黄、当归	镇心安神，泻火养阴	心火亢盛证。心烦神乱，失眠多梦，惊悸怔忡，胸中烦热，苔红，脉细数

（十四）息风剂

凡以辛散祛风药或息风止痉药为主组成，具有疏散外风或平息内风的作用，用于治疗风证的方剂，统称息风剂。常用息风剂见表 9-28。

表 9-28　常用息风剂一览表

方名	组成	功用	主治
川芎茶调散	川芎、荆芥、白芷、羌活、炙甘草、细辛、防风、薄荷	疏风止痛	外感风邪头痛。头痛，鼻塞，脉浮
消风散	荆芥、防风、蝉蜕、胡麻仁、当归、苦参、苍术、知母、石膏、牛蒡子、木通、生地黄、甘草	疏风除湿，清热养血	风疹，湿疹。皮肤瘙痒，疹出色红，遍身云片斑点
镇肝息风汤	代赭石、牡蛎、龟甲、牛膝、龙骨、川楝子、白芍、玄参、天冬、麦芽、茵陈、甘草	镇肝息风，滋阴潜阳	肝阳上亢、肝风内动证。头晕目眩，面色如醉，心中烦热，脉弦长有力
天麻钩藤饮	天麻、钩藤、石决明、栀子、黄芩、川牛膝、杜仲、益母草、桑寄生、夜交藤、茯神	平肝息风，清热活血，补益肝肾	肝阳偏亢、肝风上扰证。头痛、眩晕、失眠，舌红苔黄，脉弦

（十五）收涩剂

凡以收涩药为主组成，具有收敛固涩的作用，用于治疗气、血、精、津液耗散滑脱证的方剂，统称收涩剂。临床表现常以自汗盗汗、久泻久痢、遗精遗尿、崩漏带下等为主。常用收涩剂见表 9-29。

表 9-29　常用收涩剂一览表

方名	组成	功用	主治
四神丸	肉豆蔻、补骨脂、五味子、吴茱萸	温肾暖脾，涩肠止泻	脾肾阳虚证。五更泄泻，不思饮食，腹痛肢冷，舌淡苔白，脉沉迟无力
固经丸	龟甲、白芍、黄芩、黄柏、椿皮、香附	滋阴清热，固经止血	阴虚血热之崩漏。月经过多，或崩中漏下，血色深红或紫黑黏稠，舌红，脉弦数
固冲汤	山茱萸、白术、黄芪、白芍、龙骨、牡蛎、棕榈炭、茜草炭、五倍子、海螵蛸	固冲摄血，益气健脾	脾肾亏虚、冲脉不固证。猝然血崩，月经过多，色淡质稀，腰膝酸软，神疲乏力，舌淡，脉细弱

（十六）开窍剂

凡以芳香开窍药为主组成，具有开窍醒神等作用，用于治疗神昏窍闭证的方剂，统称开窍剂。常用开窍剂见表9-30。

表9-30 常用开窍剂一览表

方名	组成	功用	主治
安宫牛黄丸	黄连、黄芩、牛黄、栀子、郁金、水牛角、麝香、珍珠、冰片、朱砂、雄黄	清热解毒，开窍醒神	邪热内陷心包证。高热烦躁，神昏谵语，舌红或绛，脉数有力
苏合香丸	苏合香、麝香、安息香、木香、丁香、乳香、檀香、沉香、香附、荜茇、水牛角、白术、朱砂、诃子肉	芳香开窍，行气止痛	寒闭证。突然昏倒，不省人事，牙关紧闭，苔白，脉迟

第三节 中药煎服法与护理

情景导入

患者，男性，28岁。因饮食失节，外加风寒，导致腹痛拒按，自利清水，色黑，身不热，口渴，脉象滑大，10余日未治。今日就诊予以大承气汤，枳实10g，厚朴6g，生大黄12g，芒硝15g。

请思考：

1. 以上药方煎煮时应注意哪些事项？
2. 服药后应注意哪些方面？请制定出护理方法。

中药是中医治疗疾病的常用手段。作为护理人员，除了具有常见的中药相关知识外，还应掌握中药的煎煮、给药方法和各类药物的服用护理要求。

一、中药煎煮法

（一）煎煮器具

煎药器具以砂锅、砂罐为最佳，也可用搪瓷器皿或不锈钢锅，忌用铁、铜、铝等金属器具。因金属器具在加热时容易与药液中的中药成分发生化学反应，可能降低药物疗效，甚至产生毒副作用。

（二）煎前浸泡

因中药大多为干燥品，为了使有效成分充分溶出，中药煎煮前一般要用冷水浸泡20~30min，以泡透为原则。种子、果实类药物浸泡时间可适当延长。夏天气温较高时，浸泡时间不宜过长，以免变质。浸泡水量以高过饮片平面2~3cm为度，浸泡液一般可不用倾倒。对于有毒或有明显刺激性气味的药物，应单独浸泡，且浸泡液不可使用。

（三）煎药用水及加水量

以洁净、澄清、新鲜，无异味，含矿物质及杂质少，无污染为原则。一般可作饮用的水都可用来煎煮中药，如自来水、井水或蒸馏水等。加水量可视药量、质地及煎药时间而定，一般以高于饮片平面3~5cm为宜。每剂药一般煎煮2~3次，第一煎水量可以适量多些，第二、三煎可略少。

（四）火候及时间

中药的煎煮一般应遵循"先武后文"的原则，即先用大火煮沸，然后用小火保持微沸状态，以免药汁溢出或过快熬干。大多数药物"先武后文"后，一般用文火（小火）煎煮20~30min即可；解表药、清热药、泻下药及芳香药用文火煎煮5~15min即可；补益类药一般文火续煎30~60min；一些有效成分不易煎出的矿物类、贝壳类、甲壳类、骨角类及有毒药物等应单独先煎 30~60min 以上，以使有效成分充分溶出或毒性降低。煎煳的药物应倒掉，不能再煎。

（五）煎熬次数

一般中药煎煮 2~3 次。先后 2~3 次的煎液去渣、滤净、混合，分 2~3 次服用。

（六）特殊煎煮法

1. **先煎**　先煎即先入锅煎 30min 左右，再纳入其他药同煎。有效成分不易煎出的贝壳类（如牡蛎、珍珠母等）、矿石类（如生石膏、代赭石等）、骨角类（如水牛角、龟甲、鳖甲等）药物，因质地坚硬，应打碎先煎。毒副作用较强的药物（如川乌、草乌、附子等），应先煎 60min 以上，以降低或消除其毒性。某些质地轻而用量又多的药物（如玉米须、夏枯草等），或含泥沙较多的药物（如灶心黄土等），可以先煎取汁后，以其药汁代水煎药。

2. **后下**　后下是一般在药物煎好前 5min 左右加入，以防有效成分因煎煮时间过长而挥发或破坏，适用于芳香类含挥发油成分较多的药物，如薄荷、钩藤、砂仁、白豆蔻等。

3. **包煎**　包煎是指药物用纱布包好后再与其他药物同煎。花粉、细小种子及细粉类药物（如蒲黄、海金沙等），因质地过轻而漂浮在水面，不利煎煮；药材较细，又含淀粉、黏液质较多，如车前子、葶苈子等，煎煮时容易粘锅、糊化、焦化；绒毛类药（如辛夷、旋覆花等），因难以滤净，混入药液则刺激咽喉。

4. **另煎**　某些贵重药物（如人参、西洋参等），为了避免煎出的有效成分被其他药渣吸附而浪费，可切片另煎取汁，再与其他药液混合后服用，或单独服用。

5. **烊化**　烊化又称溶化，是指胶类药、黏性大且易溶解的药物（如阿胶、鹿角胶、蜂蜜、饴糖等），可单用水或黄酒将药材加热溶化后，用煎好的药液冲服，或加入其他煎好的药液中服用。

6. **冲服**　某些芳香、贵重、细粉、入水即化的药物，以及汁液性不宜加热煎煮的药物，如麝香、牛黄、朱砂、沉香末、三七粉、芒硝、鲜竹沥、猪胆汁等，均宜用煎好的药液或温开水冲服。散剂及丹剂也宜冲服。

二、中药给药规则

（一）服药时间

应根据患者病情需要、肠胃状况及药物特性确定。

1. **空腹服**　适用于峻下逐水药、攻下药、驱虫药等。

2. **饭前服**　适用于多数药，尤其是补虚药和治疗胃肠疾病的药物。

3. **饭后服**　适用于消导药和对胃肠有刺激的药物。

无论是饭前服还是饭后服，服药与进食都应间隔 0.5~1h，以免影响药物与食物的消化吸收，妨碍药效的发挥。

4. **睡前服**　安神药宜睡前 1h 服用，以便安眠；涩精止遗药宜在临睡时服用，以便治疗滑精梦遗；润下药宜在睡前服用，以便次日清晨排便。

5. **定时服**　有些疾病定时而发，只有在发病前服药才能发挥药效，如治疟药宜在发作前 1~2h 服用，调经药可于经期前 7~10 天开始服用。

6. **不拘时服**　急病、重病应不拘时服用。

（二）服药量

汤剂一般每日 1 剂，分 2~3 次服用。病情急重者，可每 2h 服 1 次，使药力持续，顿挫病势；病缓者，可 2 日 1 剂，或煎汤代茶饮，以图缓治。呕吐患者宜小量频服。服发汗剂、泻下剂应中病即止，一般以得汗、得下为度，不必尽剂。对于峻烈或毒性药品，宜先进少量，而后逐渐增加，有效则止，慎勿过量，以免中毒。

（三）服药冷热

一般汤剂多温服，亦有热服、冷服。如治疗热证可寒药冷服，治疗寒证可热药热服。但当病情严重时又应寒药热服，热药冷服，以防邪药格拒出现呕吐等反应。

（四）其他服药方法

婴幼儿服药，可少量频服，不可强灌，防止药物吸入气管。神志昏迷患者，可用鼻饲法服药。大肠病变者也可采用保留灌肠给药。危重患者服药后应严密观察神志、瞳孔、生命体征的变化，四肢寒温及唇面颜色变化。如服药后出现异常情况，如腹痛、气短、面色苍白、大汗出、脉沉细等，应立即停药，及时处理。

三、药物内服法的护理

（一）解表类药物服法与护理

解表类药物多为辛散轻扬之品，不宜久煎，以免有效成分挥发影响药效。药液应温服，服后适当增加衣被，取微汗为宜，且汗后注意避风寒，以免风寒再次侵袭而发病。饮食宜清淡，多饮热水，禁食辛辣、生冷、油腻之物。解表类药物应慎与解热镇痛类西药同用，以防汗出过多，损伤津液，耗伤人体阳气。服药后应密切观察患者病情变化，注意出汗情况，老幼重症患者防止抽搐、虚脱。

（二）泻下类药物服法与护理

泻下类药物多为苦寒之品，部分具有毒性，易伤正气、脾胃，故年老体虚及脾胃虚弱者慎用。使用泻下类药物应得泻即止，不可多服久服。泻下药一般应空腹服用，单纯为通便而服用润下药，可于睡前服用。服泻下类药物后，大便次数增多，并可伴有轻微腹痛，一般便后腹痛即止。服药后应注意观察排泄物的质、量、次数等变化。对服药后腹泻较重者，应随时观察病情，以免虚脱。服药期间，宜食清淡、易消化饮食，忌硬固、油腻、辛辣之品。女性月经期及胎前产后应禁用或慎用。

（三）清热类药物服法与护理

清热类药物多苦寒，易伤脾阳，故脾胃虚弱或素体阳虚者慎用，同时还应中病即止，切勿过用。一般宜饭后服用，如出现药与证发生格拒，可采用反佐服药法。服药期间宜服食清凉食品，忌辛辣油腻。

（四）祛湿类药物服法与护理

祛湿类药物因功效不同可分为祛风湿药、化湿药、利水渗湿药几类。祛风湿药多辛苦，性温或凉，其中辛温性燥的祛风湿药易耗伤阴血，阴虚血少者应慎用。化湿药多气味芳香，含挥发油，入煎剂宜后下，不宜久煎。本类药物大多辛温香燥，易耗气伤阴，故阴虚血燥、津液不足者及气虚者慎用。利水渗湿药多味甘淡或苦，作用偏于下行，易伤津耗液，故阴亏津少、遗精遗尿者慎用或忌用。对部分通利作用较强的药物，孕妇应禁用或慎用。

（五）温里类药物服法与护理

温里类药物多味辛热，易伤阴动火，天气炎热或阴虚津亏、虚体火旺者慎用。服药期间应注意防寒保暖，防止风寒侵袭及腹部受寒。如出现药与证发生格拒，可采用反佐服药法。服药后宜进温热饮食以增强药效，忌食生冷寒凉之品。若服药后出现咽喉疼痛、舌红、咽干等，应及时停药观察。亡阳之危重患者服用回阳救逆药时，应密切观察服药后的反应，特别是含有附子的药物，以防中毒。

（六）理气类药物服法与护理

理气类药物多芳香辛燥，走窜通行，易伤阴耗气，亦易于耗血、动血，素体虚弱、阴虚火旺或有出血倾向者应慎用或禁用。本类药物大多含挥发油，不宜久煎，宜饭后服。服药期间宜服食清淡食品，忌辛辣油腻。孕妇禁用或慎用。

（七）消导类药物服法与护理

消导类药物多效缓，但不乏有耗气之弊端，应中病即止，以免损伤脾胃之气。对气虚无积滞者，应慎用消导药。一般宜饭后服用，服药后宜食清淡、易消化食物，少食多餐。哺乳期妇女不宜使用麦芽。

（八）止血类药物服法与护理

止血类药物汤剂宜饭后服，当出血量多时可不拘时服药。服用止血类药物应先分清出血原因、部位、轻重缓急，因病施护。对于出血兼有瘀血或出血初期，不可单用凉血止血药和收敛止血药，防止恋邪留瘀。服药后饮食宜清淡、易消化，忌辛辣炙热之品，禁烟酒。对呕血患者，应禁食 8~10h，出血期间应减少活动；对大出血者，须绝对卧床休息。服药后及时观察患者精神状态及出血的量、色、质，并记录血压、呼吸、脉搏等生命体征，如遇紧急情况，及时报告并采取急救措施。

（九）活血化瘀类药物服法与护理

活血化瘀类药物多行散走窜，亦耗血动血，用量不宜过大，中病即止，以免破泄太过，伤及正气。气血亏虚兼有瘀血者、出血证而无瘀血者、妇女月经过多者慎用。孕妇禁用或慎用。对水蛭、虻虫等有毒药物，体虚者慎用，一般多入丸散而不入汤剂。服药期间宜食温通类食物，忌滋腻之物。

（十）化痰止咳平喘类药物服法与护理

对化痰止咳平喘类药物，应先辨别疾病寒热虚实，区别服用。半夏、天南星、白芥子等化痰药有毒，内服不宜过大，阴虚有热者忌用。本类药物一般宜饭后温服，服药后应观察咳喘情况，痰的量、色、质、味，及呼吸是否通畅。对痰多黏稠咳出无力者，应及时雾化化痰或人工吸痰，防止呼吸道堵塞。服药期间饮食宜清淡、富含营养、易消化，少油腻，忌生冷辛辣。

（十一）平肝息风类药物服法与护理

平肝息风类药物有性偏寒凉或性偏温燥之分，脾虚慢惊者不宜服用寒凉之品，阴亏血少者不宜服用温燥之品。平肝息风类药物多为动物药、矿石类药，入煎剂宜先煎，部分动物类药物宜研末冲服。一般宜饭后服用，饮食宜清淡，忌辛辣、烟酒及高盐食物。服药期间注意观察患者血压、脉搏、精神状态，解除焦虑和紧张心理，保持身心放松，以利于治疗。当患者出现高血压危象时，应及时急救处理。

（十二）开窍类药物服法与护理

开窍类药物多辛香走窜，易耗伤正气，临床多用于救急、治标，不可久服。因药性辛香，有效成分易挥发，不宜入煎剂，多入丸散剂。开窍药只适用于闭证，脱证忌用，部分开窍药孕妇忌用。

（十三）安神类药物服法与护理

安神类药物应在睡前半小时服用，病室内保持安静。应根据患者的不同情况，做好情志护理，特别应使患者在睡前消除紧张激动情绪，保持平常心态。饮食以清淡为宜，忌辛辣、肥甘、酒、茶、咖啡等食物。矿石类重镇安神药及有毒药物不可久服，应中病即止。

（十四）补益类药物服法与护理

补益类药物多药性滋腻，易妨碍脾胃运化功能，造成消化不良，故脾胃虚弱、食滞不化者应慎用，或同时配用健脾消食药。应于饭前空腹服用，以利于药物吸收。外感期间不宜使用补益类药物。本类药为治本之用，需长久服用方可见效，故应鼓励患者坚持服药。服药期间忌食油腻、辛辣、生冷及不易消化食品。

（十五）收涩类药物服法与护理

收涩类药物多味酸涩，易敛邪留邪，为治标之药，中病即止，不可久用。凡表邪未解，湿热内蕴，郁热未清，瘀血未除，均不宜使用收涩药，以防"闭门留寇"。对于久泻、久痢、滑脱不禁、崩漏不止者，临床应辨证施护。

四、药物外治法的护理

(一)膏药疗法的护理

膏药疗法是以膏药敷贴治疗疾病的一种外治法。膏药是按处方将药物置于植物油中煎熬去渣,凝结后将熬成的药膏摊在布上或纸上而成,具有消肿止痛、活血通络、软坚散结、拔毒透脓、去腐生肌、祛风除湿等作用。

适用范围:用于外科疮疡,已成脓未溃,或已溃脓毒未尽及不收口,或痰核瘰疬、风湿骨痛及跌打损伤等。

护理方法:根据病变部位,选择大小合适的膏药,根据病证或医嘱选用不同功效的膏药。清洁局部皮肤,清洁范围应大于膏药面积。硬膏应先用火烘烤软化,以不烫手、不外溢为度,以免烫伤皮肤。贴膏药后注意观察皮肤反应,若皮肤局部出现瘙痒,周围潮红、起疹或水疱,为过敏现象,应及时揭下暂停贴敷。膏药揭下后,局部皮肤可用植物油、松节油等擦拭干净。膏药一般一天一换,厚型膏药可 3~5 天一换。

(二)熏洗疗法的护理

熏洗疗法是将药物煎汤或用开水冲泡后,趁热进行全身或局部的浸泡、淋洗、熏蒸、湿敷。利用热力、药力的作用,药物通过皮肤吸收和蒸汽渗透,达到温通经络、活血消肿、祛风除湿、杀虫止痒等目的。

适用范围:用于跌打损伤,关节疼痛,各类皮肤疾患,妇科和肛肠科等疾病。

护理方法:按医嘱正确配制药液,药液温度一般以 40~50℃为宜,熏洗时应防止烫伤。每次熏洗时间 30~40min,每日 1~2 次,如有必要,可先熏后洗。坐浴或全身洗浴时,应注意观察患者情况,如发现异常,应随时停止洗浴。洗浴结束后立即拭干皮肤,换穿干净衣服,注意保暖,避免受寒、吹风。妇女月经期间不宜坐浴。可采用熏洗进行室内外空气消毒、灭蚊虫和某些皮肤病的治疗。治疗用品一人一份,治疗后设施用具应及时消毒。

(三)熨敷疗法的护理

熨敷疗法是将药物、药液直接加温或煎汤,敷于局部特定部位或穴位上,利用药性和温度的作用,达到行气活血、散寒止痛、祛风除湿等作用的治疗方法。常用方法有药熨法、盐熨法、醋熨法、砂熨法和水熨法等。

适用范围:用于虚寒性脘腹痛,跌打损伤,寒湿痹痛,癃闭,泄泻,腹水等。

护理方法:按医嘱备好熨敷所需用品。温度适宜,一般不超过 60℃。根据患者病情需要,选取舒适体位。将热熨袋等放置于进行熨敷的部位,时间为 30~60min,温度不足可加温复用。熨敷期间注意随时询问患者对热感的反应,观察局部情况,以免烫伤皮肤,必要时随时停止。阳热实证者不宜使用熨敷法。孕妇的腹部和腰骶部禁用熨敷法。

(四)掺药疗法的护理

掺药疗法是将药物研成极细粉末,撒布于创面局部的治疗方法,具有消肿散毒、生肌收口、去腐生新、促进创面愈合的作用。

适用范围:用于疮疡创面,皮肤溃烂,湿疹,口腔黏膜炎症或溃疡等。

护理方法:清洁创面后,将药粉均匀撒布于创面上,用消毒纱布或油膏纱布覆盖,一般 1~2 天换药一次。去腐拔毒药末可刺激创面,引起疼痛,治疗前应告知患者取得合作。每次换药时,应把脓血污物及残留药末清除干净。密切观察创面的情况,如发现恶化趋向,及时报告。

(五)灌肠疗法的护理

灌肠疗法是以中药药液或掺入散剂灌肠治疗疾病的方法,具有清热解毒、消肿止痛、润肠通便等作用。

适用范围：用于慢性结肠炎，慢性痢疾，便秘，带下病，慢性盆腔炎，肾衰竭，肠道检查准备等。

护理方法：将经过煎煮后浓缩至一定剂量的药液装入容器备用，药液温度40℃左右为宜。灌肠前应先排尽粪便。肛门导管外面涂少许液状石蜡，以便插入时不致对肛门及肠黏膜产生刺激或损伤；然后将导管插入肛门，插入深度根据所患疾病及病变部位不同而定，一般10~30cm；随后将配制好的药液注入或滴入。灌肠液的量及保留时间根据病情而定，如尿毒症一般为200~500ml，保留2~3h；肠梗阻一般约500ml，保留1~2h；溃疡性结肠炎一般30~100ml，保留4~8h。排便后注意观察排出物的质、量、色、味，若发现异常，应及时送检，并记录和报告。对肠道疾病，以睡前灌肠为佳。操作过程中注意保持床单位整洁。对灌肠过程中使用过的物品，应注意清洁和消毒处理。

（幸 欣　李丽娟）

思考题

1.何谓中药的四气、五味？

2.方剂由哪几部分组成？

3.简述汤剂的含义及特点。

4.列举入汤剂需要先煎的药物，并说明采用特殊煎煮方法的原因。

5.简述解表类药物服法与护理要点。

练习题

教学微课

第十章 ｜ 针灸疗法与护理

ER 10-1

教学课件

情景导入

王先生今天早晨刷牙漱口时发现左侧口角漏水，鼓腮漏气，左侧口眼㖞斜，眼睑不能闭合，鼻唇沟变浅，面部僵硬，耳后略有疼痛，自测体温36.5℃，遂来院就诊。诊断为面瘫。

请问：

1. 采用毫针刺法缓解王先生的口眼㖞斜，应选择哪些穴位？

2. 使用艾灸缓解王先生的面部僵硬，有哪些注意事项？

第一节　腧穴常识

腧穴是脏腑经络之气血输注于体表的特殊部位，又有穴位、气穴、孔穴、穴道等名称。腧，通输，有转输、输注之意；穴，为孔隙，是经气所居之处。

ER 10-2

思维导图

一、腧穴的分类

人体的腧穴分为十四经穴、经外奇穴和阿是穴三类。

（一）十四经穴

十四经穴简称经穴，是指分布于十二正经和任督二脉的腧穴，有固定的部位和名称。经穴是腧穴的主要组成部分，全身共有362个穴名，671个穴位，其中有309对双穴，53个单穴。

（二）经外奇穴

经外奇穴简称奇穴，是指既有一定的名称，又有明确的位置，但不属于十四经系统的腧穴。奇穴的分布较为分散，有的在十四经循行路线上；有的虽不在十四经循行路线上，但与经络系统有着密切联系；有的奇穴并不单指某一个部位，如十宣、八邪、八风、夹脊等。

（三）阿是穴

阿是穴又称天应穴或不定穴，是指既无固定名称，又无固定位置，以压痛点或其他反应点为穴，即所谓"以痛为腧"，亦是针灸的施术部位。

二、腧穴的作用

腧穴作为脏腑经络气血转输出入的特殊部位，其作用与脏腑、经络有着密切关系。腧穴从属于经脉，通过经脉向内连属脏腑。《灵枢·九针十二原》说："所言节者，神气之所游行出入也，非皮肉筋骨也。"说明腧穴是气血通行出入的部位，具有灌注气血的生理作用。

腧穴通过经络，内连脏腑，外连肌肉、皮肤。脏腑的病变可通过经络反映到体表的腧穴上，也可通过对体表腧穴的刺激，调节人体的脏腑、经络、气血，从而达到防病治病的目的。如消化道溃疡及炎性病变患者，大多在足三里或上巨虚处有敏感压痛点。有的腧穴局部可出现丘疹、脱屑、隆起、凹陷、结节、肿胀、瘀血等病理反应，具有辅助诊断内脏器官病证的作用。腧穴的治疗作用具有以下三个特点。

（一）近治作用

近治作用是一切腧穴主治作用所具有的共同特点，即所有腧穴均能治疗该穴所在部位及邻近组织、器官的局部病证。如眼区及其周围的睛明、攒竹、承泣、瞳子髎等都能治疗眼病。

（二）远治作用

远治作用是十四经穴主治作用的基本规律。十四经穴，尤其是十二经脉在四肢肘膝关节以远的腧穴，不仅能治疗局部病证，还可治疗本经循行所及的远隔部位的组织器官脏腑病证，有的甚至可影响全身的功能。如合谷不仅可治疗手部及上肢病，还可治疗颈部与头面部病变，同时又可治疗外感发热病；足三里不但可以治疗下肢病，而且可调节消化系统功能，提高人体免疫能力。

（三）特殊作用

特殊作用是指某些腧穴所具有的双重性良性调整作用和特异性治疗作用。如天枢既可治疗泄泻，又可治疗便秘；内关在心动过速时可减慢心率，在心动过缓时又可提高心率。如大椎穴可退热，至阴穴可矫正胎位等，则体现了特异性治疗作用。

三、腧穴的定位方法

腧穴定位的准确与否直接影响着针灸的疗效，历来医家都很重视取穴方法。金元时期针灸学家窦汉卿在《标幽赋》中提出："取五穴用一穴而必端，取三经用一经而可正。"明确指出，临床取穴应经脉与腧穴相关，左右与前后互参，力求审慎。腧穴定位有一定的方法，取穴时按此方法才能保证腧穴定位的准确性。

（一）体表解剖标志定位法

体表解剖标志定位法是以体表解剖学的各种体表标志为依据确定腧穴位置的方法。体表解剖标志定位法分为固定标志定位法和活动标志定位法两种。

1. 固定标志定位法　固定标志定位法是利用骨节和肌肉形成的突起或凹陷、五官轮廓、趾或指甲、乳头、脐窝等不受人体活动影响，位置固定不移的体表解剖标志取穴的方法。如于腓骨头前下方凹陷处定阳陵泉，肚脐正中取神阙等。

2. 活动标志定位法　活动标志定位法是利用皮肤、肌肉、关节、肌腱等随人体活动而出现的空隙、凹陷、皱纹等活动体表解剖标志取穴的方法。如微张口，耳屏正中前缘凹陷处取听宫；拇指翘起时，在拇长伸肌腱和拇短伸肌腱之间的凹陷处取阳溪等。

（二）骨度折量定位法

骨度折量定位法是以体表骨节为主要标志，折量全身各部的长度和宽度，定出分寸，用于腧穴定位的方法（图10-1）。骨度之法原出《灵枢·骨度》。根据文献记载，此法主要用以量定人体各部长短、宽窄、大小，非专为腧穴定位而设。现代使用的骨度折量定位法是以《灵枢·骨度》规定的人体各部的分寸为基础，结合历代学者创用的折量分寸作为定穴的依据，主要方法是：将设定的两骨节点之间的长度折算为一定的等份，每1等份为1寸，10等份为1尺。也就是说，"寸"不是绝对长度，而是代表等份中的1份。不论男女老幼、肥瘦高矮，只要部位相同，其尺寸便相同。常用的骨度分寸见表10-1。

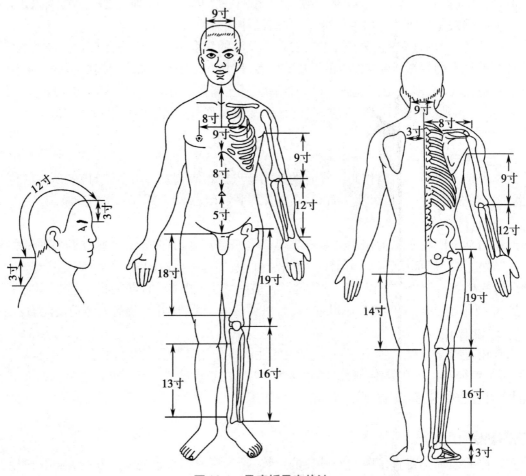

图 10-1　骨度折量定位法

表 10-1　常用人体骨度分寸

部位	起止点	骨度分寸（寸）	度量法	说明
头部	前后发际之间	12	直寸	用于确定头部经穴的纵向距离
	眉心至前发际	3	直寸	
	第7颈椎棘突下至后发际正中	3	直寸	
	两额角之间	9	横寸	用于确定头前部经穴的横向距离
	耳后两乳突之间	9	横寸	用于确定头后部经穴的横向距离
胸腹部	天突至岐骨之间	9	直寸	用于确定胸部经穴的纵向距离
	两乳头之间	8	横寸	用于确定胸腹部经穴的横向距离
	岐骨至脐	8	直寸	用于确定上腹部经穴的纵向距离
	脐至耻骨联合	5	直寸	用于确定下腹部经穴的纵向距离

部位	起止点	骨度分寸（寸）	度量法	说明
背腰部	两肩胛骨内缘之间	6	横寸	用于确定背腰部经穴的横向距离
	第1胸椎至尾骶联合	21	直寸	用于确定背腰部经穴的纵向距离
上肢部	腋前后纹头至肘横纹	9	直寸	用于确定上臂经穴的纵向距离
	肘横纹至腕横纹	12	直寸	用于确定前臂经穴的纵向距离
下肢部	耻骨联合上缘至股骨内上髁上缘	18	直寸	用于确定足三阴经穴的纵向距离
	胫骨内侧髁下缘至内踝尖	13	直寸	
	股骨大转子至腘横纹	19	直寸	用于确定足三阳经穴的纵向距离
	腘横纹至外踝尖	16	直寸	

（三）手指同身寸定位法

手指同身寸定位法是以被取穴者本人手指所规定的分寸量取腧穴的方法，又称指量法、指寸定位法。常用方法有以下三种。

1. 拇指同身寸 拇指同身寸是以被取穴者拇指指间关节的宽度作为1寸。此法适用于四肢部直寸取穴（图10-2）。

2. 中指同身寸 中指同身寸是以被取穴者中指中节屈曲内侧纹头间距离为1寸。此法适用于四肢部直寸取穴和背部横寸取穴（图10-3）。

3. 横指同身寸 横指同身寸又称一夫法，以被取穴者示指、中指、环指、小指并拢时，中指近端指间横纹水平的四指的宽度为3寸。此法适用于四肢、下腹部直寸取穴和背部横寸取穴（图10-4）。

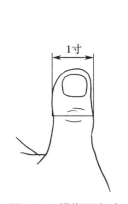

图10-2 拇指同身寸

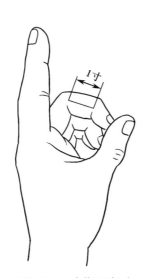

图10-3 中指同身寸

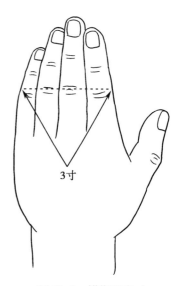

图10-4 横指同身寸

（四）简便取穴法

简便取穴法是"手指比量"或"活动标志"范围的扩展，需要体位姿势和动作的配合。常用的有：被取穴者两手虎口交叉，上位手示指置于另一手桡骨茎突上，示指尖端的凹陷处即为列缺；半握拳，当中指指端所指处取劳宫；人体直立，两手自然下垂，于中指指端处取风市；两耳尖直上连线中点取百会等。这种取穴方法是长期临床实践经验的积累和总结。

以上腧穴定位的四种方法在应用时应互相结合，即主要采用体表解剖标志定位法、骨度折量定位法,对少量难以完全采用上述两种方法定位的腧穴,配合使用手指同身寸定位法,简便取穴法为有益补充。

第二节　经脉循行与常用腧穴

一、十四经脉概述

腧穴是针灸治疗疾病的特殊部位。在 362 个经穴中,约有 1/3 的腧穴临床较为常用,这些常用腧穴的定位、归经和主治功效是本节介绍的重点。

(一)手太阴肺经

手太阴肺经起于中焦,从胸走手,在上肢沿着上臂掌面桡侧下行,止于手拇指桡侧端,有分支从腕后列缺分出,沿着示指内侧循行,与手阳明大肠经相接;联系的脏腑器官主要有胃、喉咙和气管,属肺,络大肠。本经分布有 11 个腧穴,起穴为中府,止穴为少商。本经腧穴主要治疗喉、胸、肺以及经脉循行部位的其他病证(图 10-5)。

(二)手厥阴心包经

手厥阴心包经从胸走手,起于胸中,止于中指端。主要分布于胸部、腋下、上肢内侧正中及掌中,在环指端与手少阳三焦经相接;联系的脏腑器官主要有心包、三焦。本经分布有 9 个腧穴,起穴为天池,止穴为中冲。本经腧穴主要治疗心、胸、胃、神志病证以及经脉循行部位的其他病证(图 10-6)。

(三)手少阴心经

手少阴心经起于心中,与足太阴脾经的支脉衔接,从胸走手,其外循线循行于上肢内侧后缘,止于小指桡侧,与手太阳小肠经相接;联系的脏腑器官主要有心系、食管、目系,属心,络小肠。本经分布有 9 个腧穴,起穴为极泉,止穴为少冲。本经腧穴主要治疗心、胸、神志病、血证、肢痛痹疮以及经脉循行部位的其他病证(图 10-7)。

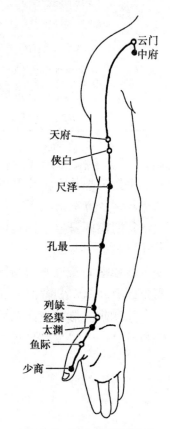

图 10-5　手太阴肺经腧穴

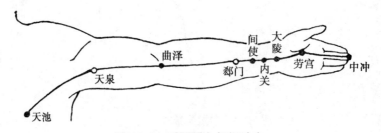

图 10-6　手厥阴心包经腧穴

(四)手阳明大肠经

手阳明大肠经在示指接手太阴肺经循行,起于示指桡侧端,从手走头,在上肢沿着外侧前缘上行,上走肩,从缺盆经颈部入下齿,过人中沟,止于对侧鼻翼旁;联系的脏腑器官主要有下齿、口、鼻,络肺,属大肠。本经分布有 20 个腧穴,起穴为商阳,止穴为迎香。本经腧穴主要治疗头面五官疾病、热病、皮肤病、肠胃病、神志病以及经脉循行部位的其他病证(图 10-8)。

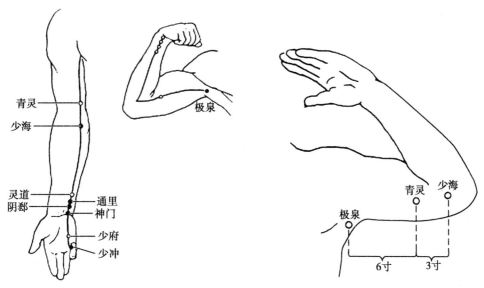

图 10-7 手少阴心经腧穴

（五）手少阳三焦经

手少阳三焦经从手走头，起于环指末端，沿手背第 4、第 5 掌骨间上行于上肢外侧中间部，上肩，经颈部上行联系耳内及耳前后、面颊、目外眦等部；体腔支从缺盆进入，分布于胸中；联系心包、膻中、三焦等。本经分布有 23 个腧穴，起穴为关冲，止穴为丝竹空。本经腧穴主要治疗侧头、耳、目、咽喉、胸胁病、热病以及经脉循行部位的其他病证（图 10-9）。

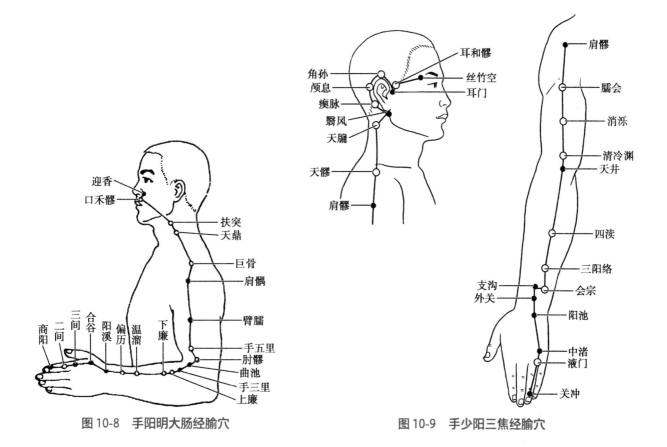

图 10-8　手阳明大肠经腧穴　　　　图 10-9　手少阳三焦经腧穴

（六）手太阳小肠经

手太阳小肠经起于小指尺侧端，从手走头，体表主要分布于上肢外侧后缘、肩部、面颊、目内外眦及耳中，止于目内眦，并与足太阳膀胱经相接；联系的脏腑器官主要有食管、膈、胃、耳、目内外眦，属小肠，络心。本经分布有 19 个腧穴，起穴为少泽，止穴为听宫。本经腧穴主要治疗头面五官病、热病、神志病以及经脉循行部位的其他病证（图 10-10）。

（七）足阳明胃经

足阳明胃经在鼻根部承接手阳明大肠经循行，从头走足，主要分布于颜面、咽喉两侧、前胸、腹部、下肢外侧前缘及足背部，在足大趾内侧与足太阴脾经相接；联系的脏腑器官主要有鼻、目、上齿、口唇、喉咙和乳房，属胃，络脾。本经分布有 45 个腧穴，起穴为承泣，止穴为厉兑。本经腧穴主要治疗胃肠病、五官病、神志病、皮肤病、热病以及经脉循行部位的其他病证（图 10-11）。

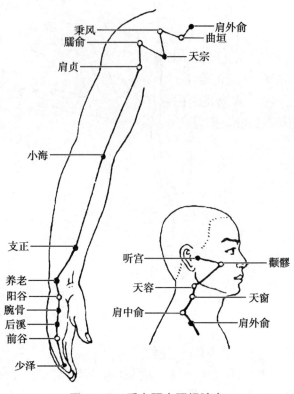

图 10-10 手太阳小肠经腧穴

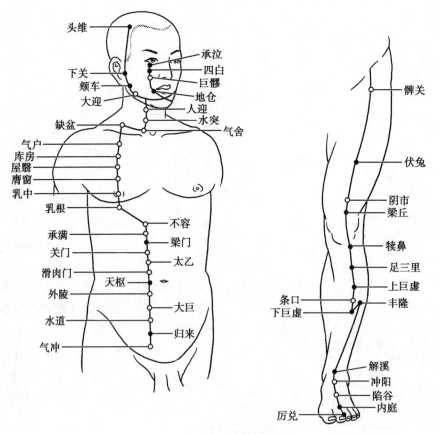

图 10-11 足阳明胃经腧穴

（八）足少阳胆经

足少阳胆经从头走足，起于目外眦，沿侧头部、身体侧部及下肢外侧下行，止于足第4趾外侧（足背分支止于足大趾）；体腔支从缺盆下向胸中，沿胁里，出于腹股沟动脉处，横向进入髋关节部，与外行路线汇合下行；联系的脏腑器官主要有胆、肝、目、耳等。本经分布有44个腧穴，起穴为瞳子髎，止穴为足窍阴。本经腧穴主要治疗肝胆病、侧头、目、耳、咽喉、胸胁病以及经脉循行经过部位的其他病证（图10-12）。

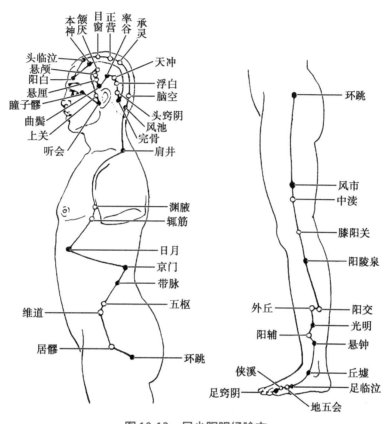

图 10-12 足少阳胆经腧穴

（九）足太阳膀胱经

足太阳膀胱经从头走足，起于目内眦（睛明），上达额部，左右交会于头顶部（百会）；分支从头顶部分出，到耳上角部。直行本脉从头顶部分别向后行至枕骨处，进入颅腔，络脑，回出分别下行到项部（天柱），下行交会于大椎，再分左右沿肩胛内侧、脊柱两旁（一寸五分），到达腰部（肾俞），进入脊柱两旁的肌肉，深入体腔，络肾，属膀胱。本经脉一分支从腰部分出，沿脊柱两旁下行，穿过臀部，从大腿后侧外缘下行至腘窝中（委中）；另一分支从项分出下行，经肩胛内侧，从附分挟脊（三寸）下行至髀枢，经大腿后侧至腘窝中与前一支脉会合，然后下行穿过腓肠肌，出走于足外踝后，沿足背外侧缘至小趾外侧端（至阴）。联系的脏腑器官主要有目、鼻、脑，属膀胱，络肾，在足小趾与足少阴肾经相接。本经分布有67个腧穴，起穴为睛明，止穴为至阴。本经腧穴主要治疗头、项、目、背、腰、下肢部及神志病；背部第一侧线的背俞穴及第二侧线相平的腧穴主治与其相关的脏腑病症和有关的组织器官病证（图10-13）。

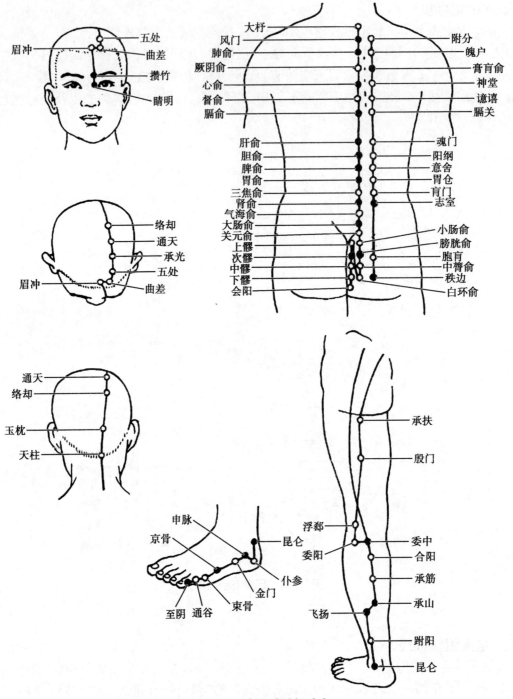

图 10-13　足太阳膀胱经腧穴

（十）足太阴脾经

足太阴脾经起于足大趾内侧端，从足走胸腹，分布于下肢内侧前缘及胸腹第3侧线（前正中线旁开3.5寸），注心中，在胸部与手少阴心经相接；联系的脏腑器官主要有咽、舌，属脾，络胃。本经分布有21个腧穴，起穴为隐白，止穴为大包。本经腧穴主要治疗脾胃病、妇科病、前阴病以及经脉循行部位的其他病证（图10-14）。

（十一）足厥阴肝经

足厥阴肝经从足走胸腹，起于足大趾，沿足背，行于下肢内侧前，内踝上8寸处、交出于足太阴脾经之后，沿着大腿的内侧中线至阴毛中，绕阴器，达小腹，分布于胁肋部、喉咙及鼻咽部、目系、前额部，与督脉交于巅顶；一支脉行于颊里，环唇；一支脉从肝过膈，注肺，与手太阴肺经相接；联系的脏腑器官主要有肝、胆、阴器、目、唇、鼻咽。本经分布有 14 个腧穴，起穴为大敦，止穴为期门。本经腧穴主要治疗肝胆病和经脉循行部位的其他疾病（图 10-15）。

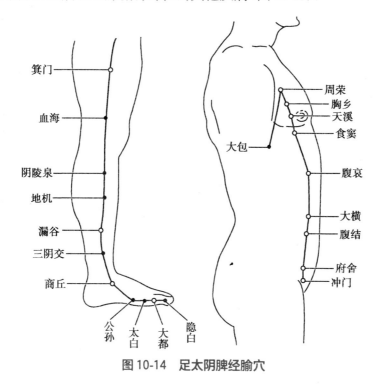

图 10-14　足太阴脾经腧穴

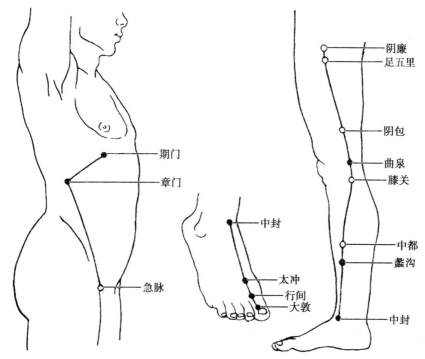

图 10-15　足厥阴肝经腧穴

（十二）足少阴肾经

足少阴肾经从足走胸腹，起于小趾下，斜走足心，循内踝后，沿下肢内侧后缘上行，经胸腹第 1 侧线（前正中线旁开 0.5 寸），止于锁骨上；联系的脏腑器官主要有喉咙、舌，属肾，络膀胱，贯肝，入肺，络心，在胸中与手厥阴心包经相接。本经分布有 27 个腧穴，起于涌泉，止于俞府。本经腧穴主要治疗与肾有关的病证和经脉循行部位的其他疾病（图 10-16）。

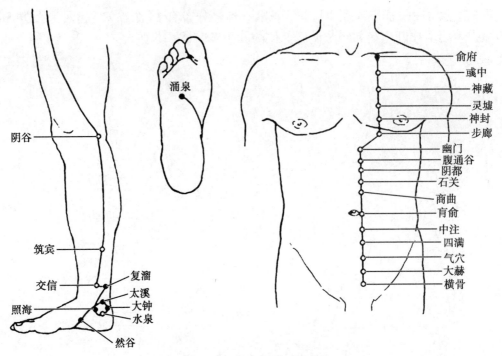

图 10-16　足少阴肾经腧穴

（十三）任脉

任脉主干行于前正中线，联系的脏腑器官主要有胞中、咽喉、唇口、目。络脉从鸠尾散于腹。本经有 24 个腧穴，分布于会阴、腹、胸、下颌正中线上，起于会阴，止于承浆（图 10-17）。

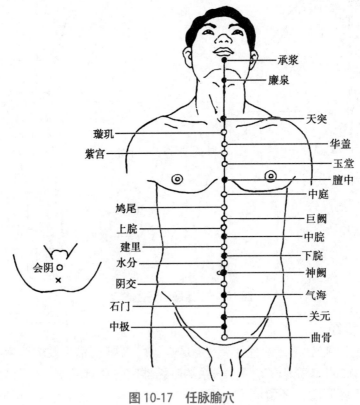

图 10-17　任脉腧穴

（十四）督脉

督脉主干行于后正中线，其络脉从长强上背、项、头；联系的脏腑器官主要有胞中、心、脑、喉、目等。本经有 29 个腧穴，分布于后背、项、头、前额、鼻部正中，起于长强，止于龈交（图 10-18）。

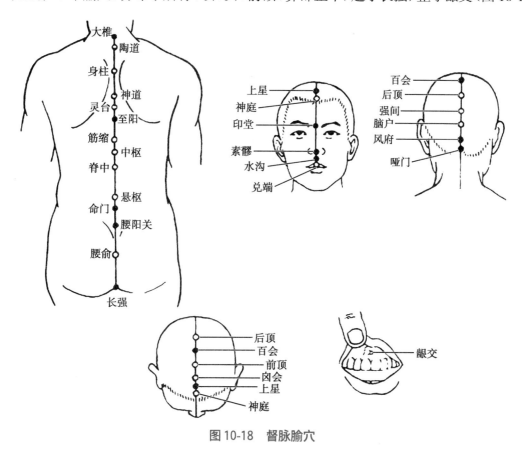

图 10-18　督脉腧穴

二、常用腧穴

常用人体腧穴见表 10-2。

表 10-2　常用人体腧穴一览表

腧穴	归经	标准定位	主治病症	针灸方法
中府		在胸部，横平第 1 肋间隙，锁骨下窝外侧，前正中线旁开 6 寸	肩背部疼痛，咳，喘	向外斜刺或平刺 0.5~0.8 寸
尺泽		在肘区，肘横纹上，肱二头肌肌腱桡侧缘凹陷中	肘关节痛，咳，喘	直刺 0.5~0.8 寸或点刺出血
孔最		在前臂前区，腕掌侧远端横纹上 7 寸，尺泽与太渊连线上	便秘，咳血，咽喉肿痛，肘臂挛痛	直刺 0.5~1 寸
列缺	肺经	在前臂，腕掌侧远端横纹上 1.5 寸，拇短伸肌腱与拇长展肌腱之间，拇长展肌腱沟的凹陷中	咳喘，口眼㖞斜，颈项强痛	向肘部斜刺 0.3~0.5 寸
太渊		在腕前区，桡骨茎突与手舟骨之间，拇长展肌肌腱尺侧凹陷中	咳嗽，无脉症	避开桡动脉，直刺 0.3~0.5 寸
鱼际		在手外侧，第 1 掌骨桡侧中点赤白肉际处	酒渣鼻，粉刺，咽喉肿痛	直刺 0.5~0.8 寸
少商		在手指，拇指末节桡侧，指甲根角侧上方 0.1 寸	咳嗽，咽喉肿痛，口噤不开	浅刺 0.2~0.3 寸或点刺出血

腧穴	归经	标准定位	主治病症	针灸方法
曲泽	心包经	在肘前区,肘横纹上,肱二头肌腱的尺侧缘凹陷中	疮疡,口疮,目赤肿痛,疔疮	直刺 0.8~1 寸或点刺出血
间使		在前臂前区,腕掌侧远端横纹上 3 寸,掌长肌腱与桡侧腕屈肌腱之间	心悸、心慌	直刺 0.5~1 寸
内关		在前臂前区,腕掌侧远端横纹上 2 寸,掌长肌腱与桡侧腕屈肌腱之间	胸胁痛,心悸,失眠	直刺 0.5~1 寸
劳宫		在掌区,横平第 3 掌指关节近端,第 2、第 3 掌骨之间偏于第 3 掌骨	口疮,口臭,心痛	直刺 0.3~0.5 寸
极泉	心经	在腋区,腋窝中央,腋动脉搏动处	淋巴结核,咽干,烦渴	避开动脉,直刺 0.2~0.3 寸
少海		在肘前区,横平肘横纹,肱骨内上髁前缘	心烦,失眠,肘臂挛痛	直刺 0.5~1 寸
神门		在腕前区,腕掌侧远端横纹尺侧端,尺侧腕屈肌腱的桡侧缘	心烦,失眠	直刺 0.3~0.5 寸
商阳	大肠经	在手指,示指末节桡侧,指甲根角侧上方 0.1 寸(指寸)	颌肿,齿痛	浅刺 0.3~0.5 寸或点刺出血
合谷		在手背,第 2 掌骨桡侧缘中点	口眼㖞斜,近视,斜视,面肌痉挛,颞下颌关节紊乱综合征	直刺 0.5~0.8 寸
阳溪		在腕区,腕背侧远端横纹桡侧,桡骨茎突远端。解剖学"鼻烟窝"凹陷内	目赤肿痛,迎风流泪	直刺 0.3~0.5 寸
手三里		在前臂,肘横纹下 2 寸,阳溪与曲池连线上	口眼㖞斜,目赤肿痛,肩臂挛痛	直刺 0.8~1.2 寸
曲池		在肘区,尺泽与肱骨外上髁连线的中点处	咳嗽,无脉症	避开桡动脉,直刺 0.3~0.5 寸
臂臑		在臂部,曲池上 7 寸,三角肌前缘处	上臂疼痛,颈项拘急,目赤,瘰疬	直刺或斜刺 0.8~1.5 寸
肩髃		在三角肌区,肩峰外侧缘前端与肱骨大结节两骨间凹陷中	荨麻疹,偏瘫,肩周炎	直刺或斜刺 0.8~1.5 寸
迎香		在面部鼻翼外缘中点处,鼻唇沟中	面瘫,面肌痉挛,面肿	直刺 0.1~0.2 寸,或斜刺 0.3~0.5 寸
中渚	三焦经	在手背,第 4、第 5 掌骨间,第 4 掌指关节近端凹陷中	落枕,面瘫,面红身热,手部冻疮	直刺 0.3~0.5 寸
阳池		在腕后区,腕背侧远端横纹上,指伸肌腱的尺侧缘凹陷中	疔疮,目赤肿痛,口干,消渴	直刺 0.3~0.5 寸
外关		在前臂后区,腕背侧远端横纹上 2 寸,尺骨与桡骨间隙中点	面瘫,面肌痉挛,目赤肿痛	直刺 0.5~1 寸
支沟		在前臂后区,腕背侧远端横纹上 3 寸,尺骨与桡骨间隙中点	胸胁痛,便秘	直刺 0.5~1 寸
翳风		在颈部耳垂后方,乳突下端前方凹陷中	面瘫,面肌痉挛,耳鸣,耳聋	直刺 0.8~1.2 寸
角孙		在头部,耳尖正对发际处	痄腮,耳部红肿	平刺 0.3~0.5 寸
后溪	小肠经	在手内侧,第 5 掌指关节尺侧近端赤白肉际凹陷中	面肌痉挛,头项强痛,咽喉肿痛	直刺 0.5~0.8 寸
肩贞		在肩胛区,肩关节后下方,腋后纹头直上 1 寸	肩背疼痛,颈项强急	直刺 1~1.5 寸
天宗		在肩胛区,肩胛冈中点与肩胛骨下角连线的上 1/3 与下 2/3 交点凹陷中	乳腺增生,肩胛疼痛,气喘,乳痛	直刺或斜刺 0.5~1 寸
听宫		在面部,耳屏正中与下颌骨髁突之间的凹陷中	耳鸣,耳聋,下颌关节炎	直刺 0.5~1 寸

腧穴	归经	标准定位	主治病症	针灸方法
承泣		在面部，眼球与眶下缘之间，瞳孔直下	斜视，眼睑疼挛，目赤肿痛，近视，面瘫，迎风流泪	紧靠眶下缘缓慢直刺0.3~0.5寸，不提插，以防刺破血管引起血肿
四白		在面部，眶下孔处	目赤肿痛，眼睑疼挛，面瘫	直刺0.2~0.3寸
地仓		在面部，口角旁开0.4寸（指寸）	面瘫，面肌疼挛，流涎，颊肿	直刺0.3~0.5寸
颊车		在面部，下颌角前上方一横指（中指）	面瘫，咬肌疼挛，下颌关节功能紊乱，齿痛	直刺0.3~0.5寸或朝向地仓穴斜刺0.7~1寸
下关		在面部，颧弓下缘中央与下颌切迹之间凹陷中	面瘫，下颌关节紊乱综合征，牙痛	直刺0.3~0.5寸
头维		在头部，额角发际直上0.5寸，头正中线旁开4.5寸	头痛，目眩，目痛，失眠	平刺0.5~1寸
人迎	胃经	在颈部，横平喉结，胸锁乳突肌前线，颈总动脉搏动处	咽喉肿痛，气喘，瘰疬，瘿气，高血压	避开颈总动脉，直刺0.3~0.5寸
天枢		在腹部，横平脐中，前正中线旁开2寸	肥胖症，泄泻，腹痛	直刺0.8~1.2寸
梁丘		在股前区，髌底上2寸、股外侧肌与股直肌肌腱之间	肥胖症，乳腺炎，胃痛	直刺0.5~1寸
足三里		在小腿外侧，犊鼻下3寸，犊鼻与解溪连线上	胃肠疾患，消瘦，肥胖症，面肌疼挛	直刺0.8~1寸
丰隆		在小腿外侧，外踝尖下8寸，胫骨前肌的外缘	肥胖症，痰湿证，面部肿胀	直刺0.8~1.2寸
内庭		在足背，第2、第3趾间，趾蹼缘后方赤白肉际处	齿痛，口眼㖞斜，荨麻疹，口臭	直刺或斜刺0.3~0.5寸
瞳子髎		在面部，目外眦外侧0.5寸凹陷中。	目赤肿痛，斜视，口眼㖞斜，面肌疼挛	平刺0.3~0.5寸
上关		在面部，颧弓上缘中央凹陷中。	口眼㖞斜，面瘫，偏头痛，耳鸣，耳聋，齿痛	直刺0.5~1寸
率谷		在头部，耳尖直上入发际1.5寸。	斑秃，偏头痛	平刺0.5~1寸
阳白		在头部，眉毛上1寸，瞳孔直上。	面瘫，面肌疼挛，眼睑下垂，迎风流泪，目眩	平刺0.5~0.8寸
风池	胆经	在颈后区，枕骨之下，胸锁乳突肌上端与斜方肌上端之间的凹陷中	近视，面瘫，面肌疼挛	向鼻尖方向斜刺0.5~0.8寸
肩井		在肩胛区，第7颈椎棘突与肩峰最外侧点连线的中点	颈项强痛，肩背疼痛，瘰疬	直刺0.5~0.8寸
日月		在胸部，第7肋间隙中前正中线旁开4寸	面黄，目黄，蛇窜疮，胁痛，胀满，呕吐，吞酸	斜刺0.5~0.8寸
环跳		在臀区，股骨大转子最凸点与骶管裂孔连线的外1/3与内2/3交点处	坐骨神经痛，腰腿萎痹，下肢瘫痪	直刺2~3寸
阳陵泉		在小腿外侧，胫骨头的下方凹陷中	口苦，胁痛，蛇窜疮，下肢静脉炎，脚气，肝胆疾患	直刺或斜向下刺1~1.5寸
睛明		在面部，目内眦角稍上方凹陷处	目疾，眼睑疼挛，口眼㖞斜	针沿着眼眶边缘缓缓刺入0.3~0.5寸，不宜做大幅度的提插捻转
攒竹	膀胱经	在面部，眉头凹陷中，额切迹处	头痛，口眼㖞斜，眉棱骨痛，呃逆	斜刺或平刺0.3~0.5寸
肺俞		在脊柱区，第3胸椎棘突下，后正中线旁开1.5寸	酒渣鼻，咳嗽，气喘	斜刺或平刺0.5~0.8寸

腧穴	归经	标准定位	主治病症	针灸方法
心俞		在脊柱区，第5胸椎棘突下，后正中线旁开1.5寸	失眠，头痛，心悸	斜刺或平刺0.5~0.8寸
脾俞		在脊柱区，第11胸椎棘突下，后正中线旁开1.5寸	肥胖症，肌肉松弛，消化不良	斜刺0.5~0.8寸
胃俞		在脊柱区，第12胸椎棘突下，后正中线旁开1.5寸	消化不良，消谷善饥，面色少华	斜刺0.5~0.8寸
肾俞		在脊柱区，第2腰椎棘突下，后正中线旁开1.5寸	遗精，遗尿，脱发，头发稀少	斜刺或平刺0.5~0.8寸
大肠俞		在脊柱区，第4腰椎棘突下，后正中线旁开1.5寸	腹胀，泄泻，便秘，腰痛	直刺0.8~1.2寸
次髎	膀胱经	在骶区，正对第2骶后孔	月经不调，痛经，遗精	直刺1~1.5寸
委中		在膝后区，腘横纹中点，当股二头肌腱与半腱肌肌腱中间	疔疮，丹毒，湿疹，瘙痒症，下肢痿痹	直刺1~1.5寸或点刺出血
秩边		在骶区，横平第4骶后孔，骶正中嵴旁开3寸	小便不利，便秘，下肢痿痹	直刺1.5~2寸
承山		在小腿后区，腓肠肌两肌腹与肌腱交角处	口臭，肥胖症，便秘，痔疮	直刺1~2寸
昆仑		在踝区，外踝尖与跟腱之间的凹陷中	头痛，头项，腰骶疼痛，脚跟肿痛	直刺0.5~0.8寸
申脉		在踝区，外踝尖穴下，外踝下缘与跟骨之间凹陷中	面瘫，踝部疼痛，失眠，头痛	直刺0.3~0.5寸
隐白		足大趾内侧，趾甲角旁约0.1寸	腹胀，便血，尿血，月经过多，崩漏，癫狂，多梦，惊风	直刺0.5~0.8寸
三阴交		在小腿内侧，内踝尖上3寸，胫骨内侧缘后际	面肌痉挛，目赤肿痛，浮肿，偏瘫，月经不调	直刺0.5~1寸
阴陵泉	脾经	在小腿内侧，胫骨内侧髁下缘与胫骨内侧缘之间的凹陷中	湿疹，脂溢性皮炎，皮肤瘙痒，神经性皮炎	直刺1~2寸
血海		在股前区，髌底内侧端上2寸，股内侧肌隆起处	神经性皮炎，皮肤瘙痒	直刺0.8~1.2寸
大包		在胸外侧区，第6肋间隙，在腋中线上	乳腺增生，四肢无力	向后平刺或斜刺0.5~0.8寸
行间		在足背，第1、第2趾之间，趾蹼缘的赤白肉际处	目赤肿痛，口苦，口眼㖞斜，半身不遂	直刺0.5~0.8寸
太冲		在足背，第1、第2跖骨间，跖骨结合部前方凹陷中，或触及动脉搏动	各种眼疾，眩晕，慢性湿疹，前阴瘙痒症	直刺0.5~0.8寸
蠡沟	肝经	在小腿内侧，内踝尖上5寸，胫骨内侧缘的中央	阴部瘙痒疼痛，湿疹，丹毒，面黄	平刺0.5~0.8寸
章门		在侧腹部，在第11肋游离端的下际	腹痛，腹胀，失眠，围绝经期综合征	斜刺0.5~1寸
期门		在胸部，第6肋间隙，前正中线旁开4寸	消瘦，湿疹，胸胁胀满，呃逆	斜刺0.5~0.8寸
涌泉		在足底，屈足蜷趾时足心最凹陷中	失眠，口疮，足冻疮	直刺0.5~0.8寸
太溪		在踝区，内踝尖与跟腱之间的凹陷中	水肿，脚气，手足心热	直刺0.5~0.8寸
照海	肾经	在踝区，内踝尖下1寸，内踝下缘边际凹陷中	面色晦暗，阴痒	直刺0.5~0.8寸
复溜		在小腿内侧，内踝尖上2寸，跟腱的前缘	盗汗，手足多汗，四肢肿胀，腰脊强痛，便秘	直刺0.8~1寸

腧穴	归经	标准定位	主治病症	针灸方法
中极		在下腹部,脐中下 4 寸,前正中线上	小便不利,尿失禁,尿潴留	直刺 1~1.5 寸,孕妇禁用
关元		在下腹部,脐中下 3 寸,前正中线上	体虚多病,肥胖症,月经不调,带下,阴挺,遗精,遗尿,泄泻	直刺 1~2 寸,孕妇禁用
气海		在下腹部,脐中下 1.5 寸,前正中线上	崩漏,产后出血,疝气,肥胖症,气短,遗尿,月经不调	直刺 1~2 寸,孕妇禁用
神阙	任脉	在脐区,脐中央	小儿疳积,泄泻不止,干燥综合征	禁刺,多隔盐、姜灸
中脘		在上腹部,脐中上 4 寸,前正中线上	急慢性胃肠疾患,肥胖症,消瘦,荨麻疹	直刺 1~1.5 寸
膻中		在胸部,横平第 4 肋间隙,前正中线上	气短懒言,气瘿,呕逆,黄褐斑,乳痈乳痛,产妇乳汁少	平刺 0.5~0.8 寸
廉泉		在颈前区,喉结上方,舌骨上缘凹陷中,前正中线上	舌下肿痛,口舌生疮,失语,吞咽困难	向舌根斜刺 0.5~0.8 寸
命门		在脊柱区,第 2 腰椎棘突下凹陷中,后正中线上	形寒肢冷,身肿,荨麻疹,月经不调,阴部湿疹	直刺 0.5~1 寸
大椎		在脊柱区,第 7 颈椎棘突下凹陷中,后正中线上	疗疮,外感热病	斜刺 0.5~1 寸
风府		在颈后区,枕外隆凸直下,两侧斜方肌之间凹陷中	失音,头痛眩晕,中风失语,癫狂	向下颌方向缓慢刺入 0.5~0.8 寸,不可向上挑刺,以免误入枕骨大孔
百会	督脉	在头部,前发际正中直上 5 寸	头痛,心神不宁,脏器下垂,耳鸣	平刺 0.5~0.8 寸
神庭		在头部,前发际正中直上 0.5 寸	鼻渊,鼻衄,头痛,目赤肿痛,失眠,热病	平刺 0.3~0.8 寸
水沟		在面部,人中沟的上 1/3 与中 1/3 交点处	昏迷,牙关紧闭,面瘫,面肿,口疮,唇裂	向上斜刺 0.3~0.5 寸
印堂		在头部,两眉毛内侧端中间的凹陷中	前额痛,鼻渊,目痛	向下平刺 0.3~0.5 寸
四神聪		在头部,百会的前后、左右各旁开 1 寸,共 4 穴	小儿脑瘫,失眠,头痛,健忘	平刺 0.3~0.8 寸
太阳		在头部,眉梢与目外眦之间,向后约 1 横指的凹陷中	面瘫,目赤肿痛,斜视,面部红肿及疮疡,头痛	斜刺 0.3~0.5 寸或点刺出血
牵正		在面颊部,耳垂前 0.5~1 寸处	口眼㖞斜,下牙痛,面神经麻痹,腮腺炎	向前斜刺 0.5~0.8 寸
安眠		在项部,当翳风穴与风池穴连线的中点	失眠,眩晕,心悸	直刺 0.8~1.2 寸
子宫		在下腹部,脐中下 4 寸,前正中线旁开 3 寸	月经不调,不孕,痛经	直刺 0.8~1.2 寸
夹脊	奇穴	在脊柱区,第 1 胸椎至第 5 腰椎棘突下两侧,后正中线旁开 0.5 寸,一侧 17 穴	体虚乏力,半身不遂	直刺 0.3~0.5 寸
十宣		在手指,十指尖端,距指甲游离缘 0.1 寸(指寸),左右共 10 穴	中风,咽喉肿痛,热病,昏迷,红眼病,红斑肢痛症,指端麻木	直刺 0.1~0.2 寸或点刺出血
八邪		在手背,第 1~5 指间,指蹼缘后方赤白肉际处,左右共 8 穴	手指麻木,手背红肿,手指拘挛,烦热	斜刺 0.5~0.8 寸或点刺出血
八风		在足背,第 1~5 趾间,趾蹼缘后方赤白肉际处,左右共 8 穴	脚气,趾痛,毒蛇咬伤,脚背红肿,足趾麻木,屈伸不利	斜刺 0.5~0.8 寸

第三节 针 刺 法

ER 10-4

思维导图

> **情景导入**
>
> 　　某大一女同学,上课时趴在课桌上,表情痛苦。诉行经腹痛3年,13岁月经初潮,周期正常,但每于经前、经期小腹胀痛拒按,平素性情抑郁,经前1周即出现胸胁乳房胀痛。今日正值行经第一天,量不多,色紫暗有块,伴乳房胀痛,舌紫暗,脉弦。
> 　　**请问:** 除药物治疗外,有哪些针灸技术可以帮助到这名同学?

　　针刺法是应用针具刺入肌腠,或叩刺体表皮部,或刺络放血的方法,包括毫针刺法、皮肤针法、电针法、温针法等,其中毫针刺法最普遍。

一、毫针刺法

(一) 针具

　　目前所用毫针多是合金制成。毫针结构包括五个部分:针尖、针身、针根、针柄、针尾(图10-19)。

　　1. 毫针规格　以针身的长度和直径加以区分,临床常用针具直径为0.30~0.40mm(26~30号)、长度为25~75mm(1~3寸)。

　　2. 毫针检查　在使用毫针前,应注意检查针具,针尖应圆而不钝,无毛刺、卷曲;针身应挺直、光滑;针根要牢固;针柄金属丝缠绕应均匀紧致。

(二) 针刺练习

　　针刺练习主要是锻炼指力和手法。

　　1. 纸垫练针法　把松软的纸张折叠成约8cm×5cm×3cm的纸块,并用线扎成"井"字形。练针时,左手持纸垫,右手拇指与示指、中指持针练习(图10-20)。

　　2. 棉团练针法　用棉花和纱布做成直径6~8cm的紧致棉球。练法同纸垫练针法(图10-21)。

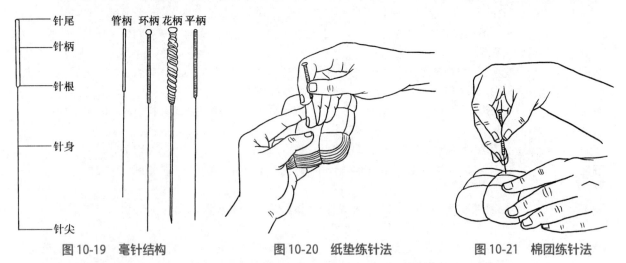

图10-19　毫针结构　　　　图10-20　纸垫练针法　　　　图10-21　棉团练针法

　　3. 自身练针法　在基本掌握了进针和行针手法后,可以尝试着在自己身上练针。

(三) 针前准备

　　1. 思想准备　对初诊患者进行适当解释和说明,以舒缓患者情绪,获得合作,减少针刺异常情况出现。同时,施术者也应镇静自然,避免给患者带来不良情绪影响。

　　2. 选择体位　体位的选择以患者舒适、自然,施术者便于操作为原则。仰卧位适用于胸腹部、头面部腧穴操作;侧卧位适用于身体侧部和下肢腧穴操作;俯卧位适用于背腰部和下肢腧穴操作;俯伏坐位适用于头项、项部和背部腧穴操作;仰靠坐位适用于头前、颜面和颈前部位腧穴操作;侧伏坐位适用于头部的一侧、面颊及耳部前、后部位腧穴操作。

3. 选择针具 根据患者性别、年龄、体质、形体、病情、病位、取穴的部位等因素,选择粗细、长短适宜的针具。

4. 定穴 根据患者病情和医师的处方,确定针刺穴位的位置。

5. 消毒 目前临床多采用一次性针具,因此消毒主要是施术手的消毒和患者穴位局部的消毒。治疗室要定期进行紫外线消毒。

(四)针刺操作

针刺操作包括进针方法、针刺角度、行针与得气、留针与出针等。

1. 进针方法 毫针操作时,一般将施术者持针的手称为刺手,一般用拇、示、中三指夹持针柄,拇指指腹与示、中指相对,状如持毛笔状。按压穴位局部辅助进针的手称为押手,也称压手。进针时两手配合得当,动作协调,可以减轻疼痛,提高疗效。常用的进针手法有以下几种。

(1)**指切进针法**:又称爪切进针法。押手拇指指端切按在穴位旁边,刺手持针,紧靠押手指甲面将针刺入(图10-22)。此法适用于短针的进针。

(2)**挟持进针法**:又称骈指进针法。以押手拇、示两指用消毒干棉球夹住针身下段,露出针尖,刺手执持针柄,将针刺入皮下(图10-23)。此法多用于长针的进针。

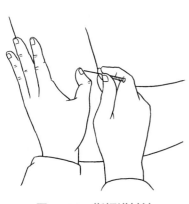

图10-22 指切进针法

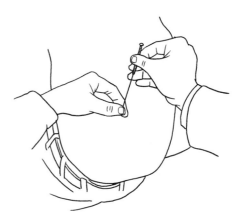

图10-23 挟持进针法

(3)**舒张进针法**:用押手拇、示两指或示、中两指将穴位局部皮肤撑开绷紧,刺手将针刺入穴位(图10-24)。此法适用于局部皮肤松弛或有皱纹的穴位进针。

(4)**提捏进针法**:用押手拇、示两指将腧穴部位的皮肤捏起,刺手持针从捏起部的上端将针刺入皮下(图10-25)。此法适用于皮肉浅薄部位腧穴的进针。

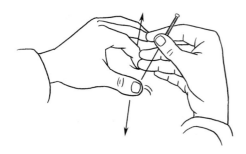

图10-24 舒张进针法

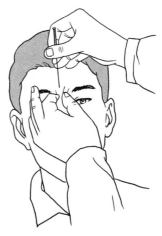

图10-25 提捏进针法

2.针刺角度

(1)**直刺**:针身与皮肤成90°垂直刺入,适用于人体大部分穴位的针刺,尤其是肌肉丰厚的腰、臀、四肢部的穴位。

(2)**斜刺**:针身与皮肤成约45°刺入,适用于肌肉浅薄处或内有重要脏器穴位的针刺,如腰部、肋间部。

(3)**平刺**:又称横刺或沿皮刺,针身与皮肤成15°刺入,适用于皮薄处穴位的针刺,如头部(图10-26)。

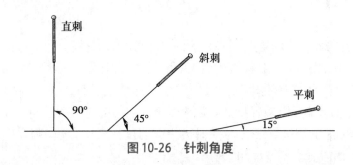

图10-26 针刺角度

3.针刺深度 针刺深度是指针身刺入腧穴部位的深浅。针刺深度应根据患者年龄、体质、形体胖瘦、所取腧穴部位的组织结构等具体情况而定。一般老年人、小儿宜浅刺,年轻、气血旺盛者可深刺;新病宜浅刺,久病宜深刺;头面及胸背部宜浅刺,四肢及臀部可深刺。一般以得气而又不伤及器官为原则。

4.得气 得气又称针感、"气至"和"感传",是指将毫针刺入穴位后产生的经气感应。得气时,患者针刺部位出现酸、麻、重、胀的感觉,或沿一定部位,向一定方向传导扩散;施术者指下有徐和的沉紧感。

5.行针 行针又称运针,是指在针刺后,为得气而施行的针刺手法。行针手法包括基本手法和辅助手法。

(1)**基本手法**

1)提插法:是指将针刺入穴位一定深度后,施行上提下插的操作方法。使针由浅入深的操作称插,使针由深出浅的操作称提(图10-27)。

2)捻转法:是指将针刺入穴位一定深度后,刺手拇指和中、示指持住针柄进行前后捻转动作的操作方法(图10-28)。

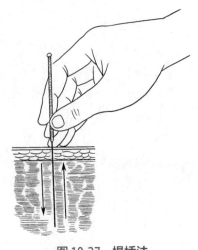

图10-27 提插法

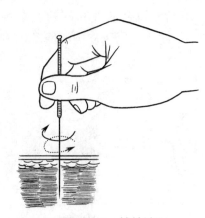

图10-28 捻转法

（2）辅助手法

1）循法：顺着经络循行路线，在所刺腧穴的上下部位徐和地循按，以促使得气（图10-29）。

2）刮柄法：用拇指指腹轻轻抵住针尾，用示指或中指指甲自下而上反复刮动针柄，以增强针感（图10-30）。

3）弹柄法：用右手示指或中指轻弹针柄，使针身微微振动，以加强针感（图10-31）。

4）摇柄法：针刺入一定深度后，手持针柄，将针轻轻摇动，以加强针感或促使针感向一定方向传导（图10-32）。

5）震颤法：以拇、示、中三指夹持针柄，用小幅度、快频率的提插捻转动作使针身发生轻微震颤，以增强针感。

6. 针刺补泻　针刺补泻是针对疾病虚实而施用的手法。凡是能使机体由虚弱状态恢复正常的手法称为补法。凡是能使机体由亢盛状态恢复正常的手法称为泻法。常用的基本补泻手法如下：

（1）**提插补泻**：针下得气后，先浅后深，重插轻提，提插幅度小，频率慢，操作时间短为补；先深后浅，重提轻插，提插幅度大，频率快，操作时间长为泻。

（2）**捻转补泻**：针下得气后，捻转角度小，用力轻，频率慢，操作时间短为补；捻转角度大，用力重，频率快，操作时间长为泻。

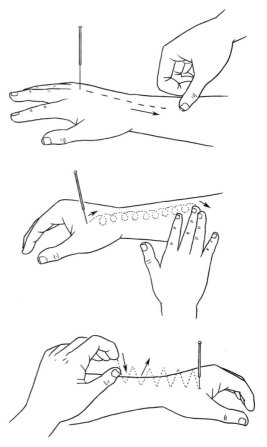

图10-29　循法

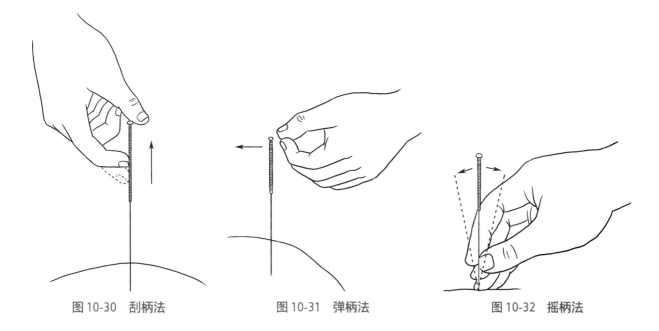

图10-30　刮柄法　　　　图10-31　弹柄法　　　　图10-32　摇柄法

7. 留针与出针

（1）**留针**：是指针刺得气后将针留置于穴中的过程。留针可以加强针刺感应，延长刺激作用，也便于继续行针施术。一般病证留针10~30min，特殊的病证可适当延长留针时间，其间可行针1~2次，以保持一定的刺激,增强疗效。老年人、小儿、危重病症患者不宜久留针。

（2）**出针**：又称退针、起针,以押手拇、示指持消毒干棉球轻压针孔周围部位,刺手持针小幅度捻转,并缓慢提至皮下,然后出针。不宜一抽而出,否则容易引起出血和疼痛。

（五）异常情况的处理

1. 晕针

原因：常见患者体质虚弱,精神过度紧张;饥饿、疲劳,大吐泻、大出血后施针;体位不当,施术手法过重;诊室内空气闷热或过度寒冷等。

表现：轻者精神疲倦,头晕目眩,恶心欲吐;重者突然心慌气短,面色苍白,大汗淋漓,四肢发冷;严重者神志昏迷,血压下降,二便失禁。

处理：停止针刺,拔出所有针具;平卧,保暖,饮温水;刺水沟、足三里,灸百会、关元;如仍昏迷不醒,应采取急救措施。

预防：消除顾虑和紧张情绪;宜进食后针刺;注意观察针刺过程中患者的反应。

2. 滞针

原因：患者精神紧张。针刺入后,局部肌肉强烈收缩,或因毫针刺入肌腱,行针时捻转角度过大或连续进行单向捻转而使肌纤维缠绕针身。

表现：进针后出现提插捻转及出针困难。

处理：嘱患者消除紧张状态,使肌肉放松。因单向捻转而致者,需反向捻转。如属肌肉一时性紧张,可留针一段时间再行捻转出针。也可以按揉局部,或在附近部位加刺一针,以转移患者注意力,随之将针取出。

预防：对精神紧张者,先做好解释工作,消除紧张顾虑,进针应避开肌腱,行针时捻转角度不宜过大,更不可单向连续捻转。

3. 弯针

原因：进针手法不熟练,用力过猛或碰到坚硬组织;留针中患者改变体位;针柄受到外物的压迫和碰撞,以及滞针未得到及时正确的处理。

表现：针身弯曲,针柄改变了进针时刺入的方向和角度,提插捻转及出针均感困难,患者感觉疼痛。

处理：如系轻微弯曲,不能再行提插捻转,应慢慢将针退出;弯曲角度过大时,应顺着弯曲方向将针退出;如因患者改变体位而致,应嘱患者恢复原体位,使局部肌肉放松,再行退针,切忌强行拔针。

预防：进针手法要熟练,指力要轻巧,患者体位要舒适,留针时不得随意改动体位,针刺部位和针柄不能受外物碰撞和压迫,如有滞针,应及时正确处理。

4. 血肿

原因：针尖弯曲带钩,使皮肉受损或针刺时误伤血管。

表现：出针后局部呈青紫色或肿胀疼痛。

处理：微量出血或针孔局部小块青紫为小血管受损引起,一般可自行消退,不必处理。如局部青紫较重或活动不便,先行冷敷止血,再行热敷,或按揉局部,以促使局部瘀血消散。

预防：仔细检查针具,熟悉解剖部位,避开血管针刺。

5. 气胸

原因：针刺胸部、背部和锁骨附近的穴位过深或角度不当,针具刺穿胸腔,且伤及肺组织,气体进入胸膜腔,从而引起气胸。

表现：患者出现呼吸困难等症状。

处理：一旦发现气胸,应立即出针;协助患者取半卧位休息,并保持平静,忌恐惧躁动不安;症状轻者,给予镇咳、抗炎药,以防因咳嗽而扩大创孔,加重气胸及感染,一般经处理后可自行吸收而痊愈;严重者,应及时进行抢救,如胸膜腔穿刺减压、给氧、抗休克等。

预防:针刺治疗时施术者应集中注意力;凡对胸背部及锁骨附近穴位进行针刺时,应严格掌握深度,最好采取平刺或横刺法,避免直刺,施行提插手法时幅度不宜过大,留针时间不宜过长;嘱患者采取舒适体位,行针时不可随意变换体位。

(六) 针刺注意事项

1. 患者不宜饥饿、疲劳或紧张。

2. 孕妇小腹、腰骶不宜针。

3. 小儿囟门未闭不宜针。

4. 自发出血者不宜针。

5. 感染、溃疡、瘢痕、肿瘤部位不宜针。

6. 靠近内脏的腧穴不宜直刺。

7. 对尿潴留患者小腹部腧穴的针刺,应注意深度、角度和穴位的选择。

二、电针法

电针法是将针刺入腧穴得气后,在针具上通以接近人体生物电的微量电流,利用针和电两种刺激相结合,以防治疾病的一种方法。优点是能代替人做较长时间的持续运针,节省人力,并且能客观地控制刺激量。

(一) 操作方法

电针法的处方配穴与针刺法相同。一般选用其中的主穴,配用相应的辅助穴位,多选同侧肢体的1~3对穴位。针刺入穴位得气后,将输出电位调至"0"位,负极接主穴,正极接配穴,也可不分正负极,将两根导线任意连接在两个针柄上,然后打开电源开关,选好波形,慢慢调高至所需输出电流量。通电时间一般为5~20min。如感觉弱时,可适当加大输出电流量,或暂时断电1~2min后再通电。达到预定时间后,先将输出电位退至"0"位,然后关闭电源开关,取下导线,最后按一般起针方法将针取出。

当电流增加到一定强度时,患者有麻、刺感,这时的电流强度称为感觉阈。如电流强度再增加,患者会突然产生刺痛感。能引起疼痛感觉的电流强度称为电流的痛阈。患者对电流强度的感觉因人而异,在各种病理状态下差异更明显。一般情况下,在感觉阈和痛阈之间的电流强度是治疗最适宜的刺激强度,但此范围较小,应仔细调节。超过痛阈的电流强度,患者不易接受,应以患者能耐受的强度为宜。

(二) 电针作用和适用范围

电针可调整人体生理功能,有止痛、镇静、促进气血循环、调整肌张力等作用。电针的适用范围基本和毫针刺法相同,治疗范围较广,临床常用于治疗各种痛症、痹证,心、胃、肠、胆、膀胱、子宫等器官的功能失调,以及癫狂和肌肉、韧带、关节的损伤性疾病等,并可用于针刺麻醉。

脉冲电是指在极短时间内出现的电压或电流的突然变化,即电容的突然变化构成了电的脉冲。一般电针仪输出的基本波形就是这种交流脉冲,称为双向尖脉冲。常见的调制脉冲波形为疏密波、断续波。不受调制的基本脉冲波形为连续波。

1. 疏密波　疏密波是疏波、密波自动交替出现的一种波形,疏、密交替持续的时间各约1.5s。疏密波能克服单一波形易产生适应的缺点,动力作用较大,治疗时兴奋效应占优势。这种波形能增加代谢,促进气血循环,改善组织营养,消除炎性水肿。常用于止血、扭挫伤、关节周围炎、气血运动障碍、坐骨神经痛、面瘫、肌无力、局部冻伤等。

2. 断续波　断续波是有节律的时断、时续自动出现的一种波形。断时,在1.5s时间内无脉冲电输出；续时，密波连续工作 1.5s。断续波形使机体不易产生适应，动力作用强，能提高肌肉组织的兴奋性，对横纹肌有良好的刺激收缩作用。常用于治疗痿证、瘫痪等。

3. 连续波 连续波又称可调波，是单个脉冲采用不同方式组合而形成的波形，频率有每分钟几十次至每秒几百次不等。频率快者为密波或高频连续波，一般为 50~100 次 /s；频率慢者为疏波或低频连续波，一般为 2~5 次 /s。可用频率旋钮任意选择波形。高频连续波易产生抑制反应，常用于止痛、镇静、缓解肌肉和血管痉挛等。低频连续波兴奋作用较为明显，刺激作用强，常用于治疗痿证和各种肌肉关节、韧带、肌腱的损伤等。

（三）注意事项

1. 电针刺激量较大，应防止晕针。对体质虚弱者，尤其注意电流不宜过大。

2. 调节电流时不可突然增强，以防止引起肌肉强烈收缩而造成弯针或折针。

3. 电针器最大输出电压在 40V 以上者，最大输出电流应限制在 1mA 以内，以防触电。

4. 毫针的针柄如经过温针火烧，表面氧化不导电，若使用电针，输出导线应夹持针体。

5. 对心脏病患者，应避免电流回路通过心脏。安装心脏起搏器者禁止应用电针。在靠近延髓、脊髓的部位使用电针时，电流量宜小，切勿通电太强发生意外。孕妇慎用电针。

6. 应用电针时注意针刺耐受现象的发生。所谓针刺耐受，是指长期多次反复应用电针，使机体对电针刺激产生耐受，出现疗效降低的现象。

7. 电针器在使用前应检查性能是否完好，注意导线接触是否良好，检查、修理后再使用。干电池使用一段时间后如果输出电流微弱，应及时更换新电池。

三、皮内针法

皮内针法是将特制的小型针具固定于腧穴部位的皮内做较长时间留针的一种方法，又称埋针法。皮内针的针具有两种（图 10-33）：一种呈颗粒式，或称麦粒式，一般长 1cm，针柄形似麦粒；一种呈揿钉式，或称图钉式，长 0.2~0.3cm，针柄呈环形。针刺部位多以不妨碍正常的活动处腧穴为主，一般多选用背俞穴、四肢穴和耳穴等。

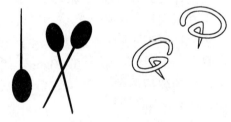

图 10-33　皮内针针具

（一）操作方法

1. 颗粒式皮内针 用镊子夹住针柄，对准腧穴，沿皮下横向刺入，针身可刺入 0.5~0.8cm，针柄留于皮外，然后用胶布顺着针身进入的方向粘贴固定。

2. 揿钉式皮内针 用镊子夹住针圈，对准腧穴直刺揿入，然后用胶布固定。也可将针圈贴在小块胶布上，手执胶布直压揿入所刺穴位。

皮内针可根据病情决定留针时间的长短，一般为 3~5 天，最长可达 1 周。若天气炎热，留针时间不宜过长，以 1~2 天为好，以防感染。留针期间，可每隔 4h 用手按压埋针处 1~2min，以加强刺激，提高疗效。

（二）适用范围

皮内针法临床多用于某些需要久留针的疼痛性疾病和久治不愈的慢性病证，如神经性头痛、面神经麻痹、胆绞痛、腰痛、痹证、神经衰弱、高血压、哮喘、小儿遗尿、痛经、产后宫缩疼痛等。

（三）注意事项

1. 关节附近不可埋针，因活动时会导致疼痛。胸腹部呼吸时会活动，亦不宜埋针。

2. 埋针后，如患者感觉疼痛或妨碍肢体活动，应将针取出，改选穴位重埋。

3. 埋针处不可着水，避免感染。

4. 热天出汗较多，埋针时间不宜过长。

5. 若发现埋针处局部感染，应将针取出，对症处理。

6. 对溃疡、炎症、不明原因的肿块，禁忌埋针。

四、水针法

水针法又称穴位注射法，是在穴位中进行药物注射，通过针刺和药液对穴位的刺激及药理作用调整机体功能、改善病理状态的一种治疗方法。

（一）常用药物

根据病情需要选用供肌内注射的药物，常用的有 5%~10% 葡萄糖、生理盐水、抗生素、维生素 B_1、维生素 B_{12}、阿托品、0.5%~1% 普鲁卡因、各种组织液，以及当归、川芎、板蓝根等多种中药注射液。

（二）操作方法

根据注射部位的具体情况和药量的不同，选择合适的注射器和针头。常规消毒局部皮肤，将针头按照毫针法的角度和方向的要求迅速刺入皮下或肌层的一定深度，并上下提插出现针感后，若回抽无血，将药物注入。

注射剂量：根据药物及注射部位不同而有差异，如四肢及腰部肌肉丰厚处可注入 5%~10% 葡萄糖液 10~20ml；头面及耳部等处一般只注入 0.3~0.5ml；中药注射液可注入 1~2ml；抗生素或其他药物以原药物剂量的 1/5~1/2 为宜。每日 1 次或隔日 1 次，10 次为 1 个疗程。

（三）适用范围

多用于咳嗽、哮喘、痹症、胃痛、腰痛、三叉神经痛、坐骨神经痛、软组织扭挫伤、神经衰弱、肠炎、细菌性痢疾等。

（四）注意事项

1. 注意药物的性能、药理作用、剂量、配伍禁忌、不良反应和过敏反应。凡易引起过敏反应的药物（如青霉素等），必须先做皮试。不良反应较严重的药物应谨慎使用。

2. 一般药液不宜注入关节腔、脊髓腔或血管内。如误入关节腔，可引起关节红肿、发热、疼痛等反应；误入脊髓腔，有损伤脊髓的可能。

3. 在主要神经干通过的部位穴位注射时，应注意避开神经干，或浅刺，以不达到神经干所在的深度为宜。如针尖触及神经干，患者有触电感，要稍退针，然后再注入药物，以免损伤神经。

4. 躯干部穴位注射时，不能过深，以防刺伤内脏。孕妇的下腹、腰骶部及合谷、三阴交等穴位一般不宜穴位注射，以防引起流产。

五、皮肤针法

皮肤针法是运用皮肤针叩刺人体一定部位或穴位，激发经络功能，调整脏腑气血，以达到防治疾病目的的一种方法。皮肤针根据所嵌不锈钢短针的数目不同，可分为梅花针（五支针）、七星针（七支针）、罗汉针（十八支针）等（图 10-34）。还有一种滚刺筒，是用金属制成的筒状皮肤针，又称滚刺（图 10-35）。

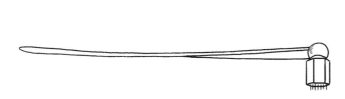

图 10-34　七星针

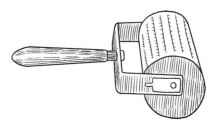

图 10-35　滚刺筒

（一）操作方法

1. 循经叩刺　循经叩刺是循着经脉进行叩刺的方法。常用于项背腰骶部的督脉和足太阳膀胱经。督脉为阳脉之海，能调节一身之阳气；五脏六腑之背俞穴皆分布于膀胱经，故治疗范围广泛。其次是四肢肘膝以下经络，因分布着各经原穴、络穴、郄穴等，可治疗各相应脏腑经络的疾病。

2. 穴位叩刺　穴位叩刺是在穴位上进行叩刺的方法。主要是根据穴位的主治作用，选择适当的穴位叩刺治疗，临床常用于各种特定穴、夹脊穴、阿是穴等。

3. 局部叩刺　局部叩刺是在患部进行叩刺的方法。如扭伤后局部的瘀肿疼痛及顽癣等，可在局部进行围刺或散刺。

刺激的强度是根据刺激的部位、患者的体质和病情的不同决定的，一般分轻、中、重三种。①轻刺激：用力稍小，以皮肤仅出现潮红、充血为度。适用于头面部、老弱妇女以及病属虚证、久病者。②重刺激：用力较大，以皮肤有明显潮红并有微出血为度。适用于压痛点、背部、臀部、年轻体壮以及病属实证、新病者。③中等刺激：介于轻刺与重刺之间，以局部有较明显潮红，但不出血为度。适用于一般部位以及一般患者。叩刺治疗一般每日 1 次或隔日，10 次为 1 个疗程，疗程间可间隔3~5 日。

（二）适用范围

临床各种病证均可应用，如近视、视神经萎缩、急性扁桃体炎、感冒、咳嗽、慢性胃肠病、便秘、头痛、失眠、腰痛、皮肤神经炎、斑秃、痛经等。

（三）注意事项

1. 针具应经常检查，注意针尖有无毛钩，针面是否平齐，滚刺筒转动是否灵活。

2. 叩刺时动作轻捷，正直无偏斜，以免造成患者痛苦。

3. 如局部有溃疡或者损伤者，不宜使用本法。急性传染病和急腹症也不宜使用本法。

4. 叩刺局部和穴位，若手法重而出血者，应进行清洁和消毒，以防感染。

5. 滚刺筒不要在骨骼突出部滚动，以免产生疼痛和出血。

六、耳针法

耳针法是采用短毫针或其他物品（如王不留行、菜籽等）刺激耳郭上的腧穴或阳性反应点，通过经络的传导作用，调节脏腑功能，从而达到防治疾病的目的的一种方法。耳针法具有操作简便、奏效迅速等特点。

（一）原理

中医学认为，人体是一个有机整体，人体的五脏六腑、形体官窍等部位均通过经络与耳密切关联，故有"耳者，宗脉之所聚也"之说。人体各部位及器官均在耳部有不同的对应点，即耳穴。当人体发生疾病时，往往会在耳郭的相应部位出现阳性反应点，如压痛、变形、变色、结节、电阻降低等，这些反应点就是耳穴。通过对耳穴的刺激，可激发经气，调整阴阳，疏通经络，从而达到治疗疾病的目的。

（二）耳郭的表面解剖

耳郭的表面解剖名称见图 10-36。

1. 耳轮　耳郭外缘向前卷曲的部分。

2. 耳轮结节　耳轮外上方稍肥厚的结节状突起。

3. 耳轮脚　耳轮深入到耳甲腔的横行突起。

4. 对耳轮　与耳轮相对的隆起，在耳轮的内侧。

5. 对耳轮上、下脚　对耳轮向上、向下的分支。

6. 三角窝　对耳轮上、下脚之间的三角形凹陷。

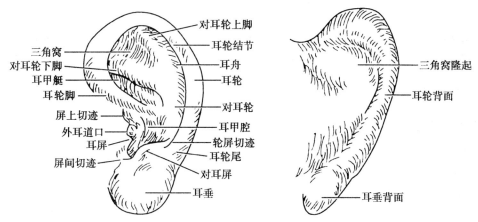

图 10-36　耳郭的表面解剖名称

7. **耳舟**　耳轮与对耳轮之间的凹沟。

8. **耳屏**　耳郭前面的瓣状突起。

9. **对耳屏**　耳垂上部与耳屏相对的隆起。

10. **屏上切迹**　耳屏上缘与耳轮脚之间的凹陷。

11. **屏间切迹**　耳屏与对耳屏之间的凹陷。

12. **轮屏切迹**　对耳屏与对耳轮之间的凹陷。

13. **耳甲艇**　耳轮脚以上的耳甲部分。

14. **耳甲腔**　耳轮脚以下的耳甲部分。

15. **耳垂**　耳郭最下部无软骨的皮垂。

（三）耳穴的分布规律

耳穴在耳郭的分布形如一个倒置的胎儿,头部朝下,臀部朝上,分布规律是:与头面部相应的穴位在耳垂和对耳屏;与上肢相应的穴位在耳舟;与躯干和下肢相应的穴位在对耳轮体和对耳轮上、下脚;与腹腔脏器相应的穴位在耳甲艇;与胸腔脏器相应的穴位在耳甲腔;与盆腔脏器相应的穴位在三角窝;与消化道相应的穴位在耳轮脚周围,呈环形排列;与耳鼻喉相应的穴位在耳屏四周。

（四）耳穴的定位

为方便准确取穴,根据耳郭的解剖,将每个部位划分成若干区,并依区定穴,共 93 个穴位（图 10-37）。

（五）操作方法

1. 选穴原则　耳穴的选择可遵循以下原则:

(1) **按疾病的相应部位选穴**:如胃病取胃穴,肩痛取肩穴,腰痛取腰骶椎穴。

(2) **按经络辨证选穴**:如偏头痛、胁痛、疝气等属足少阳胆经循行部位,可选胆穴。

(3) **按脏腑辨证选穴**:如骨关节病、耳鸣耳聋、脱发、遗精等属于肾病,可选肾穴,失眠选心穴,皮肤病选肺穴等。

(4) **按西医学知识选穴**:如输液反应取肾上腺穴,月经不调取内分泌穴等。

(5) **按临床经验选穴**:如神门穴有明显的镇静、镇痛、消炎作用,失眠、神经衰弱、痛证、炎症可选神门穴;耳尖穴有退热、消炎、降压作用,发热、炎症、高血压可选耳尖穴。

2. 选穴方法

(1) **望诊法**:观察变形、变色、丘疹、结节、充血、凹陷、小水疱等阳性反应。

(2) **按压法**:用探棒(探针)轻、慢、用力均匀地寻找压痛点。

(3) **电阻测定法**:用探测仪探得低电阻点作为耳穴刺激点。

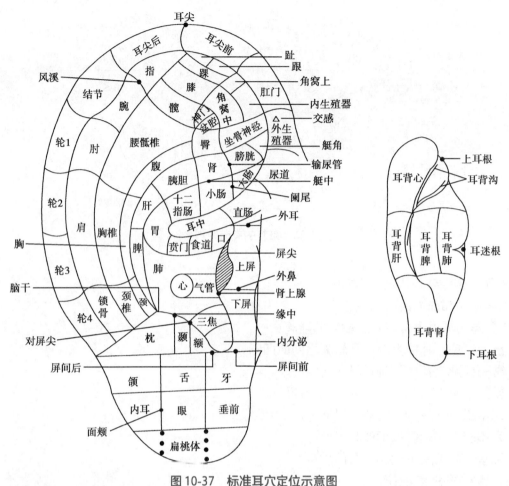

图 10-37 标准耳穴定位示意图

3. 刺激方法

(1)毫针刺法：是用短毫针刺激耳穴的方法。在对所选穴位皮肤常规消毒后，持短毫针刺入，以不穿透软骨为度，留针 15min 左右，间歇捻针，使之产生热、胀、麻、痛感。

(2)埋针法：是将皮内针埋入耳穴内以治疗疾病的方法。所选穴位皮肤常规消毒后，持镊子夹住皮内针柄，轻轻刺入所选穴位皮内，使针柄平整地留在耳穴上，再用胶布固定。

(3)压丸法：是在耳穴表面贴敷小颗粒药物的简易刺激法。将王不留行（或菜籽、药丸等）压在所选穴位上，再贴上胶布固定。

（六）适用范围

耳针法具有广、廉、简、验、无不良反应等特点，适用范围与毫针刺法基本相同，病种涉及内、外、妇、儿、眼、神经、耳鼻咽喉、皮肤各科，尤以痛证的治疗效果为佳，同时对于变态反应性疾病、炎症性疾病、功能紊乱性疾病等也有较好的疗效，也可用于预防感冒、晕车晕船等。

（七）注意事项

1. 严格消毒，预防感染。耳郭冻伤或有炎症的部位禁针。若见针眼发红，患者又觉耳部胀痛，可能有轻度感染时，应及时用 2% 碘伏涂擦，或口服消炎药。

2. 有习惯性流产史的孕妇禁用。对年老体弱的高血压、动脉硬化患者，针刺前后应适当休息。

3. 耳针亦可发生晕针，应注意预防。

4. 对扭伤及肢体活动障碍患者，进针后待耳郭充血发热后，宜嘱患者适当活动患部，或在患部按摩、针灸等，可增加疗效。

5. 对埋针及压丸的患者，应指导患者每日自行按压耳穴 3~5 次，以加强刺激，提高疗效。每次（每个部位）按压 1~2min，夏季留置 1~3 天，冬季留置 7~10 天。

第四节 灸 法

灸法是以艾为主要施灸材料,点燃后在体表穴位或病变部烧灼、温熨,通过温热、药物的刺激作用,以调整脏腑经络功能、达到防病治病目的的治疗方法。

思维导图

一、工具

灸法一般采用艾及艾制品。艾叶具有温经散寒、祛风解表、行气活血、回阳救逆等作用。艾制品包括艾炷、艾条等。艾炷为锥形艾团,根据临床需要分大、中、小三种规格。艾条分为有药艾条、无药艾条。

二、操作方法

(一)艾炷灸

艾炷灸是指将纯净的艾绒用手搓捏成上尖底平的圆锥状(小者如麦粒大小、中者如半截枣核大小、大者如半截橄榄大小),直接或间接置于腧穴上施灸的方法。艾叶经加工制成细软的艾绒后,便于搓捏成大小不同的艾炷,易于燃烧,气味芳香,且燃烧时热力温和,能窜透皮肤,直达深部。每燃烧一个艾炷称为一壮。艾绒以陈久者为佳,陈艾绒用年份命名,如三年陈艾绒、五年陈艾绒、十年陈艾绒等。艾绒平时要放置在干燥的容器内,防止潮湿和霉烂。艾炷灸分为直接灸和间接灸两类。

1. 直接灸 将艾炷直接放在皮肤上施灸称直接灸。根据灸后有无烧伤化脓后出现瘢痕,分为瘢痕灸和无瘢痕灸(图 10-38)。

(1)**无瘢痕灸**:又称无化脓灸。将艾炷置于穴位上点燃,当艾炷燃到 2/5 左右,患者感到灼痛时,即更换艾炷再灸,一般灸 3~5壮,以局部皮肤充血起红晕为度。适用于气血虚弱、小儿发育不良及虚寒轻证等。

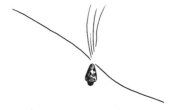

图 10-38 直接灸

(2)**瘢痕灸**:又称化脓灸。施灸前用大蒜捣汁涂敷施灸部位,再放置艾炷施灸,每炷必须燃尽方可继续加炷施灸,一般灸 5~10壮。因施灸时疼痛较剧,灸后产生化脓并留有瘢痕,所以灸前必须征得患者的同意。对施灸中的疼痛,可用手在施灸部周围轻轻拍打,以缓解灼痛。在正常情况下,灸后 1 周左右施术部位化脓(称灸疮),5~6 周后灸疮自行痊愈,结痂脱落,留下瘢痕。瘢痕灸适用于全身各系统顽固病症而又适合用灸法者,如哮喘、瘰疬、慢性肠胃病、关节病等。

2. 间接灸 间接灸是艾炷不直接放置在皮肤上,而用药物隔开放在皮肤上施灸。此法具有艾灸与药物的双重作用,火力温和,患者易于接受。常用方法有以下几种(图 10-39)。

(1)**隔姜灸**:用鲜生姜切成约 0.3cm 的薄片,中间以针刺数孔,置于施术处,上面放艾炷灸之。若患者有灼痛感,可将姜片提起,衬一些纸片或干棉花,放下再灸,反复进行。一般每穴灸 3~7 壮,以局部皮肤潮红湿润为度。此法具有温中、散寒、止呕、解表的作用,适用于感冒、呕吐、腹痛、泄泻、遗精、阳痿、早泄、不孕、痛经、面瘫及风寒湿痹等。

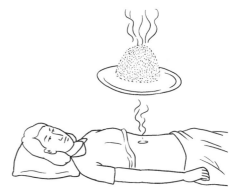

图 10-39 间接灸

(2)**隔附子饼灸**:用附子粉末和酒做成小硬币大的附子饼,中间以针刺数孔,置于施术处,上面放艾炷灸之。附子饼干焦后再换新饼,直灸至肌肤内温热,以局部肌肤红晕为度。此法具有温肾壮阳的作用,临床常用于各种阳虚证,如阳痿、早泄、遗精、疮疡久溃不敛等。

(3)**隔盐灸**:用食盐填敷于脐部,上置大艾炷连续施灸,当艾炷燃尽而患者感局部微有灼痛时,再易炷施灸,至证候改善为止。临床多用于急性腹痛、吐泻并作、虚寒痢疾、四肢厥冷、脱证等。

(4)**隔蒜灸**:将独头大蒜切成厚 0.2~0.3cm 的薄片,中间以针刺数孔,或将大蒜捣烂成泥,将蒜片或蒜泥置于施术处,上面放艾炷灸之。当艾炷燃尽,再易炷施灸。一般每穴灸 5~7 壮,以灸处泛红为度。因为大蒜液对皮肤有刺激性,灸后容易起疱。本法具有清热解毒、消肿散结、杀虫等作用,临床多用于治疗瘰疬、肺痨、腹中积块、肿疡初起及蛇蝎毒虫所伤等病证。

> **知识链接**
>
> ### 盘龙灸
>
> 　　盘龙灸又称督脉灸、长蛇灸、扶阳灸,是将姜末、药粉铺在以背部督脉为主、适当配合腹部任脉的部位,再把艾绒放在上面点燃,借助艾绒和姜末、药粉的温通作用,通过经络穴位激发阳气,借助暑夏之伏天(阳中之阳)炎热之气候,达到温阳散寒、除湿化痰、行气通络、温经止痛、调和气血、培元固本的作用,具有施灸面积广、热力深透、刺激量大、作用持久、疗效显著的优点,因在施灸的过程中好似一条喷云吐雾、宛转盘旋的火龙,且其功效甚大,可使体内正气升腾布及全身,尤似真龙护体,故名盘龙灸。

(二)艾条灸

一般采用无药艾条。在艾绒中掺入其他药物粉末称药艾条。

艾条灸一般分为悬起灸和实按灸两大类。

1. 悬起灸　悬起灸是将艾条悬放在距离穴位一定高度上施灸,而不使艾条点燃端直接接触皮肤。悬起灸分为温和灸、雀啄灸和回旋灸。

(1)**温和灸**:将艾条的一端点燃,对准施灸处,距 2~3cm 进行熏烤,使患者局部有温热感而无灼痛。一般每处灸 3~5min,至皮肤稍起红晕为度。此法应用范围广,适用于一切灸法主治的病证(图 10-40)。

(2)**雀啄灸**:艾条燃着的一端与施灸处的距离不固定,像鸟雀啄食一样上下移动施灸。此法热感较强,注意防止烧伤皮肤。多用于昏厥急救、小儿疾患、胎位不正、无乳等病证(图 10-41)。

(3)**回旋灸**:将燃着的艾条在穴区上方约 3cm 高处做反复旋转的一种施灸方法。临床多用于风寒湿痹及瘫痪(图 10-42)。

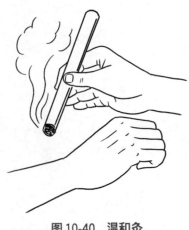

图 10-40　温和灸

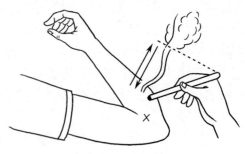

图 10-41　雀啄灸

2. 实按灸 实按灸是将艾条燃着的一端紧按在隔着湿棉纸或湿布的施灸部位（局部痛点）上，稍留 1~2s 即可，若火熄灭可重新点燃。如此反复 5~10 次。一般用雷火神针和太乙神针等药物艾条。适用于寒湿痹证、麻木、痿证等久治无效者（图 10-43）。

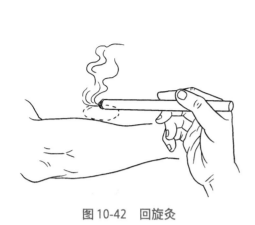

图 10-42　回旋灸

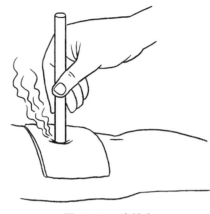

图 10-43　实按灸

（三）温针灸

温针灸是针刺与艾灸结合使用的一种方法，适用于既需要留针又必须施灸的疾病。方法是先针刺得气后，将毫针留在适当深度，再将艾绒捏在针柄上点燃，直到艾绒燃完为止。或在针柄上穿置一段长 1~2cm 的艾条施灸，使热力通过针身传入体内，达到治疗目的。多用于治疗风寒湿痹痛（图 10-44）。

（四）温灸器灸

用温灸器施灸的方法称为温灸器灸，临床常用的有温灸盒（图 10-45）、灸架（图 10-46）、温灸筒（图 10-47）等。将艾绒或艾条置于温灸器，点燃后放于施灸部位灸治即可，以皮肤红晕不起疱为度。此法对于小儿、妇女、畏灸者尤为适宜。

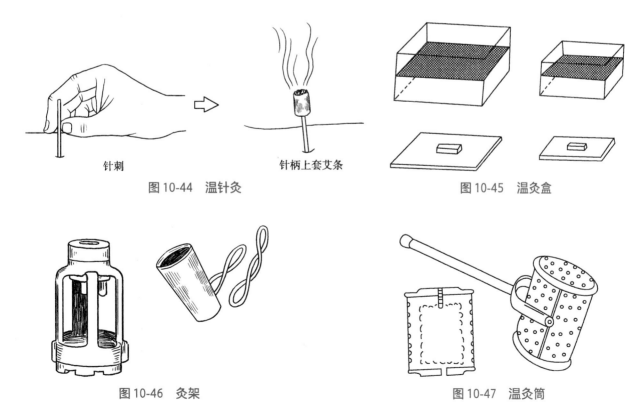

针刺　　　　针柄上套艾条

图 10-44　温针灸

图 10-45　温灸盒

图 10-46　灸架

图 10-47　温灸筒

三、适用范围

灸法具有温经散寒、扶阳固脱、消瘀散结、防病保健等作用。临床主要用于多种慢性虚寒性疾病以及感受风寒湿邪为主的病证，如胃脘痛、泄泻、消化不良、贫血、低血压、眩晕、失眠、哮喘、风寒湿痹、肌肉劳损、疮疡久溃不敛、痛经、月经不调、胎位不正等病证；也用于治疗气血凝滞引起的疾病，如乳痈初起、瘿瘤、瘰疬等病证；保健灸能增加机体的抵抗力，故可用于防病保健。

四、注意事项

（一）施灸的顺序

临床操作一般先灸上部，后灸下部、腹部；先灸头身，后灸四肢。但在特殊情况下可以灵活运用，不必拘泥。

（二）施灸的禁忌

施灸时应注意安全，防止艾绒脱落烧损皮肤或衣物。凡实证、热证及阴虚发热者，一般不宜用灸法。颜面五官和大血管的部位不宜施瘢痕灸。孕妇的腹部和腰骶部不宜施灸。

（三）灸后的处理

施灸后局部皮肤出现微红灼热，属正常现象，无需处理，很快即可自行消失。如因施灸过量，时间过长，局部出现小水疱，只要注意不擦破，可任其自然吸收。如水疱较大，可用消毒毫针刺破水疱，放出疱液，或用注射器抽出疱液，再涂以碘伏，并以无菌纱布包裹，保持局部清洁、干燥，防止感染。如行化脓灸者，灸疮化脓期间注意适当休息，保持局部清洁，防止污染，可用敷料保护灸疮，待其自然愈合。如因护理不当并发感染，灸疮脓液呈黄绿色或有渗血者，可用消炎药膏或玉红膏涂敷。

（武晓红　刘佳）

思考题

1. 简述腧穴的定位方法。
2. 晕针的原因有哪些？患者出现晕针应如何处理？
3. 灸法有哪些注意事项？

练习题

教学微课

第十一章 | 常用中医护理技术

教学课件

思维导图

学习目标

1. 掌握：推拿疗法、拔罐疗法、刮痧疗法的操作方法。
2. 熟悉：推拿疗法、拔罐疗法、刮痧疗法的功效和适用范围。
3. 了解：各类罐具的优缺点；推拿疗法、拔罐疗法、刮痧疗法的禁忌和注意事项。
4. 能够熟练掌握推拿疗法、拔罐疗法、刮痧疗法的操作及应用。
5. 具有严谨细致、精益求精的职业精神和传承创新中医施护技法的责任感。

情景导入

朱某，男性，35岁。3天前因吹空调受凉，出现恶寒、发热、鼻塞、流清涕。次日发热轻，恶寒重，无汗，头痛，鼻流清涕，咽部不红肿，舌淡红，苔薄白，脉紧。第三天自觉鼻塞，头痛，咳嗽，周身酸痛，遂来医院就诊。诊断为风寒感冒。

请问：

1. 为缓解该患者的头痛、鼻塞流涕，欲采用推拿疗法，应采用哪种手法？
2. 为缓解该患者的周身酸痛，欲采用拔罐疗法，应注意哪些事项？
3. 为缓解该患者的恶寒、咳嗽，欲采用刮痧疗法，应如何判断痧痕？

第一节 推拿疗法与护理

推拿古称按摩、按跷等，是基于中医理论指导，运用手法作用于人体体表的特定部位或经络、腧穴，达到治疗和保健效果的治疗方法。推拿具有疏通经络、行气活血、调整脏腑功能、增强抗病能力的功效。

一、常用推拿手法

（一）推法

1. 操作方法和要领 手指、掌或肘着力于体表一定部位上，进行单方向的直线移动，称为推法。具体分为拇指平推法、掌推法、肘推法。拇指平推法是用拇指指面在治疗部位或穴位上着力，并做直线推动；掌推法是用手掌或掌根在治疗部位或穴位上着力，以掌根为重点，用前臂力量沿一定方向推进，可另一手掌叠放于掌背增加力量；肘推法是屈肘后用肘尖在一定的治疗部位着力，沿一定方向推进。操作时指、掌、肘紧贴体表，用力要稳，速度缓慢均匀，做单方向的直线推进（图11-1）。

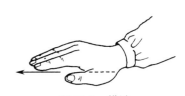
图 11-1 推法

2. 功效和应用 该手法具有舒筋活络、活血祛瘀、健脾和胃、调和气血、行气止痛等功效，可在人体各部位使用。拇指平推法常用于面部、项部、手部和足部或局部穴位。掌推法常用于腰背部、胸腹部和四肢部。肘推法常用于夹脊穴、大腿后侧。

（二）拿法

1. 操作方法和要领 用拇指与其余四指相对用力在一定部位和穴位上进行有节律性的提捏，称为拿法。拿法根据治疗部位不同可以分为两指拿法、三指拿法、四指拿法和五指拿法。两指拿法是用拇指与示指相对用力，夹住治疗部位进行捏揉动作；三指拿法是用拇指与示指、中指相对用力，夹住治疗部位进行捏揉动作；四指拿法是用拇指与示指、中指、环指相对用力，夹住治疗部位进行捏揉动作；五指拿法是用拇指与示指、中指、环指、小指相对用力，夹住治疗部位进行捏揉动作（图 11-2）。操作时腕关节放松，以肩和肘关节为双支点，掌、指主动施力，使拇指与其余手指相对用力挤压，且同时提拽，着力面为螺纹面，力度由轻渐重再由重渐轻，动作要连绵柔和而有节奏，拿捏时间宜短，次数不宜超过 10 次。

2. 功效和应用 该手法具有疏通经络、解表发汗、提神开窍、松解粘连等功效，常用于颈项、肩部和四肢。临床上常用于颈椎病、肩周炎、肢体麻木、四肢部伤筋、半身不遂、疲劳症、外感风寒等病症。拿颈项部可祛风散寒、开窍明目，治疗感冒、肌肉酸痛、活动障碍等；拿风池可发汗解表、开窍醒神，治疗头痛、感冒、鼻塞、项强等；拿肩井可祛风散寒、舒筋活血，治疗肩背部肌肉酸痛等。

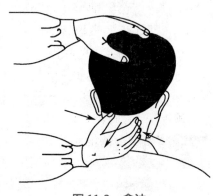

图 11-2　拿法

（三）按法

1. 操作方法和要领 用手指、手掌或肘部等部位着力于治疗部位或穴位，有节律地用力下按，按而留之，称为按法。常用按法有指按法、掌按法、肘按法。指按法是用拇指指面或示指、中指、环指三指指面按压体表，以腕关节悬屈为支点，掌指部主动垂直向下施力按压；掌按法是用单掌或双掌按压体表，肘关节伸直以肩关节为支点，上身前倾，借助身体上半部力量按压体表；肘按法是用肘尖按压体表，上身前倾，借助身体上半部力量或上臂和前臂主动施力按压（图 11-3）。操作时方向垂直向下，用力由轻到重、稳而持续，使刺激充分透达组织深部，操作结束时逐渐减轻按压的力量。

2. 功效和应用 该手法具有较强的疏通经脉、散寒止痛、开闭通塞、松散肌肉的功效，适用于全身各部，尤以经穴及阿是穴常用。临床上常用于腰背部筋膜炎、颈椎病、肩周炎、腰椎间盘突出症、感冒、高血压等多种病证。牙痛可用指按颊车、下关、合谷和阿是穴等；腰痛可用掌按脊柱、腰部等。

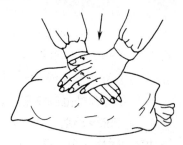

图 11-3　按法

（四）摩法

1. 操作方法和要领 用手指指面或手掌掌面着力于治疗部位或穴位，以腕部连同前臂，做直线或环形的、有节奏的盘旋抚摩，称为摩法。摩法可分为指摩法、掌摩法。指摩法是用示指、中指、环指、小指指面并拢，使指腹面着力于治疗部位或穴位，腕关节放松，以肘关节为支点，前臂施力并主动做前后或环形运动，带动腕掌做直线或环形往返摩动；掌摩法是用单手手掌或双手手掌着力于治疗部位或穴位，以肘关节为支点，前臂主动做前后或环形运动，带动腕掌做直线或环形往返摩动（图 11-4）。操作时肘关节微曲，腕关节放松，着力部位紧贴体表，压力均匀缓慢，频率为 120 次 /min 左右。

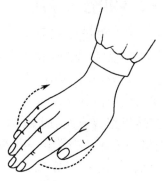

图 11-4　摩法

2.功效和应用　该手法具有温经通络、行气活血、消肿止痛、健脾和胃、松散肌肉、美容保健的功效,指摩法适用于全身各部,掌摩法适用于腰背部、胸腹部。临床常用于胸胁胀痛、脘腹胀痛、月经不调、面瘫、软组织损伤等。摩法刺激轻柔和缓,常配合其他手法如揉法、按法、推法等,用于治疗胸腹胀满、脘腹疼痛、泄泻、便秘、月经不调等。

（五）揉法

1.操作方法和要领　用手掌鱼际、掌根或手指螺纹面着力于治疗部位或穴位,做轻柔缓和的环旋转动,并带动该处的皮下组织,称为揉法。揉法可分为指揉法、掌揉法、鱼际揉法。指揉法是用手指螺纹面着力于治疗部位或穴位,做小幅度环旋转动;掌揉法是使全掌着力于施术部位,以肩关节为支点,上肢主动运动,带动腕、掌做小幅度的环旋运动,进行柔和、连续不断的旋转揉动;鱼际揉法是用鱼际着力于治疗部位或穴位,沉肩屈肘,腕关节充分放松,以肘关节为支点,前臂主动运动,使腕关节做左右摆动,带动鱼际进行轻柔灵活的揉动（图11-5）。操作时用力轻柔缓和,动作协调有节律,幅度从小到大,带动皮下组织一起运动,频率为120~160次/min。

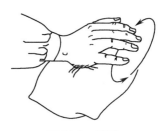

图11-5　揉法

2.功效和应用　该手法具有健脾和胃、消肿止痛、消食去积、松解粘连、舒筋解痉等功效,适用于全身各部。临床常用于软组织扭挫伤、颈椎病、肩周炎、腰腿痛、头痛、胃脘痛等。中指揉法在小儿推拿中常用,如中指揉龟尾止泻、通便;掌揉法常用于头面部,如掌揉印堂、上星、神庭、太阳等穴位,以治疗面神经瘫痪等。

（六）摇法

1.操作方法和要领　用一手附于肢体关节近端,另一手握住肢体关节远端,使关节做被动、和缓环转活动,称为摇法。摇法按照关节位置可分为摇颈法、摇肩法、摇肘法、摇腕法、摇腰法、摇髋法、摇踝法。摇颈法（以双手摇颈法为例）要求患者取坐位,施术者站于患者侧后方,一手扶住其头顶部稍后方,另一手托住其下颏部,双手做相反方向环转摇动（图11-6）;摇肩法（以托肘摇肩法为例）要求患者取坐位,患侧自然屈肘,施术者站于患者患侧,一手托住其上臂及肘部,做环旋摇动;摇髋法要求患者取仰卧位,屈膝屈髋,施术者站于患者侧方,一手扶住其膝部,另一手握住其踝部,做髋关节环旋摇动。操作时用力平稳,摇动幅度由小渐大,但应在关节生理活动许可范围内或患者能够忍受范围内,动作缓和。

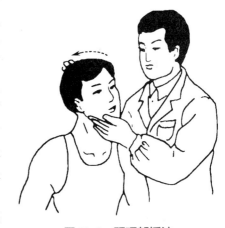

图11-6　颈项部摇法

2.功效和应用　该手法具有舒筋活血、滑利关节、松解粘连等功效,适用于颈、肩、髋、踝等关节,临床常用于治疗颈项部、腰部、四肢关节酸痛、屈伸不利等。

（七）㨰法

1.操作方法和要领　用小指掌指关节背侧着力于治疗部位,以腕关节的伸屈动作与前臂的旋转运动相结合,使小鱼际和手背在治疗部位做连续不断的往返滚动,称为㨰法（图11-7）。操作时肩关节放松,以肘关节为支点,前臂主动旋转摆动,带动腕关节的旋转和屈伸运

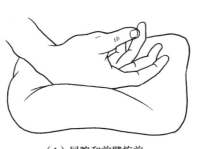

（1）屈腕和前臂旋前

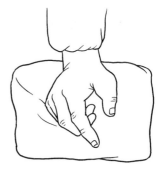

（2）伸腕和前臂旋后

图11-7　㨰法

动,腕关节放松,伸屈幅度要大,吸定点为小指掌指关节背侧,小鱼际掌背侧持续来回滚动,要贴近体表,不能拖动、辗动或跳动,频率为120~160/min,肘关节自然屈曲130°~150°。

2.功效和应用 该手法具有舒筋活血、松解粘连、松散肌肉、滑利关节、解痉止痛等功效,适用于颈项部、肩背部、腰臀部、四肢等肌肉丰厚部位。滚法临床常用于治疗肢体麻木、肩周炎、腰背部筋膜炎、腰椎间盘突出症、关节疼痛等。如颈椎病用颈项部滚法与颈部牵引、按揉法等配合治疗;腰椎间盘突出症用腰部及下肢滚法与扳法等配合治疗。

(八)搓法

1.操作方法和要领 用双手掌面着力于治疗部位,相对用力交替或往返快速搓动,称为搓法。搓法可分为搓摩法、搓转法、搓揉法。搓摩法是双手掌对称用力,做前后环转搓摩运动;搓转法是双手掌对称用力前后搓动,并使肢体随之转动;搓揉法是双手掌对称用力做搓揉动作(图11-8)。操作时双手用力要对称,搓动要快,由上往下缓慢移动。

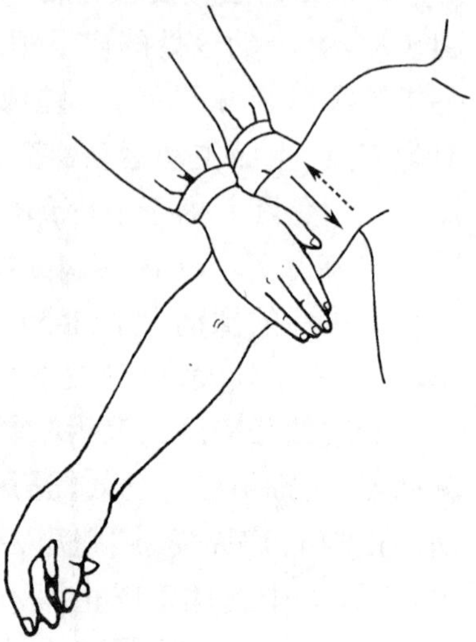

2.功效和应用 该手法具有调和气血、疏通筋络、解除痉挛的功效,最常作为辅助性结束手法应用,适用于腰背、胁肋与四肢,以上肢最为常用,临床常用于治疗腰腿、肩背、四肢酸痛麻木,关节活动不利。搓法用于肩部及上肢酸痛、活动不利时,常与抖法配合应用。

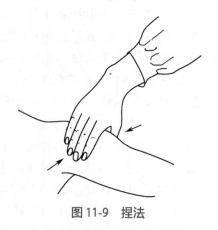

图 11-8 搓法

(九)捏法

1.操作方法和要领 用指腹相对用力,挤压治疗部位,称为捏法。捏法可分为三指捏法和五指捏法。三指捏法是用拇指与示指、中指夹住施术部位,相对用力挤压,随即放松,再挤压、再放松;五指捏法是用拇指与其余四指夹住施术部位,相对用力挤压,随即放松,再挤压、再放松(图11-9)。操作时用力要均匀、有节奏,挤压动作循序而行,并循序缓慢在施术部位移动。

2.功效和应用 该手法具有祛风散寒、疏通经络、行气活血、松解粘连的功效,适用于头部、颈项部、四肢及背脊。捏法常配合拿法,组成捏拿法,用于治疗肢体、局部疼痛。捏法用于背脊部,称为捏脊法,临床常用于治疗食欲不振、消化不良、腹泻、失眠及小儿疳积等。

图 11-9 捏法

(十)抖法

1.操作方法和要领 用单手或双手握住患肢远端,稍用力做小幅度、连续、快频率的上下抖动,称为抖法。抖法可分为抖上肢法、抖下肢法和抖腕部法。抖上肢法是用双手或单手握住患者手腕部或者手掌部,将上肢慢慢向前外侧抬起约60°,稍用力做小幅度、连续、频率较快的上下抖动,以肘关节和腕关节为支点,前臂和腕部主动施力,并使抖动的振幅由腕关节逐渐传递到肩部,使产生的抖动波像波浪一样由肢体的远端传递到近端关节处;抖下肢法是用单手或双手握住患者的两踝部,使下肢呈内旋状,做连续、小幅度的上下抖动,使髋部和大腿部放松,使产生的抖动像波浪一样由肢体的远端传递到近端关节处;抖腕部法是用双手拇指放于患者腕背部,其余四指放于手掌侧,使关节做连续、小幅度的上下抖动(图11-10)。

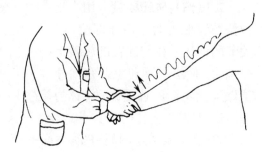

图 11-10 抖法

操作时抖动幅度不宜太大,频率较快,抖动连续、有节奏,频率为160~180次/min左右。

2.功效和应用 该手法具有滑利关节、活血止痛、舒松肌肉、消除疲劳的功效,多用于四肢,以上肢为常用。抖法临床上主要用于治疗腰腿疼痛、四肢部伤筋、疲劳症、肢体麻木等症。

二、推拿疗法的护理

(一)适用范围

推拿疗法可用于内、外、妇、儿各科,具有疏通经络、调和气血、畅达气机、散瘀止痛的作用,临床适用范围广泛。按照治疗人群分为成人推拿和小儿推拿,成人推拿适用于骨伤科疾病、内科疾病、妇科疾病、五官科疾病等,小儿推拿可用于治疗咳嗽、发热、百日咳、夜啼、疳积、厌食症、小儿脑瘫、呕吐、腹泻等疾病。

(二)注意事项

1. 按摩床和治疗巾保持干净、卫生、整洁,按摩室温暖舒适,定期消毒。

2. 操作时手法既要有力,又要均匀、柔和,轻重有度,以免损伤皮肤和筋骨。

3. 针对患者皮肤干燥等不同情况,施以不同的介质,既有利于操作和治疗,又起到保护皮肤的作用。

4. 施术前应评估患者是否适合推拿疗法,以免造成不良后果。

5. 操作过程中注意患者的反应,及时调整力度,在达到治疗效果的同时维护患者的舒适感和愉悦心情。

6. 孕妇及月经期妇女的腹部、腰骶部慎用推拿手法。

7. 肿瘤患者慎用推拿。

8. 饥饿及剧烈运动后不宜马上推拿;脱臼部位初期禁用推拿。

第二节 拔罐疗法与护理

拔罐疗法古称角法、吸筒法,是以罐为工具,借用热力排出罐内空气,形成负压,使之吸附于腧穴或应拔部位体表,通过吸附、牵拉、挤压浅层肌肉,刺激经络、穴位,使局部充血、瘀血,引导营卫之气,调动身体机能,振奋脏腑功能,达到调整气血、平衡阴阳、防治疾病的功效。

一、常用罐具

罐的种类很多,常用的有竹罐、陶罐、玻璃罐和抽气罐,可根据不同的习惯和治疗目的,选用不同的罐具。

(一)竹罐

竹罐是选取直径3~5cm坚固无损的竹子,截成6~10cm不同长度的竹管,一端留节作为罐底,另一端作为罐口,将罐口打磨光滑。优点是取材广泛,经济实惠,制作简单,不易摔破,适于水煮。竹罐可放于煮沸的药液中熬煮后吸拔于腧穴或体表,进行药罐疗法。缺点是易爆裂漏气,不透明,不能观察罐内情况(图11-11)。

(二)陶罐

陶罐用陶土烧制而成,两端较小、中间略往外凸出,状如瓷鼓,口径大小不一。优点是吸附力相对较大,缺点是质地较重,容易破碎。

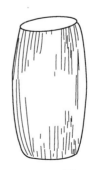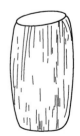

图11-11 竹罐

（三）玻璃罐

玻璃罐用玻璃加工而成，形如球形，罐口平滑，有大、中、小号之分。玻璃罐临床常用，优点为质地透明，容易观察皮肤变化，缺点是容易破碎，传热快，操作不慎易烫伤皮肤（图11-12）。

（四）抽气罐

抽气罐用透明塑料制成，顶部设置活塞，用抽气方式形成负压吸引。优点是使用方便，不易破碎，质地透明，容易观察罐内情况，缺点是没有温热刺激作用。

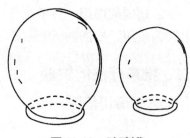

图11-12 玻璃罐

二、拔罐法

（一）罐的吸附方法

根据形成负压的原理，罐的吸附方法分为火罐法、水罐法和抽气法。

1. 火罐法 火罐法是利用燃烧消耗罐内氧气，排出罐内空气，使罐内形成负压，将罐具吸附于治疗部位。

（1）闪火法：用止血钳夹住95%乙醇棉球，点燃后伸入罐内，在罐内绕1~2圈后立即退出，同时迅速将罐扣在治疗部位皮肤上。此种方法为临床常用方法，较为安全，不受体位限制。注意，操作时不可将火在罐口停留太长时间，以免罐口温度过高而烫伤皮肤（图11-13）。

（2）投火法：将95%乙醇棉球或纸片点燃后投入罐内，迅速将罐扣在治疗部位皮肤上。施行投火法时，患者要选择合适的体位，使罐体横放，以免燃烧物落下烧伤皮肤（图11-14）。

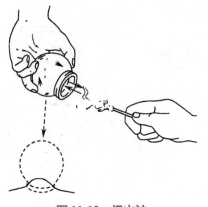

图11-13 闪火法

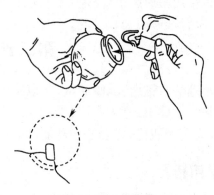

图11-14 投火法

（3）贴棉法：用指甲大小的薄棉片蘸取95%乙醇，贴在罐内壁下1/3段或罐底，点燃后迅速扣在治疗部位皮肤上。此种方法只能用于横拔。

2. 水罐法 水罐法又称煮罐法，常用于竹罐。将竹罐投入沸水或者药液中煮5~10min，用镊子夹住罐底，罐口朝下取出，迅速用湿毛巾紧扣罐口，扣在治疗部位皮肤上。此法吸附力小，操作要求动作熟练快捷。

3. 抽气法 抽气法用于抽气罐，将抽气罐放置在治疗部位皮肤上，用抽气筒将罐内空气抽出，形成负压，吸附在治疗部位皮肤上。

（二）拔罐方法

1. 留罐 留罐又称坐罐，拔罐后将罐留置10~15min，根据皮肤的厚薄，以皮肤不起水疱为宜。此种方法常用，可单个罐留罐，也可多个罐留罐。

2. 走罐 走罐又称推罐，在罐口或皮肤上涂上适量润滑剂，拔罐后以手推拉罐体，使之在皮肤上循经往复移动,以皮肤潮红为度。此种方法多用于肌肉丰厚、面积较大的部位,如背部、腿部等,一般用玻璃罐操作(图11-15)。皮肤有溃烂或伤口处不能操作。

3. 闪罐　闪罐是将罐拔上后立即取下,用力要轻,不可用蛮力,反复操作,以皮肤潮红为度(图11-16)。可根据治疗部位不同选择大小适宜的罐具,常用于治疗局部疼痛、麻木或功能减退的虚证患者。

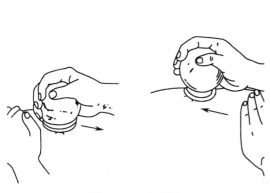

图 11-15　走罐法

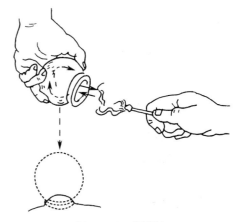

图 11-16　闪罐法

4. 留针拔罐　留针拔罐是在针刺得气后将针留在原处,以针刺处为中心拔罐。此种方法多用于风湿类疾病(图11-17)。

5. 刺血拔罐　刺血拔罐是为了加强刺血法的疗效,用三棱针、梅花针(皮肤针)、注射针等刺血后,在相应部位上拔罐。留罐时间长短按不同部位和病证需要的出血量而定。此法多用于各种急慢性软组织损伤、神经性皮炎、痤疮、丹毒、高热、神经痛等。注意,应用此法时一定要做好消毒及保护。

(三) 起罐方法

起罐方法又称脱罐方法,一手拿住罐具,另一手将罐口边缘皮肤向下按压,使空气进入罐内,即可取下罐具(图11-18)。

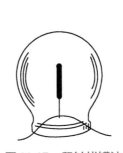

图 11-17　留针拔罐法

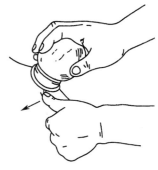

图 11-18　起罐方法

三、拔罐疗法的护理

(一) 适用范围

拔罐疗法具有祛风散寒、通经活络、消肿止痛、吸毒排脓等作用,临床应用较为广泛,常用于外感风寒所致头痛、咳嗽、哮喘,风寒湿痹所致关节疼痛、腰背酸痛,还可用于丹毒、红丝疔、毒蛇咬伤、疮疡初起未溃等。

(二) 注意事项

1. 拔罐前向患者解释可能出现的症状,征求患者同意后再操作。尽量选择向阳、避风、温度适宜的场所拔罐。

2. 拔罐时选择患者舒适并便于施术的体位。

3. 注意保暖,避免受凉。

4. 结合治疗部位肌肉丰满程度和面积大小,选择大小适宜的罐具,使用后罐具要消毒后保存。

5. 使用火罐法尤其是投火法和贴棉法时，应注意乙醇溶液不宜过多，操作时动作迅速、小心谨慎，避免烧伤。

6. 拔罐前明确患者无过敏、溃疡、水肿等拔罐禁忌证。

7. 留罐时间不宜太长，以皮肤充血、瘀血为度。

8. 起罐时要缓慢向罐内放气，手法应轻缓，使其自然落下，不可用蛮力拉。

9. 若留罐后出现水疱，小的无需处理，大的用消毒针具挑破水疱放水后再外涂碘伏，可用消毒纱布包敷，避免感染。

第三节　刮痧疗法与护理

刮痧疗法是用边缘钝滑的器具，蘸取适量的润滑介质，在患者体表一定部位或经络、穴位上反复刮动，使局部皮下出现瘀斑或痧痕，以达到防病治病目的的治疗方法。

一、刮痧法

（一）刮痧工具

刮痧板为最常用的刮痧工具，一般为水牛角或黄牛角制成，也可因地制宜采用其他工具替代，如边缘光滑的硬币、蚌壳、瓷碗、汤匙等。

为了减少刮痧时的阻力，保护皮肤和增强疗效，还要准备润滑介质，如刮痧活血油、正红花油、植物油，也可用清水作为刮痧介质。

（二）刮痧方法

1. 根据病情选择合适的体位，确定施术部位，尽量暴露，用温水洗净局部或用75%乙醇擦拭消毒。

2. 施术者以刮法持板方法（图11-19），手持刮痧工具蘸适量刮痧介质，用刮法，利用腕力多次向同一方向刮拭，应有一定的刮拭长度（图11-20）。从上至下、由内向外刮动。

3. 刮具与皮肤之间角度以45°为宜，不可成推、削之势。

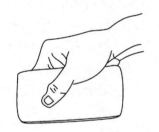

图11-19　刮法持板方法

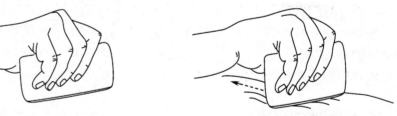

图11-20　刮法

4. 用力要均匀，由轻而重，不可忽轻忽重，以患者能耐受为度，刮拭面应尽量拉长。

5. 刮痧时要顺一个方向刮动，不要来回刮。刮至有干涩感时，蘸润滑剂（介质）再刮，直至皮下出现红色或紫红色斑点为止。

6. 刮胸部时注意沿肋间神经呈弧形刮动，动作缓慢柔和；刮头、额、肘、膝及小儿皮肤时，可用柔韧的材质如棉纱线等进行刮痧，以防损伤皮肤。

7. 刮痧顺序一般是先刮头颈部、背部，再刮胸腹部，最后刮四肢和关节。

（三）刮痧部位

头部、背部、颈项部、胸部、四肢均可采用刮痧疗法，乳房部位禁止使用刮痧疗法。面部刮痧影响美观，应征得患者同意后进行。

痧 痕

皮肤对刮痧刺激产生各种各样的反应，主要是颜色（肤色）和形态的变化，这种现象称为痧痕。常见的痧痕包括体表局部组织潮红、紫红或紫黑色瘀斑，小点状紫红色疹子，同时常伴有不同程度的热痛感。皮肤的这些变化可持续一天至数天。只要刮治数分钟，凡有病源之处，其表现轻可见微红、红花朵点，重则成斑，甚至青黑斑块，触之略有阻碍或隆突感。较严重之青黑斑块，于刮拭时会有痛感。如无病痛，则无反应，亦不觉疼痛。

二、刮痧疗法的护理

（一）适用范围

本法具有调整阴阳、疏经活络、扶正祛邪等作用，适用范围广泛，不仅适用于痧证（即夏秋之间因感受风、寒、暑、湿之气或感受疫疠之气所致发热，头昏，胸闷，腹痛，腹胀，呕吐，晕厥等病证），还能广泛应用于内、外、妇、儿各科的多种疾病，如感冒、咳嗽、头痛、哮喘、各种风湿痹痛、胃脘痛、消化不良、痛经、小儿惊风、神经麻痹、软组织损伤、丹毒、毒蛇咬伤、疮疡初起未溃等。

（二）注意事项

1. 刮痧时应注意保暖，刮痧后避免刮痧部位受风寒；刮痧时应注意风扇空调等不能直吹刮拭部位。

2. 刮痧工具使用前应仔细检查边缘是否光滑，使用后进行清洁、消毒、擦干。

3. 刮痧力度应适中，避免给患者带来过强的不适感。

4. 明确患者属于刮痧适用范围后再行刮痧，刮痧出痧后 30min 内忌洗凉水澡。

5. 操作过程中要密切观察病情，如患者出现胸闷不适、面色苍白、冷汗不止或神志不清、脉沉伏等症状时，应立即停止刮痧，迅速让患者平卧，取头低脚高位，让患者饮用一杯温糖水，并注意保暖，及时报告医生，或对症处理。

6. 注意两次刮痧之间的时间间隔，应以痧痕消退为标准，一般再次刮痧须间隔 3~6 天。

7. 以下人群慎用或忌用：孕妇，白血病、血小板减少患者；皮肤高度过敏；酗酒、过饥、过渴、过度疲劳者。对严重糖尿病、肾病、心脏病患者，每次刮痧时间不宜超过 15min。

8. 颈部、腋下、腰际等处均有淋巴结分布，刮痧时操作手法宜轻柔，勿强力牵拉，以免引起淋巴回流受阻。

9. 刮痧时施术者手上佩戴的物品如手表、手链等应取下来，并放松肩膀，心无杂念，全神贯注操作。

10. 每次刮痧时间以 30min 左右为宜，最长不超过 60min。

（朱虹逸）

1. 简述推法、按法的操作方法。
2. 简述火罐的吸附方法和拔罐的功效。
3. 简述刮痧法的适用范围。

练习题

教学微课

实训一　十二经脉分布循行

一、实训目的

1.掌握十二经脉的走向交接规律、分布规律、表里络属关系以及流注次序。

2.掌握十二经脉大致循行路线，能借助针灸腧穴模型或在模特身上画出十二经脉的循行路线。

二、用物准备

记号笔、75%乙醇、医用棉球、针灸腧穴模型。

三、操作程序

1.分组　3~4人为一组，其中一人为模特。

2.模特取相应体位，小组其余成员用记号笔大致标记十二经脉的走向、交接、分布、表里络属关系、流注次序及循行路线。

四、注意事项

1.注意保护模特隐私。

2.注意保持舒适室温，防止模特受凉。

五、教学方法

1.除了借助模特，也可以利用针灸腧穴模型进行练习。

2.鼓励学生积极参与，根据学生操作表现现场评分，作为平时成绩。

3.合理分组，巡视检查每组练习情况。

4.随堂抽考，记录成绩，检测实训效果。

六、实训报告

1.叙述十二经脉的走向交接规律、分布规律、表里络属关系以及流注次序。

2.列举分布于胸腹部经脉的排列顺序。

（武晓红）

实训二　舌　诊

一、实训目的

1.掌握舌诊的方法和注意事项、正常舌象的表现。

2. 熟悉临床常见的病理舌象。

3. 了解舌诊原理。

二、用物准备

仿真舌诊仪、舌诊多媒体教学课件、舌诊模型、桌、椅、消毒压舌板和纱布等。

三、操作程序

1. 利用多媒体教学课件、舌诊模型,结合患者(由学生扮演)示范讲解舌诊的方法、注意事项、正常舌象及病理舌象。

2. 学生相互练习正确的舌诊方法

(1)患者一般取坐位或仰卧位,面对自然光线或白光光源,使舌面光线明亮。

(2)嘱患者将舌伸出口外,要做到自然伸出,充分暴露,舌面充分展开,舌根显露,舌尖自然向下。

(3)观察舌象特征,先看舌体,后看舌苔,依次观察舌尖、舌中、舌根及舌边。

3. 利用仿真舌诊仪、舌诊模型观察病理舌象特征,通过与正常舌象比较,发现异常,进行综合分析,并判断其临床意义。

四、注意事项

1. 望舌时应光线充足,以自然光线为佳。

2. 患者应注意伸舌姿态,自然张口伸舌,充分暴露舌体,不可用力太过。

3. 注意鉴别染苔。

4. 伸舌时间不宜过久,每次伸舌不宜超过30s,如一次判断不清,可重复望舌。

五、教学方法

1. 组织学生集体观看舌诊多媒体教学课件,熟悉舌诊内容。

2. 学生分组,6~8人为一组,在教师指导下训练正确的舌诊观察方法,同学间相互练习,互相纠正。

3. 充分利用仿真舌诊仪、舌诊模型,组织学生认真、反复观察,总结各种舌象特点。注意发现学生中的异常舌象,征得本人同意后,让同学们观察。

4. 随堂抽考,记录成绩,检测实训效果。

六、实训报告

1. 简述舌诊的方法和注意事项。

2. 简述正常舌象的表现、常见病理舌象的临床表现及意义。

(徐智广)

实训三　脉　诊

一、实训目的

1. 掌握切脉的正确部位和指法、正常脉象的指感特征。

2. 熟悉浮、沉、迟、数、虚、实、滑、涩八种脉象(八纲脉)的指感特征及临床意义。

3. 了解脉诊原理、其他常见病脉的指感特征及临床意义。

二、用物准备

仿真脉诊仪、脉诊多媒体教学课件、桌、椅、脉枕（根据学生人数而定，每2人使用一个脉枕）。

三、操作程序

1. 利用多媒体教学课件，结合患者（由学生扮演）示范讲解脉诊内容：切脉体位、定位与布指、举按寻法、单按与总按。

2. 学生相互练习正确的切脉方法

(1) 体位：患者取坐位或仰卧位，手臂自然伸出，使手与心脏接近于同一水平，在腕关节背部垫脉枕，手掌向上，使寸口部充分暴露伸展。

(2) 切脉姿势：一般用左手切按患者右手脉，右手切按患者左手脉。

(3) 指法练习：①练习定位与布指；②练习单按与总按，比较三部脉的差异；③练习举按寻，体会不同指法下脉象特征。

3. 充分利用仿真脉象仪，组织学生认真、反复揣摩，总结各种脉象特点，判断其临床意义。注意发现学生中的异常脉象，征得本人同意后，让同学们切诊。

四、注意事项

1. 每次诊脉时间应保持脉搏跳动50次以上，以全面体察脉象。

2. 诊脉时应安神定志，集中注意力认真体察脉象，不要同时进行问诊，以避免分散精力；患者必须平心静气，如果急走远行或情绪激动时，应让其休息片刻，待其平静后方可诊脉，避免由于活动及情绪波动引起脉象变化。

3. 要选择正确体位，诊脉时避免让患者坐得太低或太高，以保证手与心脏在同一水平；卧位诊脉也要注意手与心脏在同一水平，不宜将患者的手臂过高抬起，也不宜侧卧诊脉。

4. 患者不宜佩戴手表或其他首饰诊脉；肩、手臂不宜挎包，以避免脉管受到压迫。

5. 寸口部摸不到患者脉搏时，可以尝试改变切脉位置。有些人存在生理性变异的脉位，脉不见于寸口部而在腕关节的背侧或由尺部斜向手背，称为反关脉或斜飞脉。斜飞脉脉象比一般脉象变化较大，一般只检测脉率与脉律。

五、教学方法

1. 组织全体学生观看脉诊多媒体课件，熟悉脉诊内容。

2. 学生分组，6~8人为一组，在教师指导下，训练正确的切脉指法，同学间相互练习，互相纠正。

3. 充分利用仿真脉诊仪组织学生认真、反复体会、揣摩，总结出各种脉象特点。注意发现学生中的异常脉象，征得学生同意后，让同学们切诊。

4. 随堂抽考，记录成绩，检测实训效果。

六、实训报告

简述平脉的特征、八纲脉的脉象特征及临床意义。

（徐智广）

实训四　中药煎煮法

一、实训目的

1. 掌握中药汤剂的正确煎煮方法。
2. 熟悉中药汤剂煎煮的正确操作流程。
3. 了解特殊煎煮法及注意事项。

二、用物准备

砂锅、燃气灶具一套（含燃气罐）或电磁炉、电火炉、玻璃棒、计时器、不锈钢碗、过滤纱布、中药饮片适量（花叶类药、矿物类或介壳类药、根茎类药各一种）。

三、操作程序

1. 准备并清洗用具。
2. 选择药物，并依据药物种类确定正确的煎煮方法，需要先煎、后下、包煎者要特别说明。
3. 根据药物量确定用水量（水面超过药物2cm为准）。
4. 打火煎煮，按照"先武后文"的原则进行，注意火候大小的掌控。
5. 掌握煎煮时间（第一次煎煮计时以沸腾开始计算），第一次煎煮完成后滤出药汁，依次第3、4步骤完成2~3次煎煮。
6. 混合以上煎煮药液，查看药液量，最终药液量以500~700ml为佳。
7. 关闭火源或电源，清洗用具。

四、注意事项

1. 注意用火、用电安全。
2. 防止烧烫伤。

五、教学方法

1. 讲解中药煎煮的规范操作和注意事项。
2. 学生分组，6~8人为一组，在教师指导下进行药物煎煮操作，同学间相互交流和纠正。
3. 每组选出1名学生作为观察员，对操作过程进行观察及讲评。
4. 教师最后对同学的操作过程进行点评及总结。

六、实训报告

根据实训内容完成中药煎煮操作流程图，并注明每一步注意事项。

（李丽娟）

实训五　腧穴定位

一、实训目的

1. 掌握腧穴的定位方法，能借助针灸腧穴模型或在真人身上标注出腧穴的准确位置。
2. 熟悉常用腧穴的正确定位。

二、用物准备

针灸腧穴模型、骨性标志明显的解剖模型、骨度分寸折量尺、记号笔、75%乙醇、医用棉球。

三、操作程序

1. 根据所要定位的腧穴位置，将模型摆放在适当位置，或让模特摆出适当体位。

2. 参照骨度分寸表，利用骨度分寸折量尺，对内关、外关、三阴交、丰隆等穴位进行骨度折量定位，用记号笔标记。

3. 先用解剖模型示教骨性标志，或真人示教肌性标志、活动标志，用记号笔标出大椎、膻中、曲池、阳溪、听宫等穴位。

4. 用手指同身寸定位法，在模特身上定位足三里等穴位，用记号笔标记。

5. 用简便取穴法，真人示教定位风市、列缺、合谷、劳宫、章门等穴位，用记号笔标记。

四、注意事项

1. 注意保护模特隐私。

2. 注意关闭门窗，防止模特受凉。

五、教学方法

1. 可以真人角色扮演，也可以利用针灸腧穴模型练习。

2. 学生4~6人为一组，在教师指导下进行定位练习，教师巡视每组练习情况。

3. 每组选出1名学生作为观察员，对操作过程进行观察及讲评。

4. 教师最后对学生的定位操作进行点评及总结。

六、实训报告

1. 叙述合谷、三阴交、足三里的定位方法。

2. 列举四肢部的骨度分寸。

（武晓红）

实训六　针　刺　法

一、实训目的

1. 掌握毫针法的基本操作。

2. 熟悉电针法的操作方法。

3. 了解针刺补泻手法。

二、用物准备

毫针、75%乙醇、纸垫或棉团、棉签、消毒棉球、电针仪。

三、操作程序

1. 教师示教毫针法基本操作　练针方法、持针、进针、行针、留针、出针与补泻手法。

（1）练针方法：采用纸垫练针法或棉团练针法。纸垫练针法用松软的纸张，折叠成约 8cm×5cm×

3cm 的纸块，并用线扎成"井"字形。练针时，左手持纸垫，右手拇指与示指、中指持针练习。棉团练针法用棉花和纱布做成直径 6~8cm 的紧致棉球。练法同纸垫练针法。要求学生必须练针熟练后才能在身体上进行操作。

（2）**持针法**：通常用右手持针，最常用的是三指持针法，主要以刺手的拇、示、中三指夹持针柄。

（3）**进针法**

1）指切进针法：押手拇指指端切按在穴位旁边，刺手持针，紧靠押手指甲面将针刺入。此法适用于短针的进针。

2）挟持进针法：以押手拇、示两指用消毒干棉球夹住针身下段，露出针尖，刺手执持针柄，将针刺入皮下。此法多用于长针进针。

3）舒张进针法：用押手拇、示两指或示、中两指将穴位局部皮肤撑开绷紧，刺手将针刺入穴位。适用于局部皮肤松弛或有皱纹的穴位进针。

4）提捏进针法：用押手拇、示两指将腧穴部位的皮肤捏起，刺手持针从捏起部的上端将针刺入皮下。此法适用于皮肉浅薄部位腧穴的进针。

（4）**进针的角度和针刺深度**：直刺是针身与皮肤成 90°，垂直刺入。斜刺是针身与皮肤成 45°。平刺是针身与皮肤成 15°。针刺深度是指针身刺入腧穴部位的深浅，应根据患者年龄、体质、形体胖瘦、所取腧穴部位的组织结构等具体情况而定。

（5）**行针方法**：主要练习提插法与捻转法，使患者得气。

（6）**留针与出针**：练习时要求学生留针 10min 左右，留针过程中可以练习行针方法。出针时以棉签轻压针孔周围部位，右手持针小幅度捻转，并缓慢提至皮下，然后出针。不宜一抽而出，否则容易引起出血和疼痛。最后检查针数，以防漏针。

（7）**补泻手法**：提插补泻是针下得气后，先浅后深，重插轻提，提插幅度小，频率慢，操作时间短为补；先深后浅，重提轻插，提插幅度大，频率快，操作时间长为泻。捻转补泻是针下得气后，捻转角度小，用力轻，频率慢，操作时间短为补；捻转角度大，用力重，频率快，操作时间长为泻。

2. 教师示教电针法基本操作　针刺入穴位有得气感应后，将输出电位调至"0"位，负极接主穴，正极接配穴，也可不分正负极，将两根导线任意接在两个针柄上，然后打开电源开关，选好波形，慢慢调高至所需输出电流量。通电时间一般在 5~20min，如感觉弱时，可适当加大输出电流量，或暂时断电 1~2min 后再行通电。当达到预定时间后，先将输出电位退至"0"位，然后关闭电源开关，取下导线，最后按一般起针方法将针取出。

四、注意事项

1. 课前提醒学生不要空腹、疲劳和紧张，操作过程中应注意学生是否发生针刺异常情况，如晕针、滞针、弯针、血肿等，并及时处理。

2. 电针需注意用电安全，电流强度应慢慢调节，不可突然增大强度，以免超过痛阈，发生不良反应。

五、教学方法

1. 教师进行示教。

2. 学生 2~4 人为一组，分组练习毫针法基本操作。

3. 教师巡视和指导操作，进行点评和纠正。

4. 随堂抽考，记录成绩，检测实训效果。

六、实训报告

1. 简述毫针法的操作流程。
2. 简述电针法操作的注意事项。

（刘 佳）

实训七 灸 法

一、实训目的

1. 掌握无瘢痕灸、隔姜灸、悬起灸的基本操作。
2. 熟悉温针灸、温灸器灸的操作方法。

二、用物准备

毫针、75%乙醇、棉签、艾条、艾绒、生姜、牙签或火针（打孔用）、打火机、镊子、灭火筒、灭火瓶、弯盘、治疗盘，必要时准备烫伤膏、碘伏。

三、操作程序

教师示教艾炷的制作方法，包括无瘢痕灸、隔姜灸、悬起灸、温针灸和温灸器灸的基本操作。

1. **艾炷的制作** 小型的艾炷可以将适量的艾绒夹在拇指和示指之间，用力向一个方向搓，搓成圆锥形，稍微再整理一下就可以使用。中型和大型的艾炷可以将适量的艾绒放在掌中，用两手掌心搓揉，使之紧密形成一团，然后再放在平板上用手捏成圆锥形。

2. **无瘢痕灸** 将艾炷置于穴位上点燃，当艾炷燃到2/5左右，患者感到灼痛时，即更换艾炷再灸。一般灸3~5壮，使局部皮肤充血起红晕为度。

3. **隔姜灸** 将鲜生姜切成约0.3cm厚的薄片，中间以针刺数孔，置于施术处，上面再放艾炷灸之。若患者有灼痛感，可将姜片提起，衬一些纸片或干棉花，放下再灸，反复进行。

4. **悬起灸**

（1）温和灸：将艾条的一端点燃，对准施灸处，距0.5~1寸进行熏烤，使患者局部有温热感而无灼痛。一般每处灸3~5min，至皮肤稍起红晕为度。

（2）雀啄灸：艾条燃着的一端与施灸处的距离不固定，像鸟雀啄食一样，上下移动施灸。此法热感较强，注意防止烧伤皮肤。

（3）回旋灸：将燃着的艾条在穴区上方约3cm高处做反复旋转。

5. **温针灸** 先针刺得气后，将毫针留在适当深度，再将艾绒捏在针柄上点燃，直到艾绒燃完为止。或在针柄上穿置一段长1~2cm的艾条施灸，使热力通过针身传入体内，达到治疗目的。

6. **温灸器灸** 将艾绒或艾条置于温灸器内，点燃后放于施灸部位灸治即可，以皮肤红晕不起疱为度。

四、注意事项

1. 注意用火安全。
2. 艾灸过程中注意随时询问患者有无灼痛感，及时调整距离和施灸时间，防止烧伤。
3. 施灸过程中及时将艾灰弹入灭火瓶内，防止烧伤皮肤或烧坏衣物。
4. 施灸后将燃剩的艾条放入灭火筒内，防止复燃。

5. 施灸后局部皮肤出现微红灼热,属正常现象,无需处理,很快即可自行消失。如因施灸过量,时间过长,局部出现小水疱,只要注意不擦破,可任其自然吸收。如水疱较大,可用消毒毫针刺破水疱,放出疱液,或用注射器抽出疱液,再涂以碘伏,并以无菌纱布包裹,保持局部清洁、干燥,防止感染。

五、教学方法

1. 教师进行示教。
2. 学生 2~4 人为一组,分组练习毫针与电针基本操作。
3. 教师巡视和指导操作,进行点评和指导。
4. 随堂抽考,记录成绩,检测实训效果。

六、实训报告

1. 简述无瘢痕灸、隔姜灸、温针灸的操作流程。
2. 简述灸法的注意事项。

(刘 佳)

实训八　推拿疗法

一、实训目的

1. 掌握推拿疗法的操作方法。
2. 熟悉推拿疗法的功效和应用。
3. 了解推拿疗法的禁忌证和注意事项。

二、用物准备

按摩巾、按摩膏、油(或其他润肤介质)、治疗盘、按摩练习用模具,必要时准备毛毯、屏风等。

三、操作程序

1. 清洁双手,床上铺上按摩巾。
2. 根据部位选择合适的推拿手法(推法、拿法、揉法、按法、摩法、摇法、擦法、搓法、捏法、抖法手法)。
3. 掌握每种推拿手法的操作要领、功效和应用。
4. 各种手法综合运用的操作。

四、注意事项

1. 环境干净整洁,温度适宜,定期消毒。
2. 根据皮肤情况选择介质。
3. 孕妇、饥饿状态、皮肤溃烂、肿瘤、骨折或脱臼患者慎推。
4. 操作完后洗手,整理用物。

五、教学方法

1. 利用多媒体讲解每种手法的操作方法和注意事项。
2. 学生 2 人为一组,分组练习推拿操作方法,相互交流和纠正。

3. 教师点评和指导。

4. 随堂抽考,记录成绩,检测实训效果。

六、实训报告

简述推法、按法的操作方法。

(朱虹逸)

实训九　拔罐疗法

一、实训目的

1. 掌握拔罐疗法的操作方法。

2. 熟悉拔罐疗法的功效和适用范围。

3. 了解各类罐具的优缺点,拔罐疗法的禁忌证和注意事项。

二、用物准备

玻璃罐、抽气罐、竹罐、陶罐、毫针、注射器、治疗盘、95% 乙醇棉球、点火器、纱布等清洁用品,必要时准备毛毯、屏风等遮挡物。

三、操作程序

1. 准备并清洗用具。

2. 介绍常用的罐具(玻璃罐、竹罐、陶罐、抽气罐),说明各种罐具的优缺点。

3. 教师示教罐的吸附方法(闪火法、投火法、贴棉法)和起罐方法,掌握拔罐吸附方法的操作。

4. 教师操作拔罐法(留罐、走罐、闪罐、留针拔罐、刺血拔罐)的操作,熟悉拔罐疗法的功效、适用范围及禁忌。

5. 收拾罐具,清洗用具。

四、注意事项

1. 征求患者(由学生扮演)同意后再行拔罐操作。

2. 结合部位选择合适的罐具。

3. 操作时动作迅速,小心谨慎,避免烧伤。

4. 注意保暖,避免受凉。

五、教学方法

1. 利用多媒体讲解操作方法和注意事项。

2. 学生 2~4 人为一组,分组练习拔罐操作方法,相互交流和纠正。

3. 教师点评和指导。

4. 随堂抽考,记录成绩,检测实训效果。

六、实训报告

简述火罐法的吸附方法和拔罐的功效。

(朱虹逸)

实训十 刮痧疗法

一、实训目的

1. 掌握刮痧疗法的操作方法。

2. 熟悉刮痧疗法的功效和适用范围。

3. 了解刮痧疗法的禁忌和注意事项。

二、用物准备

刮痧工具（常用刮痧板）、刮痧介质（红花油、植物油等）、乙醇溶液、棉球、治疗盘，必要时准备遮挡物等。

三、操作程序

1. 准备并清洗用具。

2. 选择适当刮痧用具，根据症状选择刮痧的部位，用适当的刮痧介质涂抹刮痧部位。

3. 教师示教刮痧疗法的操作方法：选取适合部位（头背部、四肢等部位），单方向反复刮动，力度适度，直至该部位皮肤潮红或出现紫红色斑点、斑块。

4. 将刮痧部位擦拭干净，清洗刮痧工具，清理用物。

四、注意事项

1. 征求患者（由学生扮演）同意后再行刮痧操作。

2. 结合部位选择合适的工具。

3. 刮痧工具使用前仔细检查边缘是否光滑，使用后清洁、消毒、擦干。

4. 力度适中，避免给患者带来过强的不适感。

5. 刮痧出痧后 30min 内忌洗凉水澡。

6. 如患者出现不适，应立即停止刮痧，迅速平卧，对症处理。

7. 注意保暖，避免受凉。

五、教学方法

1. 利用多媒体讲解操作方法和注意事项。

2. 学生 2~4 人为一组，分组练习刮痧操作方法，相互交流和纠正。

3. 教师点评和指导。

4. 随堂抽考，记录成绩，检测实训效果。

六、实训报告

简述刮痧法的适用范围。

（朱虹逸）

［1］郑洪新，杨柱. 中医基础理论 [M]. 北京：中国中医药出版社，2021.

［2］李冀，左铮云. 方剂学 [M]. 北京：中国中医药出版社，2021.

［3］屈玉明，才晓茹. 中医护理 [M]. 2 版. 北京：人民卫生出版社，2020.

［4］潘年松. 中医学 [M]. 6 版. 北京：人民卫生出版社，2019.

［5］倪诚. 中医体质养生学 [M]. 北京：人民卫生出版社，2020.

［6］黄萍，韩慧. 中医护理学 [M]. 北京：中国医药科技出版社，2018.

［7］王文. 中医护理 [M]. 3 版. 北京：人民卫生出版社，2018.